Springer Wörterbuch Gesundheitswesen

Public Health von A bis Z

Jan Carels

Olaf Pirk

Springer Wörterbuch Gesundheitswesen

Public Health von A bis Z

2., vollständig überarbeitete und erweiterte Auflage

Mit 33 Abbildungen

Springer

Jan Carels
Sanofi-Synthelabo GmbH
Potsdamer Straße 8
10785 Berlin

Dr. Olaf Pirk
Fricke & Pirk GmbH
Färberstraße 20
90402 Nürnberg

Bibliografische Information Der Deutschen Bibliothek
Die Deutsche Bibliothek verzeichnet diese Publikation in der Deutschen Nationalbibliografie; detaillierte bibliogafische Daten sind im Internet über <http://dnb.ddb.de> abrufbar

1. Auflage erschienen bei Sanofi-Synthelabo, Berlin, 2002 (Selbstverlag)
ISBN 3-540-21356-2 Springer Berlin Heidelberg New York

Springer ist ein Unternehmen von Springer Science+Business Media
springer.de

Printed in Germany

Planung: Dr. Thomas Mager
Redaktion: Kerstin Meckler
Herstellung: Frank Krabbes
Satz: Kerstin Meckler, Dr. Walter Reuss
Umschlaggestaltung: deblik, Berlin

Gedruckt auf säurefreiem Papier 14/3160/fk – 5 4 3 2 1 0

Geleitwort

Die aktuelle gesundheitspolitische Diskussion ist für alle nicht unmittelbar Beteiligten – und manchmal sogar für die unmittelbar Beteiligten – oftmals sehr verwirrend. Es werden regelmäßig neue Begriffe geprägt, die nicht immer ohne Weiteres verständlich sind.
Die speziellen Fallstricke der sehr spezifischen institutionellen Ausgestaltung des deutschen Gesundheitssystems tragen weiter zur Verwirrung bei. Anders als in anderen Märkten sind die Beziehungen zwischen den Marktakteuren oftmals bis ins Detail geregelt – insbesondere was die Vorschriften für Mengen und Preise von Gesundheitsleistungen angeht.
Das vorliegende Glossar unternimmt erfolgreich den Versuch, etwas Klarheit in die begriffliche Vielfalt des deutschen Gesundheitswesens zu bringen. Es unterscheidet sich von bereits vorliegenden gesundheitspolitischen oder gesundheitsökonomischen Handbüchern vor allem durch die Vielzahl der erklärten Begriffe. Entweder werden diese Begriffe erschöpfend erklärt oder das Interesse zur weiteren Beschäftigung auf der Grundlage der vorliegenden Definitionen geweckt.
Es ist zu hoffen, dass dieses Werk eine hohe Verbreitung findet und zum erhöhten Verständnis des komplexen Gebildes Gesundheitswesen beiträgt.

PROF. DR. JÜRGEN WASEM
Universität Duisburg-Essen – Standort Essen
Alfried Krupp von Bohlen und Halbach Stiftungslehrstuhl für Medizin-Management

Vorwort

Mehr als vier Millionen Personen sind im deutschen Gesundheitswesen tätig. Jeder neunte Beschäftige in Deutschland kümmert sich somit um die Förderung und Erhaltung der Gesundheit der Bevölkerung oder um die Vorbeugung und Bekämpfung von Krankheiten. Bei den Beschäftigten handelt es sich um Ärzte, Apotheker, Krankenschwestern und -pfleger, aber auch um Angestellte des öffentlichen Dienstes, von Krankenversicherungen, pharmazeutischen und medizintechnischen Unternehmen und Politiker auf Landes- und Bundesebene sowie um Menschen in zahlreichen weiteren Bereichen des Gesundheitswesen, die hier nicht explizit aufgeführt werden. Ihnen allen ist gemeinsam, dass jede Beschäftigungsgruppe ihr eigenes Fachvokabular hat. Zahlreiche Fachwörterbücher haben sich der jeweils speziellen Thematik bereits angenommen. Gleichzeitig gibt es jedoch eine Schnittmenge an Begriffen, die in allen Bereichen des Gesundheitswesens verwendet wird. Vielfach werden jedoch diese Begriffe eingesetzt, ohne dass sich der Benutzer über den eigentlichen Inhalt des Begriffs im Klaren ist. Missverständnisse sind vorprogrammiert. Eine entsprechende Darstellung dieser Schnittmenge an Begriffen fehlt bisher. Das „Wörterbuch Gesundheitswesen" will diese Lücke schließen.

Die Historie dieses Wörterbuchs beginnt bereits im Jahr 2000. Damals war es das Ziel, ein Nachschlagewerk zu erstellen, welches den Anspruch hatte, Fachbegriffe aus dem Gesundheitswesen anschaulich darzustellen. Nicht nur der im Gesundheitswesen Beschäftigte, auch der Fachfremde sollte in die Lage versetzt werden, mit Hilfe dieses Wörterbuchs häufige, aber auch seltener verwendete Begriffe des Gesundheitswesens zu verstehen.

Die Resonanz einer ersten, kleineren und nur einem ausgewählten Nutzerkreis zugänglichen Auflage des Jahres 2001 ließ schon bald den Ruf nach einer neuen und erweiterten Auflage laut werden. Diese sollte darüber hinaus einem größeren Nutzerkreis zugänglich gemacht werden. Mit bekannt werden der Gesetzesänderungen, die das so genannte GKV Modernisierungsgesetz – kurz GMG genannt – mit sich bringen sollte, wurde im Jahre 2003 beschlossen, das „Wörterbuch Gesundheitswesen" vollständig zu überarbeiten und zu erweitern. Gleichzeitig konnte mit dem

Springer-Verlag ein renommierter Wissenschaftsverlag gewonnen werden, der das „Wörterbuch Gesundheitswesen“ einer breiteren Öffentlichkeit zugänglich macht und damit den bisherigen Nutzerkreis beträchtlich erweitert.

Dieses Wörterbuch ist nur möglich geworden, weil viele Menschen sich die Zeit genommen haben tage- manchmal auch nächtelang in Lehrbüchern, anderen Nachschlagewerken, einzelnen Aufsätzen, Gesetzestexten und deren Kommentaren und natürlich im Internet zu recherchieren, um Definitionen zu erstellen, Beispiele zu finden oder nur Klarheit darüber zu bekommen, ob ein Stichwort überhaupt für das Wörterbuch geeignet ist.

Unser besonderer Dank gilt dabei Frau Anja Richter, Frau Sabine Rosenfeld, Herrn Adrian Becker, Herrn Florian Fuhrmann, Dr. Frank-Ulrich Fricke, Herrn Alexander Grönhardt, Herrn Bastian Haß und Herrn Thomas Nakashima.

Nicht zuletzt gilt unser Dank auch den Mitarbeitern des Springer-Verlags, die das Wörterbuch in seiner vorliegenden Form ermöglicht haben.

Den Nutzern dieses Buches wünschen wir ähnliche Aha-Effekte, wie wir sie an vielen Stellen während der Erarbeitung dieses Wörterbuchs gehabt haben.

Berlin und Nürnberg im Juni 2004

JAN CARELS und OLAF PIRK

Inhaltsverzeichnis

Abkürzungsverzeichnis

AABG	Arzneimittelausgaben-Begrenzungsgesetz
ABDA	Bundesvereinigung Deutscher Apothekerverbände
ADKA	Bundesverband Deutscher Krankenhausapotheker
AEV	Arbeiter-Ersatzkassen-Verband
AFG	Arbeitsförderungsgesetz
AK	Apothekenkammer
AKdÄ	Arzneimittelkommission der deutschen Ärzteschaft
AMG	Arzneimittelgesetz
AMK	Arzneimittelkommission der deutschen Apotheker
AMR	Arzneimittelrichtlinien
AOK	Allgemeine Ortskrankenkassen
ApBetrO	Apothekenbetriebsordnung
AQS	Arbeitsgemeinschaft zur Förderung der Qualitätssicherung in der Medizin
AWMF	Arbeitsgemeinschaft der Wissenschaftlichen Medizinischen Fachgesellschaften
ÄZQ	Ärztliche Zentralstelle für Qualitätssicherung
BAFöG	Bundesausbildungsförderungsgesetz
BAH	Bundesfachverband der Arzneimittelhersteller
BAK	Bundesapothekerkammer
BÄK	Bundesärztekammer
BÄO	Bundesärzteordnung
BDA	Berufsverband der Allgemeinärzte Deutschlands
BDI	Berufsverband deutscher Internisten
BdO	Bundesverband der Ortskrankenkassen
BfA	Bundesversicherungsanstalt für Angestellte
BfArM	Bundesinstitut für Arzneimittel und Medizinprodukte
BG	Berufsgenossenschaft
BGA	Bundesgesundheitsamt

BGF	Betriebliche Gesundheitsförderung
BKK	Betriebskrankenkassen
BLK	Bundesverband der landwirtschaftlichen Krankenkassen
BMGS	Bundesministerium für Gesundheit und Soziale Sicherung
BMV	Bundesmantelvertrag
BPflV	Bundespflegesatzverordnung
BPI	Bundesverband der pharmazeutischen Industrie
BSHG	Bundesozialhilfegesetz
BtMG	Betäubungsmittelgesetz
BzGA	Bundeszentrale für Gesundheitliche Aufklärung
CAP	Capitation
DAB	Deutsches Arzneibuch
DAHTA	Deutsche Agentur für Health Technology Assessment
DAV	Deutscher Apothekerverband
DGVP	Deutsche Gesellschaft für Versicherte und Patienten
DIMDI	Deutsches Institut für Medizinische Dokumentation und Information
DKG	Deutsche Krankenhausgesellschaft
DKI	Deutsches Krankenhausinstitut
DMP	Disease Management Programme
DRG	Diagnosis Related Groups
EBM	Einheitlicher Bewertungsmaßstab
EbM	Evidenzbasierte Medizin
E-GO	Ersatzkassen-Gebührenordnung
EMEA	Europäische Agentur für die Beurteilung von Arzneimitteln
EPA	Elektronische Patientenakte
EQ-5D	EuroQol – 5 Dimensions
FP	Fallpauschale
FPG	Fallpauschalengesetz
FW	Freie Wohlfahrtspflege
G-BA	Gemeinsamer Bundesausschuss
GBE	Gesundheitsberichterstattung

GenTG	Gentechnikgesetz
GKV	Gesetzliche Krankenversicherung
GMG	GKV-Modernisierungsgesetz
GMK	Gesundheitsministerkonferenz
GOÄ	Gebührenordnung Ärzte
GOZ	Gebührenordnung Zahnärzte
GP	General Practitioner
GRG	Gesundheitsreformgesetz
GSG	Gesundheitsstrukturgesetz
HMO	Health Maintenance Organization
HTA	Health Technology Assessment
HVM	Honorarverteilungsmaßstab
HWG	Heilmittelwerbegesetz
ICD	International Classification of Diseases
IfA	Informationsstelle für Arzneispezialitäten
IgeL	Individuelle Gesundheitsleistungen
IKK	Innungskrankenkasse
InEK	Institut für das Entgeltsystem im Krankenhaus
INN	International Non-proprietary Name
IPA	Independent Practice Association
KBV	Kassenärztliche Bundesvereinigung
KdöR	Körperschaft des öffentlichen Rechts
KHG	Krankenhausfinanzierungsgesetz
KTQ	Kooperation für Transparenz und Qualität im Krankenhaus
KV	Kassenärztliche Vereinigung
KVdR	Krankenversicherung der Rentner
KVdS	Krankenversicherung der Studenten
KZBV	Kassenzahnärztliche Bundesvereinigung
KZV	Kassenzahnärztliche Vereinigung
LKK	Landwirtschaftliche Krankenkasse
LQ	Lebensqualität
MB	Marburger Bund

MBO-Ä	Musterberufsordnung Ärzte
MDK	Medizinischer Dienst der Krankenversicherungen
MDS	Medizinischer Dienst der Spitzenverbände Krankenkassen
MPG	Medizinproduktegesetz
ÖGD	Öffentlicher Gesundheitsdienst
OTC	Over the Counter
PBM	Pharmaceutical Benefit Management
PKV	Private Krankenversicherung
PPO	Preferred Provider Organization
QALY	Quality Adjusted Life Year
QM	Qualitätsmanagement
REHA	Rehabilitation
RSA	Risikostrukturausgleich
RVO	Reichsversicherungsordnung
SE	Sonderentgelt
SeeKK	Seekrankenkasse
SGB	Sozialgesetzbuch
SHI	Statutory Health Insurance
StBA	Statistisches Bundesamt
SV	Sozialversicherung
SVR	Sachverständigenrat
TQM	Total Quality Management
UAW	Unerwünschte Arzneimittelwirkungen
VAD	Verband der Arzneimittelimporteure Deutschland
VAP	Verband aktiver Pharmaunternehmen
VdAK	Verband der Angestellten Krankenkassen
VDGH	Verband der Diagnostikindustrie
VFA	Verband forschender Arzneimittelhersteller
WBZ	Wettbewerbszentrale
WHO	World Health Organization
WIdO	Wissenschaftliche Institut der Ortskrankenkassen
ZI	Zentralinstitut für die kassenärztliche Versorgung

A

ABDA

➔ Apothekerverein

Abrechnung vertragsärztlicher Leistungen

en *billing of SHI-accredited physician services*

fr *facturation des soins médicaux conventionnés*

Jeder ➔ Vertragsarzt, jede ärztlich geleitete Einrichtung und jedes medizinische Versorgungszentrum rechnen die von ihnen erbrachten vertragsärztlichen Leistungen gemäß §§ 294 und 295 SGB V mit der ➔ Kassenärztlichen Vereinigung (KV) ab. Dabei sind sie verpflichtet, in den Abrechnungsunterlagen die von ihnen erbrachten Leistungen einschließlich des Tages der Behandlung, bei ärztlicher Behandlung mit Diagnose(n), bei zahnärztlicher Behandlung mit Zahnbezug und Befunden, ihre Arztnummer sowie die erforderlichen Patientenangaben (Bezeichnung der ausstellenden Krankenkasse, Familienname und Vorname des Versicherten, Geburtsdatum, Anschrift, Krankenversichertennummer, Versichertenstatus, Tag des Beginns des Versicherungsschutzes, bei befristeter Gültigkeit der Karte das Datum des Fristablaufs) maschinenlesbar aufzuzeichnen und zu übermitteln. Die Diagnosen sind nach ➔ ICD in der jeweiligen vom ➔ Deutschen Institut für medizinische Dokumentation und Information (DIMDI) im Auftrag des ➔ Bundesministeriums für Gesundheit und soziale Sicherung (BMGS) herausgegebenen deutschen Fassung zu verschlüsseln. Mit In-Kraft-Treten des ➔ GKV-Modernisierungsgesetzes sind neben den Diagnosen auch Operationen und sonstige Prozeduren entsprechend zu verschlüsseln.

Abrechnungsprüfung

➔ Wirtschaftlichkeitsprüfung

Abstaffelung

➔ Punktwertabstaffelung

Abteilungspflegesatz

en *department specific hospital rate*

fr *forfait journalier du service*

Bis zur Einführung der ➔ DRGs ist der Abteilungspflegesatz das Entgelt für ärztliche und pflegerische Tätigkeiten und die durch diese veranlassten Leistungen für jede selbständige Abteilung eines Krankenhauses gewesen, in der die erbrachten Leistungen nicht mit ➔ Fallpauschalen und ➔ Sonderentgelten vergütet wurden. Mit dem

Abteilungspflegesatz wurden ärztliche und pflegerische Leistungen einer definierten Abteilung einschließlich der anteiligen Kosten der Funktionsbereiche (Röntgen, Labor etc.) abgedeckt. Mit der verbindlichen Einführung von ➔ DRGs im Jahr 2004 wurden die Abteilungspflegesätze durch diagnoseorientierte Fallpauschalen ersetzt. Lediglich in psychiatrischen Krankenhäusern und psychiatrischen Abteilungen von Allgemeinkrankenhäusern werden weiterhin Abteilungspflegesätze zu Abrechnungszwecken versandt.

ADKA

➔ Apothekerverein

AEV

➔ Ersatzkassen

AkdÄ

➔ Arzneimittelkommission der deutschen Ärzteschaft

Akutkrankenhaus

en *acute-care hospital*

fr *hôpital pour malades aigus*

Bis zum Jahr 1990 wurden in den Krankenhausstatistiken Westdeutschlands Krankenhäuser zur Behandlung aller Arten von Erkrankungen bei meist kurzem Aufenthalt der Patienten als Akutkrankenhäuser bezeichnet, im Gegensatz zu Sonderkrankenhäusern, die Langzeitpatienten versorgten.

Nach Änderung der Krankenhausstatistikordnung werden stationäre Einrichtungen nun in allgemeine und sonstige Krankenhäuser unterschieden. Zur Gruppe der sonstigen Krankenhäuser gehören Krankenhäuser mit ausschließlich psychiatrischen oder neurologischen Betten sowie reine Tages- und Nachtkliniken. Vorsorge- und Rehabilitationseinrichtungen werden jetzt gesondert geführt. ➔ Krankenhaus

Allgemeinarzt

en *General Practitioner (GP)*

fr *médecin généraliste*

Als Allgemeinarzt bezeichnet man heute einen Facharzt für Allgemeinmedizin. In der Vergangenheit wurden so auch Ärzte bezeichnet, die keine Ausbildung zum Facharzt für Allgemeinmedizin durchlaufen hatten, so genannte praktische Ärzte. Der Allgemeinarzt diagnostiziert und therapiert Krankheiten fachübergreifend, also nicht nur auf einem speziellen Gebiet (➔ Facharzt). Er ist zuständig für die Krankheitsvorsorge, die Beratung zu einer gesunden Lebensweise und für Hilfestellung bei gesundheitlichen, psychischen und sozialen Problemen. Er praktiziert meist als niedergelassener ➔ Vertragsarzt.

Allgemeine Ortskrankenkassen (AOK)

en *local health care funds*
fr *caisses locales d'assurance maladie*

Allgemeine Ortskrankenkassen sind einer der Träger der gesetzlichen Krankenversicherung (▸Krankenversicherung, gesetzliche). Sie bestehen für einzelne Regionen. Nach der Einführung des freien Kassenwahlrechts (▸Kassenwahl, freie) der Versicherten folgte eine Fusionswelle der damaligen fast 300 AOKs auf lediglich 17 AOKs, deren Gebiete nahezu deckungsgleich mit den Bundesländern sind. Die AOK hat als mitgliederstärkste Kassenart einen Marktanteil von ca. 40 % aller Versicherten. Die politischen Interessen der AOK werden durch den AOK-Bundesverband (AOK-BV) vertreten. Das ▸Wissenschaftliche Institut der Ortskrankenkassen (WIdO) ist eine Einrichtung des AOK-Bundesverbandes.

Allopathie

en *allopathy*
fr *allopathie*

Allopathie ist eine Bezeichnung aus der Homöopathie für die schulmedizinische Arzneibehandlung (▸Schulmedizin) im Gegensatz zur ▸Homöopathie. Die Allopathie verwendet Präparate, deren Wirkstoffe vorhersagbare und wiederholbare Wirkungen entfalten (Allopathika).

Alternativmedizin

en *alternative medicine*
fr *médecines alternatives*

Alternativmedizin dient als Sammelbegriff für medizinische Heilverfahren, die sich im Gegensatz zur ▸Schulmedizin weitgehend nicht-invasiver (z. B. manueller) und natürlicher (z. B. pflanzlicher) Heilmittel, aber auch psychologischer Verfahren bedienen. Mit dem Entstehen einer ökologisch orientierten Gesellschaftsströmung gewann die Alternativmedizin zunehmend an Bedeutung.

Ambulante Behandlung

en *out-patient treatment*
fr *soins externes/soins ambulants*

Unter ambulanter Behandlung versteht man die vom ▸Arzt in seiner Praxis, im Krankenhaus ohne stationäre Aufnahme bzw. in der Wohnung des Patienten ausgeübte Heilbehandlung. Diese besteht aus Beratungen, Untersuchungen und Sonderleistungen (diagnostische Maßnahmen, Injektionen, Laboruntersuchungen usw.).

Ambulantes Operieren

en *out-patient surgical operations*
fr *soins chirurgicaux sur une journée*

Als ambulantes Operieren bezeich-

net man eine Operation in der Arztpraxis oder im ▸Krankenhaus, ohne dass es zu einem vollstationären Krankenhausaufenthalt kommt.
Aufgrund des medizinischen Fortschritts müssen Operationen nicht mehr unbedingt vollstationär und verbunden mit einem Krankenhausaufenthalt vorgenommen werden. Krankenhäuser können seit 1993 die Zulassung zum ambulanten Operieren erhalten, um eine nicht notwendige, vollstationäre Krankenhausbehandlung zu vermeiden. Durch das ambulante Operieren soll eine ökonomische und patientengerechte Versorgung gewährleistet und die Zusammenarbeit zwischen ▸Vertragsärzten und Krankenhäusern verbessert werden. Für ambulante Operationen gibt es einen bundesweit verbindlichen Vertrag (abgeschlossen zwischen den ▸Spitzenverbänden der Krankenkassen, der ▸Kassenärztlichen Bundesvereinigung (KBV) und der ▸Deutschen Krankenhausgesellschaft (DKG)), der einen Katalog ambulant durchführbarer Operationen und Maßnahmen zur ▸Qualitätssicherung beinhaltet. Die Vergütung der ambulanten Operation erfolgt derzeit nach dem ▸Einheitlichen Bewertungsmaßstab (EBM). Die Leistungen werden im Rahmen der ▸Gesamtvergütung erbracht. Bis zum 30.06.2004 wollten die Vertragspartner ▸ICD- und ▸OPS-orientierte Fallpauschalen vereinbaren, die ab 01.01.2005 eine neue Abrechnungsgrundlage darstellen sollten, um für die Vergleichbarkeit der Leistungen im stationären und ambulanten Sektor zu sorgen. Der Vertrag zum ambulanten Operieren ist im Juli 2004 von den Spitzenverbänden der Krankenkassen gekündigt worden. Aufgrund der neuen Struktur des ab 1.1.2005 gültigen ▸Einheitlichen Bewertungsmaßstabs (EBM) ist eine grundlegende Überarbeitung dieses Vertrags nötig. Eine Abrechnung der Leistungen ist noch bis zum 30.6.2005 möglich. Ein neuer Vertrag wird vorbereitet und soll ab dem 1.7.2005 in Kraft treten.

AMG

▸Arzneimittelgesetz

AMK

▸Arzneimittelkommission der Deutschen Apotheker

AmPreisV

▸Arzneimittelpreisverordnung

AMR

▸Arzneimittelrichtlinien

Analogpräparate

▸Me-too-Präparate

Angebotsinduzierte Nachfrage

en *supply induced demand*
fr *demande induite par l'offre*

Als angebotsinduzierte Nachfrage bezeichnet man im Bereich der Gesundheitsversorgung das Auslösen von Nachfrage nach Gesundheitsgütern oder -dienstleistungen durch die Aktivität eines ▶ Leistungserbringers. So übt zum Beispiel ein ▶ Arzt aufgrund seines Informationsvorsprungs gegenüber den Patienten einen nicht unerheblichen Einfluss auf die Nachfrage nach ärztlich erbrachten Leistungen aus. In ausgeprägter Form kommt die Angebotsinduzierung von Nachfrage im Say´schen Theorem zum Ausdruck. Danach schafft sich das Angebot seine Nachfrage selbst.

Anschubfinanzierung für Integrationsversorgung

en *start-up financing for integrated healthcare*
fr *financement initial pour les soins integrés*

Die ▶ Krankenkassen sind aufgrund des GKV-Modernisierungsgesetzes angehalten, ▶ Integrationsversorgung durch Anschubfinanzierung zu fördern (§ 140d SGB V). Hierzu behalten sie in den Jahren 2004 bis 2006 1 % von der ärztlichen ▶ Gesamtvergütung, die an die ▶ Kassenärztlichen Vereinigungen abzuführen (KVen) sind, und von den Krankenhausvergütungen ein. Die einbehaltenen Mittel werden ausschließlich für die Erfüllung von Verträgen zur integrierten Versorgung in den Bezirken der Kassenärztlichen Vereinigungen eingesetzt. Auf diese Weise soll die Zusammenarbeit zwischen dem ambulanten und stationären Bereich verbessert werden. Die einbehaltenen Mittel sind von den ▶ Krankenkassen (▶ Krankenkasse, gesetzliche) an die KVen und Krankenhäuser zurückzuzahlen, wenn sie nicht innerhalb von drei Jahren entsprechend verwendet werden.

Anwendungsbeobachtung

▶ Klinische Forschung

AOK

▶ Allgemeine Ortskrankenkasse

ApBetrO

▶ Apothekenbetriebsordnung

Apotheke/Apotheker

en *Pharmacy/Pharmacist*
fr *pharmacie/pharmacien*

Man unterscheidet zwischen öffentlichen Apotheken und ▶ Krankenhausapotheken. Allgemein ist die Apotheke eine Zubereitungs- und Verkaufsstelle von Medikamenten, die von einem approbierten (▶ Approbation) Apotheker geführt wird, der diese Medikamente über den pharmazeutischen Großhandel erhält oder selbst zubereitet. Die Sicherstellung einer ordnungsgemäßen Arzneimittelversorgung der Bevölkerung ist durch das Gesetz über das Apothekenwesen geregelt. Auch die persönlichen Voraussetzungen zum Führen einer Apotheke werden dort festgelegt. Die Apotheker sind in ▶Apothekerkammern organisiert, die ihre wirtschaftlichen Interessen wahrnehmen. Zu deren Spitzenorganisationen gehören die aus den Länderkammern zusammengeschlossene Bundesapothekerkammer, der ▶Deutsche Apothekerverein (DAV) und die ▶Bundesvereinigung Deutscher Apothekerverbände (ABDA). Die Abgabepreise für ▶Arzneimittel in Apotheken unterliegen einigen Besonderheiten, die in der ▶Arzneimittelpreisverordnung geregelt sind.

Apothekenabschlag (Rabatt)

en *pharmacy discount*
fr *remise de pharmacie*

Bezahlen Krankenkassen (▶Krankenkasse, gesetzliche) innerhalb von zehn Tagen nach Rechnungseingang die Rechnung des Apothekers, erhalten sie einen Rabatt, der im § 130 SGB V geregelt ist. Die Apotheken gewähren den Krankenkassen für verschreibungspflichtige ▶Fertigarzneimittel einen Abschlag von 2 Euro je ▶Arzneimittel und für sonstige Arzneimittel einen Abschlag in Höhe von 5 % auf den für den Versicherten maßgeblichen Arzneimittelabgabepreis.

Zusätzlich erhalten die Krankenkassen gemäß § 130a SGB V vom Hersteller für die zu ihren Lasten abgegebenen Arzneimittel einen Abschlag auf den Herstellerabgabepreis. Dieser Abschlag beträgt 6 % und ist für das Jahr 2004 vorübergehend auf 16 % festgesetzt worden. Dieser Abschlag auf den Herstellerpreis gilt nur für Arzneimittel, für die keine ▶Festbeträge angesetzt sind. Das Inkasso für den Herstellerrabatt übernehmen die

	1994	1995	1996	1997	1998	1999	2000	2001
Apothekenzahl	20903	21119	21290	21457	21556	21590	21592	21569
Neugründungen	423	372	309	282	257	191	187	186
Schließungen	168	156	138	115	158	157	185	209
Veränderungssaldo	255	216	171	167	99	34	2	-23
Einwohner je Apotheke	3890	3870	3850	3800	3800	3800	3800	3810

Apotheke/Apotheker. Entwicklung der Apothekenzahl (Neugründungen und Schließungen) sowie der Apothekendichte in den vergangenen Jahren.

Apotheken. Einen Großhändlerabschlag erhalten die Krankenkassen nicht mehr. Das Gesetz zur Einführung von Abschlägen der pharmazeutischen Großhändler ist zum 01.01.2004 aufgehoben worden.

Apothekenbetriebsordnung (ApBetrO)

en *pharmacy regulation*

fr *règlement sur les pharmacies*

In der ApBetrO wird festgehalten, welche personellen, sächlichen und organisatorischen Anforderungen an den Apothekenbetrieb des niedergelassenen ➲Apothekers hinsichtlich Ausstattung, Personal, Lagerhaltung sowie die Annahme- und Abgabemodalitäten von ➲Arzneimitteln gestellt werden. Die ApBetrO regelt darüber hinaus die Grundsätze zur Dienstbereitschaft, zur Durchführung von Arzneimittelprüfungen, zur Rezeptur-Anfertigung sowie die Zusammenstellung der sog. „apothekenüblichen Waren". An dieses Apothekensortiment ist jeder Apotheker gebunden.

Apothekenpflicht

en *pharmacy-only drugs*

fr *médicaments vendus uniquement en pharmacie*

Apothekenpflichtig sind ➲Arzneimittel, die nach dem ➲Arzneimittelgesetz für den Verkehr außerhalb von Apotheken nicht freigegeben sind. ➲Verschreibungspflichtige Arzneimittel sind immer apothekenpflichtig.

Apothekenrechenzentren

en *data processing service center for pharmacies*

fr *centres de facturation des pharmacies*

Die Apothekenrechenzentren sind von den Apothekerverbänden getragene Einrichtungen zur monatlichen Abrechnung der vertragsärztlichen Verordnungen zwischen der einzelnen Apotheke und den Krankenkassen (➲Krankenkasse, gesetzliche) oder anderen ➲Kostenträgern.

Apothekenverkaufspreis von Arzneimitteln

en *pharmacy retail price*

fr *prix de vente à la pharmacie*

Der Apothekenverkaufspreis wird durch die ➲Arzneimittelpreisverordnung (AmPreisV) geregelt. Infolge des ➲GKV-Modernisierungsgesetzes ist zum 01.01.2004 die Arzneimittelpreisverordnung stark verändert worden. Die bisherige Arzneimittelpreisverordnung gilt nur noch für nichtverschreibungspflichtige ➲Arzneimittel weiter, die von den Krankenkassen erstattet werden. Der Apothekenpreis setzt sich seit dem 01.01.2004 aus dem Herstellerabgabepreis, einem prozentual gestaffelten Großhandelszuschlag und dem Apothekenzuschlag zusammen. Dies ist ein fixer Zuschlag auf den Großhandelspreis von 8,10 Euro zuzüglich 3 %. Hinzu kommt der Umsatzsteuerzuschlag von 16 %. Für alle anderen nichtverschreibungspflichtigen Arzneimittel werden die Preise freigegeben. Damit ist den ▶ Apothekern bei diesen Arzneimitteln eine freie Preiskalkulation möglich, d. h. in unterschiedlichen Apotheken können unterschiedliche Preise für diese Präparate genommen werden.

Apothekerkammer

en *pharmacy chamber*
fr *ordre des pharmaciens*

Die Apothekerkammer ist eine Körperschaft des öffentlichen Rechts. Aufgrund der Landeskammergesetze besteht in der jeweiligen Landesapothekerkammer (LAK) Pflichtmitgliedschaft für alle Apotheker, unabhängig von der Art ihrer Beschäftigung. Die Apothekerkammern nehmen im Rahmen der Gesetze

- die beruflichen Belange der Apotheker wahr,
- haben die Erfüllung der Berufspflichten ihrer Mitglieder zu überwachen,
- die Fort- und Weiterbildung der Mitglieder zu fördern,
- Wohlfahrtseinrichtungen für Apotheker und deren Angehörige zu schaffen sowie
- in der öffentlichen Gesundheitspflege mitzuwirken.

Die einzelnen Landeskammern sind freiwillig in der Bundesapothekerkammer (BAK) zusammengeschlossen, die aber gegenüber den einzelnen Landeskammern keine Weisungsbefugnis hat.

Apothekerverein/-verband (ABDA/ADKA)

en *Association of Pharmacists*
fr *associations/groupements des pharmaciens*

Die Apothekervereine bzw. -verbände sind eingetragene Vereine zur Vertretung wirtschaftlicher, sozialer, wissenschaftlicher und sonstiger gemeinsamer Interessen der Apotheker. Die Mitgliedschaft ist den Apothekeninhabern freigestellt, da Vereinsrecht besteht. Die Apothekervereine sind im Deutschen Apothekerverband (DAV) zusammengeschlossen. Die Bundesvereinigung Deutscher Apothekerverbände (ABDA) bildet die Dachorganisation des Deutschen Apothekerverbands (DAV) und der Bundesapothekerkammer (BAK ▶ Apothekerkammer). Der Bundesverband Deutscher Krankenhausapotheker (ADKA) ist ein Berufsverband der im Krankenhaus tätigen Apotheker.

Approbation

en *license to medical practice*
fr *autorisation d'exercer*

Die Approbation ist die staatliche Zulassung zur Berufsausübung für die Heilberufe des ▸Arztes, ▸Zahnarztes, ▸Apothekers, Psychotherapeuten und Tierarztes. Die Zulassungsbedingungen sind in den Approbationsordnungen der einzelnen Heilberufe geregelt. Die Absolvierung eines entsprechenden Hochschulstudiums und eine festgelegte praktische Ausbildung gehören dabei zu den Approbationsbedingungen. Der sogenannte „Arzt im Praktikum" (AiP), eine verpflichtende, zusätzlich zum sogenannten „praktischen Jahr" (PJ) bestehende, 18 Monate dauernde Praxisphase nach dem Medizinstudium, wird 15 Jahre nach seiner Einführung wieder abgeschafft. Danach erhalten angehende Mediziner ab 01.10.2004 direkt nach dem Studium ihre Approbation. Der Deutsche Bundestag hat eine entsprechende Änderung der Bundesärzteordnung am 06.05.2004 einstimmig beschlossen. Mit der Abschaffung des AiP soll das Einkommen der Berufseinsteiger verbessert, dadurch die Attraktivität des Arztberufes erhöht und insbesondere dem drohenden Ärztemangel an Krankenhäusern vorgebeugt werden.

Äquivalenzprinzip

en *principle of equivalence*
fr *principe d'équivalence*

Die Kalkulation der Prämien in der PKV (▸Krankenversicherung, private) erfolgt nach dem Äquivalenzprinzip. Die Höhe des Beitrages eines Versicherten richtet sich nach individuellen Risikofaktoren wie Geschlecht, Eintrittsalter und Vorerkrankungen. Der Beitrag in der PKV gilt damit als risiko-äquivalent. In der GKV (▸Krankenversicherung, gesetzliche) gilt dagegen das ▸Solidarprinzip. Alle Mitglieder einer gesetzlichen Krankenkasse (▸Krankenkasse, gesetzliche) zahlen in der Regel den gleichen Prozentsatz ihres Bruttoeinkommens als Versicherungsbeitrag und bekommen beitragsunabhängig Leistungen, die allerdings im

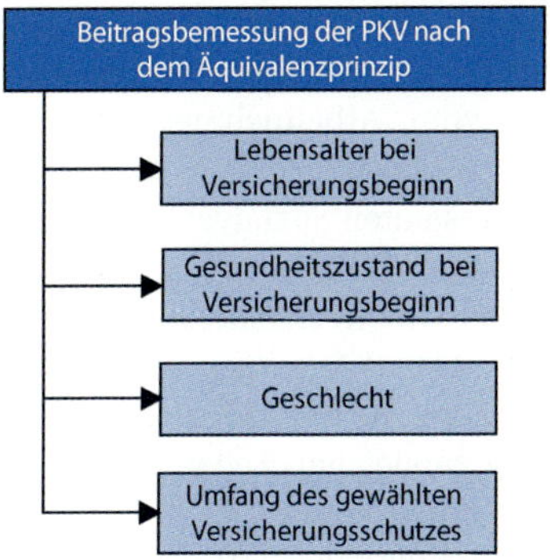

Äquivalenzprinzip. Beitragsbemessung in der PKV nach dem Äquivalenzprinzip.

➤Leistungskatalog der GKV enthalten sein müssen.

Arbeiter-Ersatzkassen-Verband (AEV)

➤Ersatzkassen

Arbeitgeberanteil

en *employer's contribution*
fr *cotisation patronale*

Der Arbeitgeberanteil ist der Teil der Sozialversicherungsbeiträge, der vom Arbeitgeber getragen wird. In der Regel sind dies 50 % der gesamten Sozialversicherungsbeiträge. Arbeitgeber und Arbeitnehmer teilen sich die Beiträge zur ➤Sozialversicherung zu gleichen Teilen.

Arbeitnehmeranteil

en *employee's contribution*
fr *cotisation sociale des salariés*

Der Arbeitnehmeranteil ist der Teil der Sozialversicherungsbeiträge, der vom Arbeitnehmer getragen wird. In der Regel sind dies 50 % der gesamten Sozialversicherungsbeiträge mit Ausnahme der gesetzlichen Unfallversicherung. Arbeitnehmer und Arbeitgeber teilen sich die Beiträge zur ➤Sozialversicherung zu gleichen Teilen.

Arbeitsgemeinschaft der Wissenschaftlichen Medizinischen Fachgesellschaften (AWMF)

en *Association of the Scientific Medical Societies in Germany*
fr *Association des Sociétés Scientifiques Médicales en Allemagne*

In der AWMF sind derzeit 143 wissenschaftliche Fachgesellschaften aus allen Bereichen der Medizin zusammengeschlossen. Die AWMF berät die Bundesregierung und die Bundesländer in den Themenfeldern Medizin und medizinische Forschung. Ein Schwerpunkt der Arbeit ist die Unterstützung der Fachgesellschaften bei der Erstellung von ➤Leitlinien. Der Präsident der AWMF ist zugleich Mitglied des Gesundheitsforschungsrats des Bundesministeriums für Bildung und Wissenschaft, Forschung und Technologie.

Arbeitsgemeinschaft zur Förderung der Qualitätssicherung in der Medizin (AQS)

en *Working Committee on the Advancement of Quality Assurance in Medicine*
fr *groupe de travail pour l'amélioration de la qualité dans la médecine*

Die ➤Bundesärztekammer (BÄK), ➤Kassen(zahn)ärztliche Bundesvereinigung (KBV), ➤Deutsche Krankenhausgesellschaft (DKG) und die ➤Spitzenverbände der Gesetzlichen Krankenversicherung haben im Jahr 1993 gemeinsam die Arbeitsgemeinschaft zur Förderung der Qualitätssicherung (AQS) eingerichtet. Gemäß § 137b SGB V war es Ziel der Arbeitsgemeinschaft, eine einheitliche ➲Qualitätssicherung in der gesetzlichen Krankenversicherung (➲Krankenversicherung, gesetzliche) zu gewährleisten. Bisherige Arbeitsschwerpunkte der AQS waren

- die Abstimmung und Festlegung des Qualitätssicherungsbedarfs in der ambulanten und stationären Versorgung (Situations- und Defizitanalysen),
- die Abstimmung von Forschungs- und Entwicklungsschwerpunkten zur Qualitätssicherung (Fördermaßnahmen),
- die übergreifende Abstimmung von Qualitätssicherungsprojekten im ambulanten und stationären Bereich und
- die Überprüfung von Qualitätssicherungsverfahren auf ihre Wirksamkeit.

Nach In-Kraft-Treten des ➲GKV-Modernisierungsgesetzes zum 01.01.2004 ist der ➲Gemeinsame Bundesausschuss damit beauftragt, Empfehlungen zur Förderung der Qualitätssicherung in der Medizin abzugeben (§ 139a SGB V). Dabei wird er vom ➲Institut für Qualität und Wirtschaftlichkeit im Gesundheitswesen unterstützt. Die AQS wurde zum 31.03.2004 aufgelöst.

Arbeitsunfähigkeit

en *incapacity for work*
fr *incapacité de travail*

Arbeitsunfähigkeit liegt vor, wenn der Arbeitnehmer seiner vor Krankheitsbeginn ausgeübten Tätigkeit aufgrund der Erkrankung entweder überhaupt nicht mehr oder nur auf die Gefahr hin nachgehen kann, seinen Krankheitszustand zu verschlimmern. Die Arbeitsunfähigkeit muss vom Arzt festgestellt und bescheinigt werden. Danach hat der erkrankte Arbeitnehmer Anspruch auf Entgeltfortzahlung im Krankheitsfall, ➲Krankengeld aus der gesetzlichen Krankenversicherung (➲Krankenversicherung, gesetzliche) und Verletztengeld aus der gesetzlichen Unfallversicherung (➲Unfallversicherung, gesetzliche).

Arznei- und Heilmittelbudget

en *drugs and remedy budget*
fr *budget pour les médicaments et remèdes*

Arznei- und Heilmittelbudgets bildeten seit 1993 die Obergrenze für die Ausgaben für Arznei- und Heilmittel gemäß § 84 SGB V. Budgets werden regional auf der Ebene der ➲Kassenärztlichen Vereinigungen (KV) zwischen diesen und den ➲Landesverbänden der gesetzlichen Krankenkassen vereinbart. Der Gesetzgeber sieht vor, die Budgets regelmäßig anzupassen.

Anpassungskriterien sind:

- Veränderungen der Zahl und der Altersstruktur der Versicherten,
- Veränderung der Preise der ➔Arznei-, Verband- und ➔Heilmittel,
- Veränderungen der gesetzlichen Leistungspflicht der Krankenkassen (➔Krankenkasse, gesetzliche) und
- bestehende Wirtschaftlichkeitsreserven und Innovationen.

Bei Budgetüberschreitung hafteten in der Vergangenheit formal die Mitglieder der jeweiligen KV kollektiv für den Teil der Budgetüberschreitungen, der nicht über Individualregresse von den verursachenden Ärzten zurückgefordert werden konnte (➔Kollektivregress). Die Kollektivhaftung aller Ärzte wurde 2001 abgeschafft und durch ein System ersetzt, von dem künftig stärkere Steuerungswirkungen auf das individuelle Verordnungsverhalten erwartet werden. So werden seit 2002 auf regionaler Basis zwischen ➔Kassenärztlichen Vereinigungen (KV) und den Verbänden der Krankenkassen Arzneimittelvereinbarungen geschlossen, in denen Ausgabenvolumina für Arzneimittel und Ziele hinsichtlich der einzusetzenden Arzneimittel (Zielvereinbarungen) sowie Maßnahmen zur Umsetzung der Ziele festgelegt werden. Es werden Wirtschaftlichkeitsziele in den Vereinbarungen festgelegt. Danach soll der Anteil der ➔Generika an den gesamten Verordnungen einen bestimmten Prozentsatz erreichen. Analog werden Ziele für die Anteile von ➔Me-too-Präparaten, von kontrovers diskutierten Arzneimittelgruppen und von importierten Arzneimitteln festgelegt. Zu Fragen von Wirtschaftlichkeit und Qualität werden die verordnenden Ärzte durch die Prüfungsgremien der Kassenärztlichen Vereinigungen beraten. Im Fall einer Überprüfung des verordnenden Arztes stellen die Prüfungsgremien das Ausmaß der individuellen ärztlichen Haftung auf der Basis von ➔Richtgrößen in der ➔Wirtschaftlichkeitsprüfung fest. Mit In-Kraft-Treten des ➔GKV-Modernisierungsgesetzes wird der Umfang der Haftung erweitert. Nun haften die Vorstände der KVen und der Krankenkassen-Verbände für eine ordnungsgemäße Durchführung der Wirtschaftlichkeitsprüfung.

Arzneibuch

en *pharmacopoeia*
fr *livre des médicaments*

Das Arzneibuch ist eine Sammlung pharmazeutischer Regeln für Arzneimittelhersteller. Es ergeht als kontinuierlich fortgeschriebene Rechtsverordnung nach § 55 AMG und besteht aus den beiden Bänden „Deutsches Arzneibuch“ (DAB) mit integriertem europäischem Arzneibuch und „Homöopathisches Arzneibuch“.

Arzneimittel

en *drug/pharmaceutical product*
fr *médicament*

Arzneimittel sind Stoffe oder Zubereitungen von Stoffen, die für Kranke entwickelt und auf ein bestimmtes Leiden zugeschnitten sind. Sie werden nach ihrem Vertriebsweg in vier Gruppen eingeteilt:

- Rezeptpflichtige Arzneimittel werden in den ➲Apotheken nur auf ärztliche Verordnung ausgehändigt.
- Apothekenpflichtige Arzneimittel sind auch ohne ärztliche Verordnung, jedoch nur in Apotheken erhältlich.
- Freiverkäufliche Arzneimittel, auch OTC-Präparate (Over the Counter, ➲OTC-Arzneimittel) genannt, sind rezeptfreie Arzneimittel, die auch außerhalb der Apotheke (z. B. Drogerien, Supermärkte) erhältlich sind.
- Betäubungsmittel benötigen eine spezielle Verordnung und sind nur in einer Apotheke erhältlich.

Arzneimittelabgabe

en *drug dispensation*
fr *délivrance du médicament*

Gemäß § 129 SGB V regeln die ➲Spitzenverbände der Krankenkassen und der Deutsche Apothekerverein (DAV) die Abgabe verordneter ➲Arzneimittel an Versicherte in einem bundeseinheitlichen Rahmenvertrag. Infolge des ➲GKV-Modernisierungsgesetzes gelten für die Apotheken in der gesetzlichen Krankenversicherung (➲Krankenversicherung, gesetzliche) nachfolgende Verpflichtungen:

- Abgabe eines preisgünstigen Arzneimittels in den Fällen, in denen der verordnende ➲Arzt ein Arzneimittel nur unter seiner Wirkstoffbezeichnung verordnet oder die Ersetzung des Arznei-

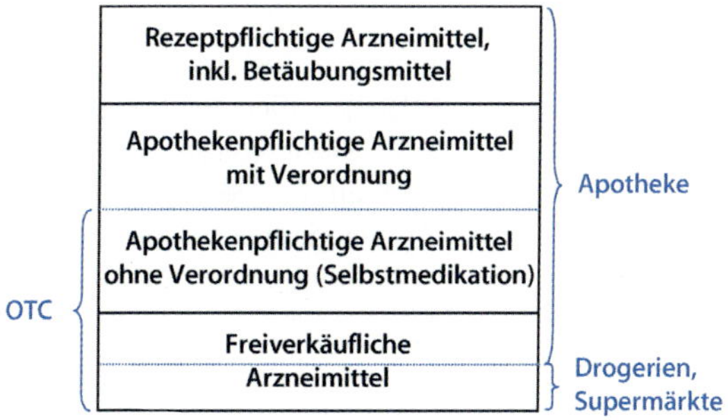

Arzneimittel.

mittels durch ein wirkstoffgleiches Arzneimittel nicht ausgeschlossen hat (Arzneimittelsubstitution),

- Abgabe von preisgünstigen Importarzneimitteln, deren Abgabepreis an den Versicherten mindestens 15 % oder 15 Euro niedriger ist als der Preis des Bezugsarzneimittels; dabei können nach Maßgabe des Rahmenvertrages Regelungen vereinbart werden, die zusätzliche Wirtschaftlichkeitsreserven erschließen,
- Abgabe von wirtschaftlichen Einzelmengen und
- Angabe des Apothekenabgabepreises auf der Arzneimittelpackung.

Arzneimittelforschung

en *drug research*

fr *recherche des médicaments*

Das Ziel der Entwicklung neuer Arzneimittel ist es, neue und bessere therapeutische Möglichkeiten zu schaffen. Die Anforderungen an ein besseres Medikament umfassen eines oder mehrere der nachfolgenden Merkmale:

- Erhöhte Wirksamkeit
- Weniger Nebenwirkungen, bessere Verträglichkeit
- Vereinfachte Handhabung
- Höhere Wirtschaftlichkeit

An die Entwicklung des Wirkstoffs im Labor, schließt sich die so genannte klinische Forschung an.

Arzneimittelgesetz (AMG)

en *Drugs Act*

fr *loi sur les médicaments*

Das Arzneimittelgesetz (AMG) regelt in erster Linie die Anforderungen an Arzneimittel, ihre Herstellung, Zulassung und Abgabe, sowie die Verschreibungspflicht und Arzneimittelüberwachung. Es regelt außerdem im Interesse einer ordnungsgemäßen Arzneimittelversorgung von Mensch und Tier den Umgang mit Arzneimitteln.

Arzneimittelinstitut

Institut für die Arzneimittelverordnung in der gesetzlichen Krankenversicherung

Arzneimittelkommission der Deutschen Apotheker (AMK)

en *Drug Commission of German Pharmacists*

fr *Commission des Médicaments de Pharmaciens Allemands*

Die AMK ist für Fragen der Arzneimittelsicherheit zuständig. Sie nimmt Risikomeldungen der Heilberufler zu Arzneimitteln auf. Diese werden dokumentiert und an das Bundesinstitut für Arzneimittelsicherheit und Medizinprodukte (BfArM) weitergeleitet.

Arzneimittelkommission der Deutschen Ärzteschaft (AkdÄ)

en *Drug Commission of the German Medical Association*

fr *Commission des Médicaments de l'Association Médicale Allemande*

Die AkdÄ ist der Fachausschuss der Bundesärztekammer (BÄK, ➔Ärztekammer) und berät sie in allen wissenschaftlichen und politischen Fragen des Arzneimittelwesens. Darüber hinaus gibt die AkdÄ Therapieempfehlungen auf Basis validierter und klinisch relevanter Forschungsergebnisse heraus. Weiterhin informiert sie die Ärzteschaft über Fragen der Arzneimittelsicherheit. Unerwünschte Arzneimittelwirkungen haben die Ärzte an die AkdÄ zu melden. Zusammen mit dem ➔Bundesinstitut für Arzneimittel und Medizinprodukte (BfArM) unterhält sie den Ärzteausschuss Arzneimittelsicherheit und eine Datenbank zur Spontanerfassung unerwünschter Arzneimittelwirkungen.

Arzneimittelkommission im Krankenhaus

en *Hospital Drug Commission*

fr *commission des médicaments au sein de l'hôpital*

Die Arzneimittelkommission im Krankenhaus hat die Aufgabe, die Ausstattung der jeweiligen Krankenhausapotheke mit ➔Arznei-, ➔Heil- und ➔Hilfsmitteln nach qualitativen und wirtschaftlichen Gesichtspunkten festzulegen.

Arzneimittelkonsum

en *drug consumption*

fr *consommation de médicaments*

Als Arzneimittelkonsum bezeichnet man die Einnahme von Medikamenten.

Arzneimittelmarkt

en *pharmaceutical market*

fr *marché des médicaments*

Der Arzneimittelmarkt ist der „Ort“, an dem Angebot von und Nachfrage nach Arzneimitteln zusammentreffen. Auf der Anbieterseite stehen ➔Pharmazeutische Industrie, Arzneimittelgroßhandel und ➔Apotheken. Auf der Nachfrageseite stehen ➔Krankenkassen, Ärzte und Verbraucher. Der Arzneimittelmarkt ist ein regulierter Markt. Als Nachfrager haben die gesetzlichen Krankenkassen erheblichen Einfluss auf etwa 90 % des Arzneimittelumsatzes.

Die ➔Selbstmedikation spielt eine eher geringe Rolle. Für die Marktregulierung von erheblicher Bedeutung sind das ➔Arznei- und Heilmittelbudget, die ➔Arzneimittelrichtlinien, ➔Festbetragsregelungen, ➔Negativlisten und ➔Richtgrößen zusammen mit ➔Wirtschaftlichkeitsprüfungen zur Arzneimittelverordnung. Der Vertrieb von Arzneimitteln durch Großhändler und Apotheken ist in der ▸Arzneimittelpreisverordnung hinsichtlich der Preisgestaltung geregelt. Die Hersteller sind bei der Preisgestaltung frei. Allerdings können nur Arzneimittel vertrieben werden, die über eine ▸Zulassung verfügen.

Arzneimittelpreisverordnung (AmPreisV)

en *drug price regulation*
fr *ordonnance sur les prix des médicaments*

Die Arzneimittelpreisverordnung regelte bisher die Bildung der Großhandels-, der Apothekeneinkaufs- und Apothekenverkaufspreise von Fertigarzneimitteln und Arzneizubereitungen aus der Apotheke nach einem Zuschlagssystem. Sie gewährleistete dadurch einen bundesweit einheitlichen Apothekenverkaufspreis. Mit Artikel 24 des ▸GKV-Modernisierungsgesetzes hat der Gesetzgeber grundlegende Veränderungen der Arzneimittelpreisverordnung herbeigeführt. Die bisher geltende Arzneimittelpreisverordnung gilt nur noch für nichtverschreibungspflichtige Arzneimittel weiter, die von den Krankenkassen erstattet werden. Für alle anderen nichtverschreibungspflichtigen Arzneimittel werden die Preise freigegeben.

Bei der Abgabe von verschreibungspflichtigen Fertigarzneimitteln durch die Apotheken ist zur Berechnung des Apothekenabgabepreises nach der neuen Regelung ein Festzuschlag von 8,10 Euro zuzüglich 3 % auf den Großhandelspreis zu erheben. Hinzu kommt der Umsatzsteuerzuschlag von 16 %.

Arzneimittelregress

en *drug recourse*
fr *recours contre le médecin en cas de dépassement du seuil limite des préscriptions*

Der Arzneimittelregress stellt eine Sanktion für eine (vermeintlich) unwirtschaftliche Verordnung von ▸Arzneimitteln dar. Der Arzneimittelregress ist eine reine Schadensersatzforderung, im Gegensatz zum Honorarregress. Die unwirtschaftliche Verordnung wird im Rahmen einer ▸Wirtschaftlichkeitsprüfung festgestellt. Dem ▸Vertragsarzt droht die Arzneimittelprüfung bei Auffälligkeit im Rahmen der Arzneiverordnung, im Rahmen der Stichprobenprüfung, bei Überschreitung des Fachgruppendurchschnitts oder bei Überschreitung der bislang KV-regional existierenden budget-begleitenden ▸Richtgrößen. Der Arzneimittelregress folgt bei Nachweis der Unwirtschaftlichkeit. Nach Vereinbarung der Richtgrößen gemäß § 84 SGB V Abs. 3 kommt es zum Regress bei einer Richtgrößenüberschreitung um mehr als 25 %.

Arzneimittelrichtlinien (AMR)

en *pharmaceutical directives*
fr *directives sur les médicaments*

Arzneimittelrichtlinien wurden bislang vom ▸ Bundesausschuss der Ärzte und Krankenkassen (BAÄK) beschlossen. Inzwischen beschließt der ▸ Gemeinsame Bundesausschuss (G-BA) als Rechtsnachfolger des BAÄK die AMR. Die AMR sollen das sozialgesetzliche ▸ Wirtschaftlichkeitsgebot konkretisieren, also Klarheit darüber schaffen, mit welchen Arzneimitteln eine ausreichende, zweckmäßige und wirtschaftliche Versorgung der Versicherten sichergestellt werden kann. Neben dieser Richtlinienkompetenz hat der Gesetzgeber den Gemeinsamen Bundesausschuss mit einer generellen Kompetenz zum Ausschluss oder zur Einschränkung von Leistungen ausgestattet. Er kann Leistungen oder Maßnahmen einschränken oder ausschließen, wenn nach dem allgemeinen Stand der medizinischen Erkenntnisse der diagnostische oder therapeutische Nutzen, die medizinische Notwendigkeit oder die Wirtschaftlichkeit nicht nachgewiesen sind. Die Beschlüsse des Gemeinsamen Bundesausschusses sind für die Versicherten, die Krankenkassen, für die an der ambulanten ärztlichen Versorgung teilnehmenden Leistungserbringer und die zugelassenen Krankenhäuser verbindlich.

Arzneimittelsicherheit

en *security of pharmaceuticals*
fr *sécurité des médicaments*

Mit Arzneimittelsicherheit bezeichnet man die Sicherheit in Herstellung, Vertrieb und Anwendung von ▸ Arzneimitteln. Arzneimittelsicherheit dient dem Schutz des Patienten. Sie wird durch das ▸ Arzneimittelgesetz (AMG) gewährleistet. Das AMG enthält die Überwachung der Arzneimittelherstellung durch die Bundesländer, Zulassungsvoraussetzungen für Arzneimittel, Gefährdungshaftung für Arzneimittelschäden und Maßnahmen der Qualitätskontrolle. Die Packungsbeilage eines Medikaments unterstützt die Bemühungen der Beteiligten in Herstellung, Vertrieb und Anwendung um die Arzneimittelsicherheit, in dem sie den Patienten über Neben- und Wechselwirkungen, sowie Gegenanzeigen und zweckmäßige Dosierung aufklärt.

Arzneimittelsubstitution

en *substitution of pharmaceuticals*
fr *substitution de médicaments*

Mit Arzneimittelsubstitution bezeichnet man den Ersatz eines Präparats durch ein anderes. Dies kann als Aut-idem-Substitution oder als Aut-simile-Substitution geschehen. Mit Aut-idem-Substitution bezeichnet man den Austausch eines durch den Arzt verschriebenen Medikamentes gegen ein wirkstoffgleiches, gleich starkes Präparat durch den ▸Apotheker. Aut-simile-Substitution, bei der der Apotheker das verschriebene Arzneimittel gegen ein wirkstoffähnliches austauscht, ist derzeit unzulässig. Nachdem infolge des Arzneimittelausgaben-Begrenzungsgesetzes (AABG) am 23.02.2003 die Aut-idem-Regelung eingeführt wurde, ist der Apotheker zur Substitution eines Arzneimittels durch ein preisgünstigeres verpflichtet, außer der verschreibende ▸Arzt schließt die Substitution ausdrücklich durch den Vermerk „keine Substitution" bzw. „nec idem" auf dem Rezept aus.

Demnach hat der Apotheker folgende Möglichkeiten, wenn er das Rezept erhält:

- Hat der Arzt ein Arzneimittel unter seiner Wirkstoffbezeichnung verordnet, so stehen die drei preisgünstigsten Arzneimittel zur Auswahl, die der Verordnung entsprechen.
- Hat der Arzt die Substitution durch ein wirkstoffgleiches Arzneimittel nicht ausdrücklich ausgeschlossen, so stehen das verordnete Arzneimittel und die drei preisgünstigsten Arzneimittel zur Auswahl, die in Wirkstärke und Packungsgröße identisch und für den gleichen Indikationsbereich zugelassen sind. Außerdem müssen sie in der gleichen oder einer austauschbaren Darreichungsform vorliegen.

Diese Regelung ist Bestandteil des Rahmenvertrags zur Arzneimittelversorgung, den die Spitzenverbände der Krankenkassen mit der Spitzenorganisation der Apotheker gemäß § 129 SGB V schließen. Nach Kontroversen der Vertragspartner wurde ein Schiedsspruch zu dieser Regelung getroffen. Sie trat zum 01.04.2004 in Kraft. Danach sind die Apotheker gesetzlich verpflichtet, die Aut-idem-Regelung einzuhalten.

Arzneimittelzulassung

en *market authorisation for drugs*
fr *autorisation de mise sur le marché d'un médicament*

Als Arzneimittelzulassung bezeichnet man die gesetzlich vorgeschriebene Gestaltung des In-den-Verkehr-Bringens eines Arzneimittels. Dazu wird von der zuständigen Behörde aufgrund der eingereichten Unterlagen eine Nutzen-Risiko-Abwägung durchgeführt. Der ▸pharmazeutische Unternehmer muss hierbei die Qualität, Unbedenklichkeit und Wirksamkeit seines Arzneimittels nachweisen. Zu diesem Zweck werden ▸klinische Studien durchgeführt. Zu den eingereichten Unterlagen gehören:

- Sachverständigengutachten
- Dossier zur pharmazeutischen Qualität
- Dokumentation der Pharmakologie und Toxikologie
- Dokumentation der klinischen Prüfung

Man unterscheidet:

- nationale Zulassungen
- europäische Zulassungen

Zuständig für nationale Zulassungen ist in Deutschland das ▸Bundesinstitut für Arzneimittel und Medizinprodukte (BfArM). Bei europäischen Zulassungen unterscheidet man zwei Verfahren:

- das Verfahren der gegenseitigen Anerkennung
- das zentrale Verfahren

Voraussetzung für die gegenseitige Anerkennung ist das Vorliegen einer nationalen Zulassung. Die Anerkennung kann von einem anderen europäischen Land nur dann abgelehnt werden, wenn das Produkt eine Gefährdung für die Öffentlichkeit darstellt. Die Zulassung mit diesem Verfahren erfolgt nur für Länder, für die entsprechende Anträge gestellt werden. Im Gegensatz dazu gilt beim zentralen Verfahren die Zulassung für alle europäischen Länder. Dieses Verfahren wird gegenwärtig nur für biotechnologische Produkte und – auf Antrag – für besonders innovative Arzneimittel durchgeführt. Zuständig ist die ▸Europäische Agentur für die Beurteilung von Arzneimitteln (EMEA).

Arzneiverordnungsblatt

en *prescription form*
fr *fiche de prescription*

Das Arzneiverordnungsblatt ist ein Rezeptvordruck für die Verordnung von ▸Arznei-, Verband-, ▸Heil- und ▸Hilfsmitteln.

Arzt/Ärztin

en *physician*
fr *médecin*

In der Ausübung ihres Berufs beschäftigen sich Ärzte mit der Prävention, Diagnose und Therapie von Krankheiten. Die freie Ausübung der Heilkunde ist in Deutschland nur approbierten Ärzten erlaubt. Mit gesetzlich geregelten Einschränkungen dürfen auch Heilpraktiker Kranke behandeln. Die ▸Approbation als Arzt setzt ein sechsjähriges Studium der Humanmedizin voraus und zusätzlich eine 18-monatige Tätigkeit als „Arzt im Praktikum" (AiP) unter Aufsicht eines approbierten Arztes. Der AiP wird infolge einer Änderung der Approbationsordnung zum Oktober 2004 abgeschafft. Nach dem Studium arbeiten Ärzte häufig für mehrere Jahre in einer Klinik, um sich auf einem oder mehreren Spezialgebieten der Medizin weiterzubilden und einen Facharzttitel zu erwerben. Für die Teilnahme an der vertragsärztlichen Versorgung ist die ▶ Zulassung als ▶ Vertrags(zahn)arzt erforderlich. Ärzte sind als Pflichtmitglieder in ▶ Ärztekammern zusammengeschlossen.

Ärztegenossenschaften

en *physicians' cooperative*
fr *coopérative de médicins*

Ärztegenossenschaften sind Zusammenschlüsse von Ärzten. Ihr Ziel ist es, ihre Mitglieder wirtschaftlich und politisch zu vertreten. Da sie ähnliche Ziele wie ▶ Kassenärztliche Vereinigungen (KVen) und ▶ Ärztekammern verfolgen, bezeichnet man sie auch als „Parallelorganisationen".

Ärztekammer

en *chamber of physicians*
fr *chambre des médecins*

Ärztekammern sind Berufsvertretungen der Ärzte, die nach den jeweiligen Kammer- oder Heilberufsgesetzen der Bundesländer für die Selbstverwaltung der berufsständischen Angelegenheiten zuständig sind. Jeder approbierte Arzt ist Pflichtmitglied in seiner örtlich zuständigen Kammer, deren Aufgaben je nach Bundesland wie folgt lauten:

- Regelung und Überwachung der ärztlichen Berufspflichten
- Weiterbildung und Fortbildung
- Unterstützung des öffentlichen Gesundheitsdienstes
- Vermittlung bei Streitigkeiten unter Ärzten sowie zwischen Arzt und Patient
- Berufsständische Versorgung für Ärzte und deren Familienmitglieder
- Fürsorgeeinrichtungen für in Not geratene Kammermitglieder
- Gutachter- und Schlichtungsstellen zur Klärung von Behandlungsfehlern
- Ausbildung von Arzthelferinnen
- Wahrnehmung der beruflichen Belange der Kammermitglieder

Die Landes(zahn)ärztekammern sind auf Bundesebene in der Bundes(zahn)ärztekammer zusammengeschlossen. Sie koordiniert die Tätigkeiten der Landesärztekammern. Der Deutsche Ärztetag ist die jährliche Hauptversammlung der Ärzte bzw. ihrer Vertreter.

Arzthonorar

en *physician's fee*
fr *honoraires du médecin*

Das Arzthonorar ist ein finanzielles Entgelt für erbrachte ärztliche Leistungen. ▶ Vertragsärzte rechnen ihre Leistungen gegenüber der gesetzlichen Krankenversicherung (▶ Krankenversicherung, gesetzliche) über die ▶ Kassenärztlichen Vereinigungen nach dem ▶ Einheitlichen Bewertungsmaßstab (EBM) ab. Die privatärztliche Liquidation erfolgt nach der ▶Gebührenordnung für Ärzte (GOÄ).

Ärztliche (Muster-)Berufsordnung

en *professional code of conduct for physicians*
fr *code professionnel des médecins*

Die Berufsordnung ist die von der jeweiligen Ärztekammer im Rahmen ihres Selbstverwaltungsrechts in Form einer Satzung (und damit als Bestandteil des verbindlichen Standesrechts) erlassene Ordnung zur Regelung des beruflichen Verhaltens der ihr angehörenden Ärzte (Berufspflichten). Rechtsgrundlage für den Erlass der Berufsordnung ist das im jeweiligen Bundesland geltende Kammer- bzw. Heilberufsgesetz.
Für größtmögliche Rechtseinheit soll die (Muster-) Berufsordnung für die deutschen Ärztinnen und Ärzte (MBO-Ä) sorgen, die seitens der ▶Bundesärztekammer vom ▶Deutschen Ärztetag beschlossen wird. Die Musterberufsordnung stellt weder eine rechtsverbindliche Vorgabe für die Ärztekammern (ebenfalls nicht für die Aufsichtsbehörden) noch unmittelbar verbindliches Recht für die einzelnen Ärzte dar. Sie soll vielmehr den Ärztekammern als Vorbild für deren eigene Ordnungen dienen und kann darüber hinaus als Ausdruck der (durch Mehrheitsabstimmung festgestellten) Standesauffassung der deutschen Ärzteschaft verstanden werden.

Ärztliche Vorsorgeuntersuchung

en *preventive medical examination*
fr *examen médical de prévention*

Eine ärztliche Vorsorgeuntersuchung ist eine Untersuchung vor Eintritt des Krankheitsfalles. Dazu gehören einerseits Maßnahmen zur Verhütung von Erkrankungen und andererseits auch Maßnahmen, die sich gegen Krankheitsursachen, gegen die Krankheiten selbst und gegen die Verschlimmerung von Krankheiten richten. Zu den von den gesetzlichen Krankenkassen (▶Krankenkassen, gesetzliche) getragenen Vorsorgeuntersuchungen gehören die Schwangerschaftsvorsorge, Vorsorgeuntersuchungen bei Säuglingen und Kindern, die Vorsorge für durch den Beruf besonders hohen gesundheitlichen Risiken ausgesetzten Arbeitnehmer und die Vorsorge für jugendliche Arbeitnehmer.

Ärztliche Weiterbildung

en *postgraduate medical training*
fr *formation continue des médecins*

Die Landesärztekammern legen gemäß der Weiterbildungsordnung des ▶Deutschen Ärztetages die Weiterbildung in

- Gebieten
- Schwerpunkten
- Bereichen

fest. Der erfolgreiche Abschluss der Weiterbildung berechtigt zur Ankündigung einer speziellen ärztlichen Tätigkeit durch Führen einer

- Facharztbezeichnung
- zur Facharztbezeichnung zusätzlichen Schwerpunktbezeichnung
- Zusatzbezeichnung

Ärztliche Zentralstelle Qualitätssicherung (ÄZQ)

➔ Zentralstelle der deutschen Ärzteschaft zur Qualitätssicherung in der Medizin (ÄZQ)

Ärztlicher Not- und Bereitschaftsdienst

➔ Notdienst

Arztnetz

➔ Praxisnetz

Arztregister

en *physicians register*
fr *régistre des médecins*

Das Arztregister enthält die Akten aller Ärzte und Psychotherapeuten einer ➔ Kassenärztlichen Vereinigung mit Angaben zum Arzt bzw. zur Praxis. Im Arztregister werden folgende Angaben zum Arzt geführt:

- Promotion
- Teilgebietsanerkennung
- Zusatzbezeichnung
- genehmigungspflichtige Leistungen
- Praxisanschrift mit Telefonnummer
- Privatanschrift mit Telefonnummer
- Postanschrift
- Sprechzeiten

Die Eintragung in das Arztregister setzt die ➔ Approbation als Arzt sowie den Nachweis einer abgeschlossenen Weiterbildung voraus; Zahnärzte müssen eine zweijährige Vorbereitungszeit ableisten. Ärzte aus anderen EU-Ländern können bei entsprechendem Nachweis ebenfalls registriert werden. Die Eintragung ist Voraussetzung für die Zulassung als ➔ Vertrags(zahn)arzt. Die Register werden für jeden Zulassungsbezirk durch die Kassenärztlichen Vereinigungen und auf Bundesebene als Bundesarztregister durch die ➔ Kassen(zahn)ärztliche Bundesvereinigung (KBV/KZBV) geführt. Analoge Regelungen gelten für die Zahnärzte.

Arztwahl, freie

➔ Patientenrechte

Auffälligkeitsprüfung

➔ Wirtschaftlichkeitsprüfung

Aufklärungspflicht

➔ Patientenrechte

Ausgaben für Gesundheit

➤ Gesundheitsausgaben

Ausgabenpolitik, einnahmenorientierte

➤ Beitragssatzstabilität

Ausgabenvolumina

en *fixed amount of expenditures*
fr *montant fixe de dépenses*

Bei den Ausgabenvolumina handelt es sich um Obergrenzen für die von Vertragsärzten veranlassten Ausgaben für Arznei-, Heil- und Verbandsmittel, die von den Landesverbänden der Krankenkassen und den Verbänden der Ersatzkassen gemeinsam und einheitlich mit den ➤ Kassenärztlichen Vereinigungen vereinbart werden. Durch arztgruppenspezifische ➤ Richtgrößen wird dem einzelnen Arzt eine Orientierungshilfe für das Volumen der verordneten Leistungen vorgegeben. Die Vereinbarung von Ausgabenvolumina und Richtgrößen findet auf Landesebene statt. Die für die Vereinbarungen maßgebliche medizinische Entwicklung ist jedoch wesentlich von länderübergreifenden Komponenten geprägt. Um die technische Abwicklung zu erleichtern, geben die ➤ Spitzenverbände der Krankenkassen gemeinsam mit der ➤ Kassenärztlichen Bundesvereinigung regelmäßig Empfehlungen zur Durchführung dieser Regelungen.

Auslandskrankenschein

en *claims form for countries abroad*
fr *formulaire donnant droit au prestations médicales à l'étranger*

Der Auslandskrankenschein findet seine Anwendung bei kurzfristigen Aufenthalten im europäischen Ausland. Das Formular „E 111" deckt alle unmittelbar notwendigen, unaufschiebbaren Sachleistungen, wie z. B. Notfallbehandlungen nach einem Unfall ab. Nicht alle Länder akzeptieren den Auslandskrankenschein. In manchen Ländern, wie z. B. Österreich muss der Auslandskrankenschein erst in einen Krankenschein des Reiselandes umgetauscht werden. In Großbritannien und Irland genügt sogar die deutsche Chipkarte (➤ Krankenversichertenkarte) in Verbindung mit dem gültigen Reisepass als Nachweis der Krankenversicherung. Häufig wird der Auslandskrankenschein allerdings von den Ärzten nicht akzeptiert, und es muss in Vorkasse gegangen werden. Gegen Vorlage der Rechnungen wird in Deutschland das Geld für Medikamente bzw. Behandlungen von der Kasse erstattet. Die Erstattung erfolgt allerdings nur in Höhe des deutschen Kassensatzes. Gegebenenfalls muss der Patient die Differenz selber tragen. In allen EU-Ländern, in denen es bereits eine ▶Krankenversichertenkarte gibt, wird derzeit die Europäische Krankenversichertenkarte eingeführt. Gültig seit 01.07.2004 ersetzt sie den Auslandskrankenschein (E111). Auslandskrankenscheine, die vor dem 31. Mai 2004 ausgestellt wurden, behalten ihren Wert. Die Europäische Krankenversichertenkarte wird den Versicherten entweder zusätzlich zur nationalen Krankenversichertenkarte oder auf deren Rückseite zur Verfügung gestellt. Sie enthält folgende Daten: Name, Vorname, Geburtsdatum, persönliche Kennnummer, Kennnummer der Krankenkasse, Kennnummer der Karte und Ablaufdatum. Mit der Einführung der elektronischen Gesundheitskarte (▶Gesundheitskarte, elektronische) in Deutschland ab 2006 wird die elektronische Karte automatisch auf der Rückseite mitgeliefert.

Auslandskrankenschutz

en *health insurance abroad*

fr *assurance-maladie à l'ètranger*

Für Urlaubsreisende besteht gesetzlicher Krankenversicherungsschutz auch in Ländern, die mit der Bundesrepublik Deutschland ein Sozialversicherungsabkommen geschlossen haben (alle EU-Staaten, zusätzlich Schweiz, Türkei, Tschechien, Ungarn). Allerdings umfasst dieser Krankenschutz nur die akut medizinisch notwendige Behandlung. Außerdem gilt stets der Leistungskatalog des Urlaubs- bzw. des Reiselandes. Seit Januar 2004 sind Versicherte grundsätzlich berechtigt, auch Leistungserbringer in anderen Staaten im Geltungsbereich des Vertrages zur Gründung der EG und des Abkommens über den Europäischen Wirtschaftsraum anstelle der Sach- oder Dienstleistung im Wege der Kostenerstattung in Anspruch zu nehmen, es sei denn, Behandlungen für diesen Personenkreis im anderen Staat sind auf der Grundlage eines Pauschalbetrages zu erstatten oder unterliegen aufgrund eines vereinbarten Erstattungsverzichts nicht der Erstattung (▶Auslandskrankenschein).

Ausschluss unwirtschaftlicher Arzneimittel

▶Negativliste

Ausschuss Krankenhaus

en *federal hospital committee*

fr *commission fédérale de l'hôpital*

Der Ausschuss Krankenhaus wurde im Jahr 2000 gemäß § 137c SGB V eingeführt und von der ▶Bundesärztekammer, den ▶Spitzenverbänden der Krankenkassen und der ▶Deutschen Krankenhausgesellschaft gebildet. Mit der Einführung des ▶GKV-Modernisierungsgesetzes werden die Aufgaben des Ausschusses Krankenhaus seit 01.01.2004 vom ▶Gemeinsamen Bundesausschuss (G-BA) übernommen. Der G-BA überprüft Untersuchungs- und Behandlungsmethoden, die zu Lasten der gesetzlichen Krankenkassen (▶Krankenkasse, gesetzliche) im Rahmen einer ▶Krankenhausbehandlung angewandt werden oder angewandt werden sollen. Hierbei wird sichergestellt, dass diagnostische oder therapeutische Verfahren im Krankenhaus für eine ausreichende, zweckmäßige und wirtschaftliche Versorgung der (gesetzlich versicherten) Patienten erforderlich sind. Der G-BA ist per Gesetz beauftragt, Leistungen oder Maßnahmen einzuschränken oder auszuschließen, wenn nach dem allgemeinen Stand der medizinischen Erkenntnisse der diagnostische oder therapeutische Nutzen, die medizinische Notwendigkeit oder die Wirtschaftlichkeit nicht nachgewiesen sind. Darüber hinaus hat der G-BA die Aufgabe, Maßnahmen der Qualitätssicherung bei zugelassenen Krankenhäusern zu beschließen. Die Beschlüsse des ▶Gemeinsamen Bundesausschusses sind für die Versicherten, die Krankenkassen und für die an der ambulanten ärztlichen Versorgung beteiligten Leistungserbringer und die zugelassenen Krankenhäuser verbindlich.

Aut-idem-Regelung

▶Arzneimittelsubstitution

Aut-Simile-Verbot

▶Arzneimittelsubstitution

AWMF

▶Arbeitsgemeinschaft der Wissenschaftlichen Medizinischen Fachgesellschaften

ÄZQ

▶Zentralstelle der deutschen Ärzteschaft zur Qualitätssicherung in der Medizin

B

Bagatellarzneimittel

en *comfort drugs*

fr *médicaments de confort*

So bezeichnet man Medikamente, die zur Behandlung leichterer Erkrankungen wie Erkältungskrankheiten oder Reisekrankheiten eingesetzt werden. Nach dem Gesundheitsreformgesetz (GRG) sind sie seit 1989 für Versicherte ab dem 18. Lebensjahr von der Leistungspflicht der ▶gesetzlichen Krankenversicherung ausgeschlossen.

BAH

▶Bundesfachverband der Arzneimittelhersteller

BAK

▶Bundesapothekerkammer

BÄK

▶Bundesärztekammer

BÄO

▶Bundesärzteordnung

Basispflegesatz

en *general hospital rate*

fr *prix de base d'une journée d'hospitalisation*

Vor Einführung der ▶DRGs bezeichnete der Basispflegesatz den Pflegesatz für die Krankenhausbehandlung, mit dem die ▶Kosten für Verpflegung und Unterhalt eines Patienten im Krankenhaus gedeckt wurden. Ergänzt wurde er durch Abteilungspflegesätze, die abhängig von der jeweiligen Abteilung und den Kosten der Versorgung in diesen Abteilungen waren.

Mit der verbindlichen Einführung von ▶DRGs im Jahr 2004 wurden der Basispflegesatz und die Abteilungspflegesätze durch diagnoseorientierte Fallpauschalen ersetzt. Hiervon ausgenommen sind psychiatrische Krankenhäuser und selbständige psychiatrische Abteilungen an Allgemeinkrankenhäusern.

BDA

▶Berufsverband der Allgemeinärzte Deutschlands – Hausärzteverband e. V.

BDI

▶Bundesverband Deutscher Internisten

Bedarfsplanung

en *requirements planning*

fr *planification des besoins*

Die Bedarfsplanung dient der Sicherstellung der vertragsärztlichen Versorgung. Sie soll eine ausreichende flächendeckende Versorgung mit niedergelassenen Ärzten gewährleisten. Nach dem Gesetz haben die Kassenärztlichen Vereinigungen (KV) im Einvernehmen mit den Landesverbänden der Krankenkassen für den KV-Bereich Bedarfspläne zu erstellen. Eine Bedarfsplanung gibt es auch für die Krankenhausversorgung (Krankenhausbedarfsplanung).

Bedarfszulassung Ärzte, Zahnärzte

en *SHI-physician/dentist accreditation*

fr *Autorisation des médecins/des dentistes en fonction des besoins*

Durch die Bedarfszulassung nach § 102 SGB V soll eine (zahn)ärztliche Über- oder Unterversorgung eines Versorgungsgebietes ausgeschlossen werden. Seit 2003 erfolgt sie aufgrund von arztgruppenbezogenen Verhältniszahlen, die gesetzlich festgelegt werden. Damit wird das zahlenmäßige Verhältnis von Hausärzten und Fachärzten in einem Versorgungsgebiet bestimmt. Zulassungsanträge von Ärzten, die zu einer Überschreitung dieser Zahl führen, werden abgelehnt, es sei denn, der Bedarfsplan des Gebietes sieht ausnahmsweise die Besetzung zusätzlicher Vertragsarztsitze vor, soweit diese für die Versorgung unerlässlich sind.

Befreiung von der Zuzahlungspflicht

en *exemption from co-payment*

fr *exonération de l'obligation de régler les frais complémentaires*

Für Krankenversicherte unter 18 Jahren und Auszubildende übernimmt die gesetzliche Krankenversicherung (Krankenversicherung, gesetzliche) die gesamten Kosten, so dass sie vollständig von allen Zuzahlungen befreit sind. Alle anderen Krankenversicherten müssen derzeit nicht mehr als zwei Prozent ihres jährlichen Bruttoeinkommens als Zuzahlungen zu den Leistungen der gesetzlichen Krankenversicherung erbringen. Für chronisch kranke Menschen (Chroniker-Regelung) liegt diese Belastungsgrenze bei einem Prozent des jährlichen Bruttoeinkommens.

Die individuelle Belastungsgrenze orientiert sich am Haushaltseinkommen. Das bedeutet, die Zuzahlungen des Versicherten und seiner Angehörigen werden zusammengezählt, ebenso die Einnahmen zum Lebensunterhalt der Familie. Für Kinder und andere Angehörige gibt es Freibeträge. Für den Lebenspartner beträgt der Freibetrag 4.347 Euro. Für jedes Kind gibt es einen Freibetrag in Höhe von 3.648 Euro.

Die bisherige teilweise oder vollständige Befreiung von Zuzahlungen existiert seit dem 01.01.2004 nicht mehr. Befreiungsbescheinigungen wurden zum 31.12.2003 ungültig. Die Betroffenen wurden von ihrer Krankenkasse angeschrieben und über die Neuregelung informiert. Ausnahme: Für Zahnersatz gelten noch bis Ende 2004 die alten Befreiungsregeln.

Für das Erreichen der Belastungsgrenze werden jetzt alle Zuzahlungen berücksichtigt, d. h. auch die Zuzahlungen für Hilfsmittel und für die stationäre Behandlung im Krankenhaus oder bei stationären Leistungen der ▸Vorsorge oder ▸Rehabilitation. Wer seine persönliche Belastungsgrenze erreicht hat und dies seiner Krankenkasse durch Belege nachweist, wird von allen weiteren Zuzahlungen für das laufende Jahr befreit. Bereits zu viel geleistete Zuzahlungen werden erstattet.

Behandlungsfall

en *case of treatment*

fr *relevé trimestriel des soins*

Die gesamte Behandlung, die von demselben ▸Vertrags(zahn)arzt innerhalb desselben Quartals an demselben Patienten vorgenommen wird, gilt bei der Abrechnung der erbrachten Leistungen als ein Behandlungsfall (vgl. § 21 ▸Bundesmantelvertrag). Ein Behandlungsfall kann daher mehrere Krankheitsfälle umfassen, umgekehrt kann ein Krankheitsfall, der zeitlich ein Quartal überschreitet, mehrere Behandlungsfälle nach sich ziehen.

Behandlungsfehlermanagement

en *management of treatment errors*

fr *gestion d'erreurs de traitement*

Krankenkassen bieten ihren Mitgliedern vermehrt die Dienstleistung des Behandlungsfehlermanagements an. Patienten, die den begründeten Verdacht haben, Opfer eines oder mehrerer Behandlungsfehler geworden zu sein, finden in ihrer Kasse so einen Ansprechpartner, der sie bei der Verfolgung des Behandlungsfehlers und der notwendigen Beweisführung fachkundig unterstützt. So können Krankenkassen beispielsweise für den Patienten kostenfreie Gutachten in Auftrag geben.

Behandlungspfad

en *pathway of treatment*

fr *plan de traitement*

Ein Behandlungspfad stellt einen Diagnose- und Behandlungsweg in Form eines strukturierten ▸Entscheidungsbaums dar. Diese Form der Darstellung wird vor allem zur differentialdiagnostischen Entscheidung oder bei der Darstellung von Therapieempfehlungen bzw. ▸Disease Management Programmen eingesetzt.

Behandlungsquittung

en *receipt of treatment*

fr *quittance de traitement*

Mit In-Kraft-Treten des GKV-Modernisierungsgesetzes am 01.01.2004 hat jeder Patient bei einem Arztbesuch das Recht auf eine Patientenquittung (§ 305 Abs 2 SGB V). Diese enthält alle erbrachten Leistungen und Kosten, die der behandelnde Arzt abrechnet. Der Patient kann diese Quittung wahlweise nach jeder Behandlung oder einmal pro Quartal einfordern. Wird die Quittung quartalsweise erstellt, leistet der Patient eine Aufwandspauschale von einem Euro zuzüglich Versandkosten. Ziel ist es, die Versicherten zur Überprüfung der mit der Kasse abgerechneten ärztlichen Leistungen anzuhalten, die Transparenz zu steigern und ein kostenbewusstes Verhalten zu fördern.

Behinderung

en *handicap/disability*

fr *handicap*

Eine Behinderung ist ein angeborener oder erworbener, körperlicher, geistiger oder seelischer Schaden, der den Betroffenen in seiner Eingliederung in das gesamte Lebensumfeld zu beeinträchtigen droht oder beeinträchtigt und nicht nur vorübergehender Natur ist.

Beitragsbedarf

➔ Risikostrukturausgleich

Beitragsbemessung

en *assessment of contributions*

fr *détermination des cotisations*

Als Beitragsbemessung bezeichnet man die Ermittlung des Beitrags eines Versicherten. Dies geschieht durch Multiplikation des Beitragssatzes mit dem Lohneinkommen des Arbeitnehmers. Die Krankenkassen müssen ihre Beiträge insgesamt so bemessen, dass die Beitragseinnahmen zusammen mit den weiteren Einnahmen die Ausgaben decken. Hierzu legt jede einzelne Krankenkasse ihren Beitragssatz fest. Gegebenenfalls sind Beitragssatzerhöhungen oder -ermäßigungen vorzunehmen.

Beitragsbemessungsgrenze

en *contribution threshold*

fr *plafond des cotisations*

Die Beitragsbemessungsgrenze ist die Jahreseinkommenshöhe, die für die Berechnung des Beitrags zur Gesetzlichen Krankenversicherung (GKV) relevant ist. Alle darüber hinausgehenden Einnahmen werden außer Acht gelassen. Bis Ende 2002 entsprach sie 75 % der Beitragsbemessungsgrenze zur gesetzlichen ➔ Rentenversicherung. Seit dem 01.01.2003 ist die Beitragsbemessungsgrenze sowohl in der Krankenversicherung als auch in der ▶Pflegeversicherung an die ▶Versicherungspflichtgrenze in der gesetzlichen Krankenversicherung (▶Krankenversicherung, gesetzliche) gebunden. Danach wird die Höhe der Beitragsbemessungsgrenze jährlich dynamisiert. Sie beträgt im Jahr 2004 bundesweit 41.850 Euro pro Jahr oder 3.487,50 Euro monatlich.

Beitragsrückerstattung

en *contribution refund*

fr *remboursement des cotisations*

Die Beitragsrückerstattung ist eine Rückzahlung von Beiträgen nach einem festgelegten Schlüssel. Beitragsrückerstattung gab es bisher nur in der privaten Krankenversicherung (▶Krankenversicherung, private). Sie hängt von der Leistungsinanspruchnahme der Versicherten ab. Wenn der Versicherte im vorangegangenen Kalenderjahr keine Leistungen zu Lasten der Versicherung in Anspruch genommen hat, hat er in der Regel einen Anspruch auf Rückerstattung. Infolge des ▶GKV-Modernisierungsgesetzes kann seit dem 01.01.2004 auch die gesetzliche Krankenversicherung (▶Krankenversicherung, gesetzliche) für ihre freiwilligen Mitglieder eine Beitragsrückerstattung vorsehen, wenn sie und ihre mitversicherten Angehörigen in einem Kalenderjahr keine Leistungen zu Lasten der Krankenkassen in Anspruch genommen haben. Die Satzung der jeweiligen Krankenkasse regelt die Höhe des Rückzahlungsbetrages, bei Arbeitnehmern einschließlich der vom Arbeitgeber zu tragenden Beitragsanteile. Der Rückzahlungsbetrag darf ein Zwölftel der jeweils im Kalenderjahr gezahlten Beiträge nicht überschreiten. Er soll innerhalb eines Jahres nach Ablauf des Kalenderjahres an das Mitglied gezahlt werden (§ 54 SGB V).

Beitragssatz der gesetzlichen Krankenversicherung (GKV)

en *contribution rate*

fr *taux de cotisation*

Die gesetzlichen Krankenversicherungen (▶Krankenversicherung, gesetzliche) berechnen ihren Beitrag nach einem bestimmten Prozentsatz von den beitragspflichtigen Einkommen der Versicherten. Dazu gehören Arbeitsentgelt, Rente und Versorgungsbezüge. Für freiwillig Versicherte wird der Beitrag gemäß der Satzung festgelegt. Dabei ist ihre gesamte wirtschaftliche Leistungsfähigkeit zu berücksichtigen, mindestens aber das Einkommen, welches auch bei Pflichtversicherten berücksichtigt wird. Die Beitragssätze sind in der Satzung festgelegt und gelten nur für die jeweilige Kasse.

Beitragssatzstabilität

en *contribution rate stability*

fr *stabilité du taux de cotisation*

So bezeichnet man den Zustand stabiler Krankenkassenbeiträge. Die gesetzlichen Krankenversicherer und die Leistungserbringer haben nach § 71 SGB V ihre Verträge so zu gestalten, dass Beitragssatzerhöhungen für die Mitglieder einer Krankenkasse ausgeschlossen sind. Wenn die notwendige medizinische Versorgung auch nach Ausschöpfung von Wirtschaftlichkeitsreserven ohne Anhebung der Beitragssätze nicht zu gewährleisten ist, kann vom Grundsatz der Beitragssatzstabilität abgewichen werden.

Beitragszuschuss

➤ Arbeitgeberanteil

Bekämpfung von Fehlverhalten im Gesundheitswesen

en *abatement of malpractice in public health care*

fr *lutte contre le comportement criminel en santé publique*

Durch § 197a SGB V werden Krankenkassen (➤ Krankenkasse, gesetzliche) und ➤ Kassenärztliche Vereinigungen auf Landes- und Bundesebene verpflichtet, Stellen zur Bekämpfung von Fehlverhalten im Gesundheitswesen einzurichten, welche „Fällen und Sachverhalten nachzugehen haben, die auf Unregelmäßigkeiten oder auf rechtswidrige oder zweckwidrige Nutzung von Finanzmitteln im Zusammenhang mit den Aufgaben der jeweiligen Krankenkasse oder des jeweiligen Verbandes hindeuten". In Frage kommen Fälle von

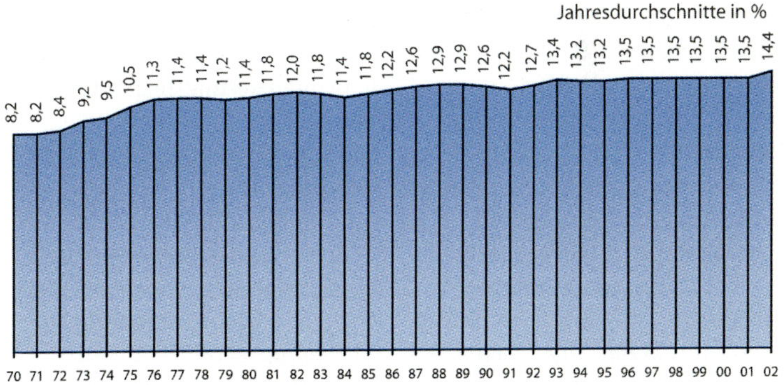

Beitragssatzstabilität. Entwicklung des durchschnittlichen Beitragssatzes zur gesetzlichen Krankenversicherung in den vergangenen 30 Jahren (alte Bundesländer).

Falschabrechnungen oder Korruption. Die Bevölkerung ist aufgerufen, sich in möglichen Fällen mit den betreffenden Institutionen in Verbindung zu setzen.

Belastungsgrenze

en *copayment limit*
fr *charge maximale*

Als Belastungsgrenze bezeichnet man die Obergrenze finanzieller Belastung eines Versicherten durch ▶ Zuzahlungen bei Krankheit. Als Belastungsgrenze gilt derzeit ein Betrag in Höhe von 2 % der jährlichen Bruttoeinnahmen zum Lebensunterhalt eines Versicherten. Für chronisch Kranke liegt die Belastungsgrenze bei 1 % des Bruttojahreseinkommens (▶ Chroniker-Regelung). Übersteigen die Zuzahlungen eines Versicherten im Krankheitsfall die Belastungsgrenze, wird er von der Zuzahlung teilweise befreit (▶ Befreiung von der Zuzahlungspflicht).

Belegarzt

en *SHI-physician with in-patient authorization*
fr *médecin agréé disposant de lits dans un service hospitalier*

Belegärzte sind ▶ Vertrags(zahn)ärzte, die berechtigt sind, ihre Patienten in ihrer Praxis ambulant und im Krankenhaus stationär in so genannten Belegbetten zu versorgen und hierfür die gesamte Infrastruktur des Krankenhauses (Einrichtungen, Dienste und Mittel) zu nutzen.

Belegarztwesen

en *system of SHI-physicians with in-patient authorization*
fr *système de médecins agréés disposant de lits dans un service hospitalier*

Das Belegarztwesen dient der Verzahnung von ambulanter und stationärer Versorgung. Voraussetzungen für die Arbeit als ▶ Belegarzt sind zum einen die Gestattung durch das Krankenhaus, zum anderen die Anerkennung als Belegarzt durch die ▶ Kassen(zahn)ärztlichen Vereinigungen (KVen). Der Belegarzt rechnet seine Leistungen nach dem ▶ Einheitlichen Bewertungsmaßstab (EBM) zu Lasten der ▶ Gesamtvergütung ab. Die Leistungen des Krankenhauses werden nach den Regeln des Krankenhausfinanzierungsrechts vergütet.

Benefit

▶ Nutzen

Beobachtungs-/Kohortenstudie

en *observation study/cohort study*
fr *étude d'observation/étude de cohorte*

In Beobachtungs- und Kohortenstudien werden definierte Gruppen von Patienten systematisch hinsichtlich des zeitlichen Verlaufs bestimmter Zielvariablen kontrolliert. Dabei werden ärztliche Therapieentscheidungen und deren Durchführung nicht beeinflusst. Der Therapieverlauf wird beobachtet und dokumentiert.

Beobachtungsstudien von Arzneimitteln werden auch als Anwendungsbeobachtungen bezeichnet. Dabei wird eine ausgewählte Patientengruppe beobachtet. Das Ziel ist, die Wirksamkeit und Verträglichkeit des Arzneimittels nach Zulassung unter Alltagsbedingungen zu testen. Bei gesundheitsökonomischen Beobachtungsstudien werden neben dem Verbrauch von Gütern und Dienstleistungen im Versorgungsprozess und den damit verbundenen Ergebnissen auch die ▶Kosten der jeweiligen Therapie erhoben.

In einer Kohortenstudie wird eine definierte Patientengruppe (eine Kohorte) über einen bestimmten Zeitraum beobachtet, um zu sehen, wie viele Patienten ein festgelegtes Merkmal entwickeln. Dabei gibt es zwei Möglichkeiten:

- Die Studienpopulation wird durch den Einschluss vergleichbarer Patienten gebildet, die entweder bestimmten Einflüssen ausgesetzt sind oder nicht (z. B. Raucher und Nichtraucher) und ein definiertes Ereignis wird beobachtet (z. B. Bronchial-Karzinom).
- Eine definierte Population wird ausgewählt, diese dann untersucht auf das Vorliegen bestimmter Faktoren (z. B. Hypercholesterinämie, Hypertonie). Für diese Faktoren wird eine mögliche Assoziation zu bestimmten Ereignissen untersucht (Bsp. Framingham Study). Die Schwierigkeit dieses Studiendesigns ist das Problem der Vergleichbarkeit der Gruppen hinsichtlich anderer Faktoren, die Einfluss auf die Ereignisse haben könnten. In Effektivitätsstudien (Interventionsstudien) wird dieses Problem durch die ▶Randomisierung gelöst.

Berufsgenossenschaft (BG)

en *social insurance for occupational accidents*

fr *assurance sociale pour les accidents du travail*

Die Berufsgenossenschaften sind die Träger der gesetzlichen Unfallversicherung. (▶Unfallversicherung, gesetzliche) Sie sind Körperschaften des öffentlichen Rechts; ihre Mitglieder sind per Gesetz alle Unternehmen, eingeteilt nach Gewerbezweigen in gewerbliche, landwirtschaftliche und See-BG. Sie überwachen die Einhaltung der Unfallverhütungsvorschriften und führen nach Arbeitsunfällen und bei Berufskrankheiten Heilbehandlungen und Rehabilitationsmaßnahmen zur Wiederherstellung der Erwerbsfähigkeit durch. Sie zahlen bei Erwerbsunfähigkeit Renten (EU-Rente) an die Versicherten und nach tödlichen Arbeitsunfällen Abfindungen an die Hinterbliebenen.

Berufsunfähigkeit

en *occupational disability*
fr *incapacité de travail*

Berufsunfähigkeit bezeichnet die Unfähigkeit, den erlernten bzw. bisher ausgeübten Beruf weiterhin auszuüben. Ein Rentenanspruch besteht nach erfüllter Wartezeit, wenn Erwerbsfähigkeit infolge einer Krankheit oder anderer Gebrechen oder einer Schwäche der körperlichen oder geistigen Kräfte auf weniger als die Hälfte der Erwerbsfähigkeit eines Gesunden mit ähnlicher Ausbildung und gleichwertigen Kenntnissen und Fähigkeiten herabgesunken ist.

Berufsverband der Allgemeinärzte Deutschlands – Deutscher Hausärzteverband e. V. (BDA)

en *Federal Union of German General Practitioners*
fr *union fédérale des médecins généralistes allemands*

Der BDA ist die Interessenvertretung der deutschen Hausärzte, dem über 23.000 niedergelassene Allgemeinärzte und praktische Ärzte angehören. Organisiert ist er in 17 Landesverbänden und einem Bundesverband. Der BDA setzt sich für die Stärkung der hausärztlichen Versorgung und Vergütung ein.

Berufsverband Deutscher Internisten (BDI)

en *Federal Union of German Internal Medicine Practitioners*
fr *union fédérale des internistes allemands*

Der BDI wurde am 05.04.1959 anlässlich des Internisten-Kongresses in Wiesbaden gegründet, um die Interessen der Internisten angesichts der sozial- und berufspolitischen Situation zu vertreten. Mit über 26.000 Mitgliedern ist der BDI der mitgliederstärkste Fachärzteverband Europas.

Besondere Therapierichtungen

en *particular therapies*
fr *thérapies particulières*

Das Sozialgesetzbuch V (SGB V) versteht unter diesem Begriff die Phytotherapie (Behandlung mit pflanzlichen Wirkstoffen), die ▸Homöopathie und die Anthroposophie. Behandlungsmethoden und Heilmittel der besonderen Therapierichtungen sind von der Erstattung durch die Krankenkassen ausdrücklich nicht ausgeschlossen. Infolge des ▸GKV-Modernisierungsgesetzes sind Phytopharmaka als rezeptfreie Arzneimittel seit 01.01.2004 mit wenigen Ausnahmen allerdings nicht mehr erstattungsfähig.

Betäubungsmittelgesetz (BtMG)

en *narcotics law*

fr *loi sur les stupéfiants*

Das Betäubungsmittelgesetz regelt alle im Zusammenhang mit Betäubungsmitteln (Drogen) auftretenden rechtlichen Fragen. Vor allem wird festgelegt, was als Betäubungsmittel nach diesem Gesetz zu gelten hat. Das Gesetz heißt exakt: Gesetz über den Verkehr mit Betäubungsmitteln.

Betriebliche Gesundheitsförderung

en *workplace health promotion*

fr *promotion de la santé au sein de l'entreprise*

Chemische, biologische und physikalische Einwirkungen am Arbeitsplatz können die Gesundheit beeinträchtigen, Unfälle oder Erkrankungen hervorrufen. Die betriebliche Gesundheitsförderung umfasst Maßnahmen, um physische und psychische Belastungen am Arbeitsplatz zu mindern oder zu beheben. Dazu zählen auch Präventionsmaßnahmen, um Krankheitsursachen frühzeitig zu erkennen und vorzubeugen oder zu behandeln. Die gesetzlichen Krankenversicherungen arbeiten in diesem Bereich eng mit den ▸Berufsgenossenschaften zusammen, um Erkenntnisse über den Zusammenhang zwischen Arbeitsbedingungen und Erkrankungen zu gewinnen und hieraus entsprechende Maßnahmen abzuleiten, da ca. ein Drittel aller krankheitsbedingten Fehltage durch betriebliche Gesundheitsförderung vermieden werden könnten.

Betriebskrankenkassen (BKK)

en *company health insurance*

fr *caisses d'assurance-maladie des entreprises*

Die Betriebskrankenkassen stellen in den Betrieben, für die sie errichtet sind, die gesetzliche Krankenversicherung (▸Krankenversicherung, gesetzliche) sicher. Unternehmen und öffentliche Verwaltungen können für einen oder mehrere Betriebe Betriebskrankenkassen errichten, wenn in diesen Betrieben mindestens 1.000 Versicherungspflichtige beschäftigt sind, die Leistungsfähigkeit der Kasse auf Dauer gesichert ist und sie den Bestand oder die Leistungsfähigkeit vorhandener Ortskrankenkassen nicht gefährden. Im Gegensatz zu früher können sich bereits bestehende Betriebskrankenkassen auch für Betriebsfremde öffnen. Im Zuge des ▸GKV-Modernisierungsgesetzes (GMG) hat der Gesetzgeber allerdings festgeschrieben, dass diese Öffnung nicht mehr durch Satzungsregelung rückgängig gemacht werden kann (§ 173 Abs. 2

SGB V). Auch dürfen sich nach dem 09.09.2003 errichtete Betriebskrankenkassen bis zum Jahr 2007 nicht für betriebsfremde Mitglieder öffnen. Ziel dieser Maßnahmen ist es, Wettbewerbsvorteile der Betriebskrankenkassen gegenüber den anderen gesetzlichen Krankenkassen (➤Krankenkasse, gesetzliche) auszugleichen.

Infolge des GMG wird die Bildung einer Betriebskrankenkassen für Betriebe ausgeschlossen, die als vertragliche Leistungserbringer von Krankenkassen und deren Verbänden tätig sind (§ 147 Abs. 4 und § 157 Abs. 3 SGB V).

Betriebsverordnung für Arzneimittelgroßhandelsbetriebe

en *regulation for pharmaceutical wholesalers*

fr *règlement sur les sociétés de commerce en gros des médicaments*

Die Verordnung regelt die betrieblichen Erfordernisse für Unternehmen, die Großhandel mit Arzneimitteln betreiben. Nach § 54 des ➤Arzneimittelgesetzes (AMG) ist das ➤Bundesministerium für Gesundheit und Soziale Sicherung ermächtigt, im Einvernehmen mit dem Bundeswirtschaftsministerium durch Rechtsverordnung mit Zustimmung des Bundesrates Betriebsverordnungen für Betriebe oder Einrichtungen zu erlassen, die Arzneimittel in den Geltungsbereich dieses Gesetzes verbringen oder in denen Arzneimittel entwickelt, hergestellt, geprüft, gelagert, verpackt oder in den Verkehr gebracht werden, soweit es geboten ist, um einen ordnungsgemäßen Betrieb und die erforderliche Qualität der Arzneimittel sicherzustellen. Die Rechtsverordnung ergeht im Einvernehmen mit dem Bundesministerium für Umwelt, Naturschutz und Reaktorsicherheit, soweit es sich um radioaktive Arzneimittel oder um Arzneimittel handelt, bei deren Herstellung ionisierende Strahlen verwendet werden, und im Einvernehmen mit dem Bundesministerium für Verbraucherschutz, Ernährung und Landwirtschaft, soweit es sich um Arzneimittel handelt, die zur Anwendung bei Tieren bestimmt sind. Die Verordnung gilt nicht für Betriebe und Einrichtungen, die Großhandel mit Gasen für medizinische Zwecke oder mit Heilwässern betreiben.

Bettenfehlbelegung

➤Fehlbelegung

Bewertungsausschuss

en *committee for rating doctors' services*

fr *comité d'évaluation des prestations des médecins*

Der Bewertungsausschuss ist das

Spitzengremium der Ärzte bzw. Zahnärzte und der Krankenkassen zur Festlegung der einheitlichen Bewertungsmaßstäbe (EBM, ▶ Einheitlicher Bewertungsmaßstab) für die ärztlichen bzw. zahnärztlichen Leistungen. Der Bewertungsausschuss besteht aus sieben von der ▶ Kassenärztlichen Bundesvereinigung bestellten Vertretern sowie je einem von den ▶ Bundesverbänden der Krankenkassen, der ▶ Bundesknappschaft und den Verbänden der Ersatzkassen bestellten Vertreter. Den Vorsitz führt abwechselnd ein Vertreter der Ärzte und der Krankenkassen. In gleicher Konstellation wird auch ein Bewertungsausschuss bei den Zahnärzten gebildet, mit Vertretern der ▶ Kassenzahnärztlichen Bundesvereinigung und den Krankenkassenverbänden (§ 87 SGB V). Damit der EBM dem Stand der medizinischen Wissenschaft und Technik entspricht und Anreize zu einer wirtschaftlichen Leistungserbringung bietet, muss er vom Ausschuss regelmäßig angepasst werden. Mit In-Kraft-Treten des ▶ GKV-Modernisierungsgesetzes sind die Beschlüsse des Bewertungsausschusses einschließlich der ihnen zugrunde liegenden Beratungsunterlagen dem ▶ Bundesministerium für Gesundheit und Soziale Sicherung vorzulegen. Es kann die Beschlüsse innerhalb von zwei Monaten beanstanden.

Bewertungszahl für vertragsärztliche Leistungen

en *evaluation number for SHI-accredited services*

fr *chiffres d'évaluation des prestations des médecins conventionnés*

Alle abrechnungsfähigen ärztlichen Leistungen werden im ▶ Einheitlichen Bewertungsmaßstab (EBM) aufgeführt. Allerdings werden sie nicht mit Euro-Preisen gelistet, sondern mit ▶ Punkten zueinander ins Verhältnis gesetzt. Als Bewertungszahlen drücken diese Punkte das Wertverhältnis der einzelnen abrechnungsfähigen Leistungen zueinander aus. Einzige Ausnahme bilden die Laborleistungen, die seit 1999 in DM- bzw. seit 2002 in Euro-Werten ausgedrückt werden.

BfA

▶ Bundesversicherungsanstalt für Angestellte

BfArM

▶ Bundesinstitut für Arzneimittel und Medizinprodukte

BGA

▶ Bundesgesundheitsamt

BKK

▶ Betriebskrankenkassen

BLK

▶Bundesverband der landwirtschaftlichen Krankenkassen

BMGS

▶Bundesministerium für Gesundheit und Soziale Sicherung

BMV

▶Bundesmantelvertrag

Bonus-Malus-Regelung

en *merit-demerit-rule*
fr *règle du bonus-malus*

Bonus-Malus-Regelungen ordnen Honorarzu- und –abschläge bestimmten Sachverhalten wie etwa einem sparsameren Verordnungsverhalten bei Arzneimitteln in der vertragsärztlichen Versorgung zu. Damit sollen ▶Vertragsärzte zu einem entsprechenden Verhalten angehalten werden. Im Bereich der Krankenversicherung betreffen solche Regelungen das Verhalten der Versicherten. So wird etwa der Versuch unternommen, mit Zu- und Abschlägen bei den Versicherungsbeiträgen ein bestimmtes Verhalten zu erzielen. Das ▶GKV-Modernisierungsgesetz sieht für die gesetzlichen Krankenkassen (▶Krankenkasse, gesetzliche) die Möglichkeit vor, ihre Versicherten z. B. mit einer Ermäßigung des Versicherungsbeitrags zu honorieren, wenn diese gesundheitsbewusstes Verhalten zeigen, indem sie u. a. aktiv Vorsorge betreiben. Dies gilt auch für Versicherte, die an Modellen der ▶hausarztzentrierten Versorgung, einem ▶Disease Management Programm, einer Maßnahme der ▶Integrationsversorgung oder der ▶betrieblichen Gesundheitsförderung teilnehmen. Ein Anspruch darauf besteht allerdings nur, wenn die jeweilige Krankenkasse eine entsprechende Regelung in ihrer Satzung vorsieht (§ 65a SGB V).

BpflV

▶Bundespflegesatzverordnung

BPI

▶Bundesverband der Pharmazeutischen Industrie

BSHG

▶Bundessozialhilfegesetz

BtMG

▶Betäubungsmittelgesetz

Budget

en *budget*
fr *budget*

Ein Budget ist ein pauschalierter Betrag zur Vergütung der Gesamtleistung eines oder mehrerer Leistungserbringer (im Gesundheitswesen). Starre Budgets sind unabhängig von der Inanspruchnahme von Leistungen z. B. durch Patienten. Flexible Budgets hingegen können von der Zahl der Patienten abhängen, jedoch wäre der Pauschalbetrag pro Patient fixiert. Kollektiv budgetiert für alle Vertragsärzte einer ▶Kassenärztlichen Vereinigung waren zum Beispiel in der Vergangenheit die Ausgaben für Arzneimittel (▶Arzneimittelbudget).

Budgetierung

en *budgeting*
fr *budgétisation*

Als Budgetierung bezeichnet man das Setzen von Obergrenzen für bestimmte oder alle Ausgaben im Gesundheitswesen (§§ 84 ff. SGB V). Um Beitragssatzstabilität bei der gesetzlichen Krankenversicherung (▶Krankenversicherung, gesetzliche) zu gewährleisten, legen die gesetzlichen Krankenkassen (▶Krankenkasse, gesetzliche) und die ▶Kassenärztlichen Vereinigungen gemeinsam das jeweilige Ausgabevolumen für die Bereiche vertrags(zahn)ärztlicher Leistungsvergütung, Arznei- und Heilmittelausgaben fest (sektorale Budgetierung, ▶Sektorale Budgets). Im Bereich der Krankenhäuser werden ebenfalls Budgets vereinbart. Allerdings geschieht dies auf individueller Basis zwischen den Krankenkassen und den Krankenhäusern.

Budgetrelevanz

en *pertinence of budget*
fr *pertinence budgétaire*

Als budgetrelevant gelten alle Kostengrößen, die Einfluss auf die Budgets im Gesundheitswesen haben. Gemeinhin werden Einzelbudgets betrachtet. (Beispiel: Hilfsmittel waren nach § 84 SGB V nicht relevant für das Arznei- und Heilmittelbudget.)

Budgetüberschreitung

en *budget topping*
fr *dépassement du budget*

Übersteigen die tatsächlichen Ausgaben die vereinbarten Budgets, liegt eine Budgetüberschreitung vor. Auf der kollektiven Ebene hafteten die Ärzte in der Vergangenheit für die Einhaltung des ▶Arznei- und Heilmittelbudgets gemeinsam (▶Kollektivregress). Allerdings hat diese Haftung keine finanziellen Folgen für die Ärzte gehabt. Im Jahr 2001 wurde diese Kollektivhaftung vom Gesetzgeber abgeschafft. Für den einzelnen Arzt kann die Budgetüberschreitung weiterhin haftungsrechtliche Konsequenzen haben. So vereinbaren die ▶Kassenärztlichen Vereinigungen (KVen) und die ▶Landesverbände der Krankenkassen gemäß § 84 SGB V im Bereich der Arzneimittel regional Obergrenzen für die Arzneimittelausgaben und verständigen sich auf Versorgungs- und

Wirtschaftlichkeitsziele. Diese Obergrenzen gelten als ▶ Richtgrößen bei der Überprüfung der Wirtschaftlichkeit von Verordnungen. Ergibt eine ▶ Wirtschaftlichkeitsprüfung, dass die Richtgrößen um mehr als 15 % überschritten werden, findet eine Beratung des verordnenden Arztes statt. Bei einer Überschreitung der Richtgrößen um mehr als 25 % kommt es zum ▶ Regress. Der Arzt ist verpflichtet, den Mehraufwand zu ersetzen, sofern er keine ▶ Praxisbesonderheiten geltend machen kann. Der zurückzuzahlende Betrag könnte nur gestundet oder erlassen werden, wenn damit eine Existenzgefährdung des Vertragsarztes verbunden wäre.

Bundesapothekerkammer (BAK)

en *Federal Chamber of Pharmacists*
fr *chambre fédéral des pharmaciens*

Die Bundesapothekerkammer ist der Zusammenschluss aller ▶ Apothekerkammern der Länder.

Bundesärztekammer (BÄK)

▶ Ärztekammer

Bundesärzteordnung (BÄO)

en *Federal Order of Physicians*
fr *ordre fédéral des médecins*

Die Bundesärzteordnung ist ein Bundesgesetz, das die Grundsätze des ärztlichen Berufs aufstellt, die Bestallung und vorübergehende Ausübung des ärztlichen Berufs regelt und die Bundesregierung ermächtigt, eine ärztliche Gebührenordnung zu erlassen. Ferner regelt die BÄO die Strafbestimmungen für die unzulässige Ausübung der Heilkunde.

Bundesarztregister

en *Federal Physician Register*
fr *régistre fédéral des médecins*

Die ▶ Kassenärztliche Bundesvereinigung führt das Bundesarztregister, in dem alle ▶ Arztregister enthalten sind.

Bundesausschuss der Ärzte und Krankenkassen (BAÄK)

en *Federal Committee of Physicians and Health Insurance Funds*
fr *commission fédérale des médecins et des caisses d'assurance-maladie*

Der Bundesausschuss der Ärzte und Krankenkassen ist im Zuge des ▶ GKV-Modernisierungsgesetzes (GMG) als Gremium der ▶ gemeinsamen Selbstverwaltung durch den ▶ Gemeinsamen Bundesausschuss (G-BA) abgelöst worden. Als Rechtsnachfolger des BAÄK beschließt der G-BA Richtlinien zur Sicherung der ärztlichen/zahnärztlichen Versorgung, die eine ausreichende, zweckmäßige und wirtschaftliche Versorgung gewährleisten sollen. Insofern führt der G-BA die Aufgaben des BAÄK fort und beschließt neben Richtlinien zur ärztlichen Behandlung und zur Versorgung mit Arzneimitteln (▸Arzneimittelrichtlinien) insbesondere Richtlinien zur Einführung neuer Untersuchungs- und Behandlungsmethoden, aber zum Beispiel auch zur Beurteilung von Arbeitsunfähigkeit und zur Bedarfsplanung. Der G-BA ist durch den Gesetzgeber ermächtigt, Leistungen oder Maßnahmen einzuschränken oder auszuschließen, wenn nach dem allgemeinen Stand der medizinischen Erkenntnisse der diagnostische oder therapeutische Nutzen, die medizinische Notwendigkeit oder die Wirtschaftlichkeit nicht nachgewiesen sind. Die Beschlüsse des Gemeinsamen Bundesausschusses sind für die Versicherten, die Krankenkassen und für die an der ambulanten ärztlichen Versorgung beteiligten Leistungserbringer sowie die zugelassenen Krankenhäuser verbindlich.

Bundesfachverband der Arzneimittelhersteller (BAH)

en *Federal Association of non-prescription Medicines Manufacturers*

fr *association fédérale des fabricants de produits pharmaceutiques vendus sans ordonnance*

Der Bundesfachverband der Arzneimittelhersteller (BAH) vertritt die Interessen der Hersteller von nichtverschreibungspflichtigen Arzneimitteln. Die Mitgliedschaft im BAH schließt die Mitgliedschaft in anderen Verbänden der pharmazeutischen Industrie nicht aus.

Bundesgesundheitsamt (BGA)

en *Federal Department of Public Health*

fr *office fédéral d'hygiène publique*

Das BGA wurde 1994 aufgelöst. Seine Aufgaben wurden teilweise durch das ▸Bundesinstitut für Arzneimittel und Medizinprodukte (BfArM), das ▸Robert-Koch-Institut zur Erforschung und Bekämpfung von Infektionskrankheiten (RKI, Berlin), ▸Paul-Ehrlich-Institut (PEI, Berlin), und das Bundesinstitut für gesundheitlichen Verbraucherschutz und Veterinärmedizin (BgVV, Berlin) übernommen.

Bundesgesundheitsrat

en *Council of Federal Health*

fr *conseil fédéral d'hygiène publique*

Nach dem Vorbild des früheren Reichsgesundheitsrats wurde bis 1995 jeweils für eine Wahlperiode des Bundestages durch Beschluss der Bundesregierung ein Bundesgesundheitsrat gebildet. Dieser gehörte zum Geschäftsbereich des

Bundesgesundheitsministeriums. Die Aufgabe des Bundesgesundheitsrates bestand darin, die Bundesregierung in Fragen der öffentlichen Gesundheitspflege, insbesondere bei der Vorbereitung der Gesundheitsgesetzgebung zu beraten. In diesem Rahmen stand der Bundesgesundheitsrat auch allen anderen Bundesministerien zur Verfügung. Dem Gremium gehörten maximal 80 Persönlichkeiten aller Bevölkerungskreise, überwiegend jedoch aus Heilberufen an, die über Erfahrungen auf dem Gebiet des Gesundheitswesens verfügten. Sie wurden auf Vorschlag des Bundesgesundheitsministeriums von der Bundesregierung auf vier Jahre ernannt.

Der Bundesgesundheitsrat trat in Ausschüssen und mindestens einmal im Jahr als Vollversammlung zusammen. Den Vorsitz führte der Bundesgesundheitsminister. Der Bundesgesundheitsrat wurde im Jahr 1996 aufgelöst.

Bundesinstitut für Arzneimittel und Medizinprodukte (BfArM)

en *Federal Institute for Drugs and Medical Products*

fr *Institut Fédéral des Médicaments et Produits Pharmaceutiques*

Das BfArM ist vorwiegend für die Zulassung von Fertigarzneimitteln und die Registrierung homöopathischer Arzneimittel zuständig. Weitere Aufgaben des BfArM sind die Risikoerfassung und -bewertung bei Medizinprodukten und Risikoabwehr bei Arzneien sowie die Überwachung der Arzneimittelsicherheit und des Betäubungsmittelverkehrs.

Bundesknappschaft

en *Federal Miners' Insurance Association*

fr *Institut fédéral d'Assurance des Mineurs*

Die Bundesknappschaft betrifft die Bergbaubetriebe und ihre Mitarbeiter. Sie ist zuständig für die knappschaftliche Krankenversicherung, Rentenversicherung und Pflegeversicherung. Für die knappschaftliche Krankenversicherung nimmt die Bundesknappschaft die Aufgaben eines Bundesverbands und eines Landesverbands wahr. Sie ist eine Körperschaft des öffentlichen Rechts (KdöR).

Bundesmantelvertrag (BMV)

en *Federal Master Agreement*

fr *contrat-cadre fédéral*

Im BMV nach § 83 SGB V sind die allgemeinen Regelungen der Beziehungen zwischen den ▸Kassen(zahn)ärztlichen Vereinigungen und den Landesverbänden der gesetzlichen Krankenkassen (▸Landesverbände der Krankenkassen, Krankenkasse; ▸Krankenkasse, gesetzliche) und den Verbänden der ➤Ersatzkassen vereinbart. Die ➤Kassen(zahn)ärztliche Bundesvereinigung und die ➤Spitzenverbände der Krankenkassen schließen diese Verträge ab. Ihr Inhalt ist Bestandteil der ➤Gesamtverträge. Der BMV enthält alles, was für eine gleichmäßige ärztliche Versorgung bundeseinheitlich zu regeln ist, also für alle ➤Vertragsärzte, Versicherten und Krankenkassen gilt. Wichtige Bestandteile sind Regelungen zur Organisation der vertragsärztlichen Tätigkeit und Richtlinien über die Gewährleistung einer ausreichenden, zweckmäßigen und wirtschaftlichen Versorgung der Versicherten. Für die gesetzlichen Krankenkassen mit Ausnahme der Ersatzkassen gilt der BMV-Ärzte, für die Ersatzkassen der BMV-Ersatzkassen/Ärzte und für die Zahnärzte entsprechend der BMV-Zahnärzte. Ihre Inhalte stimmen im wesentlichen überein.

Bundesministerium für Gesundheit und Soziale Sicherung (BMGS)

en *Federal Ministry of Health and Social Security*

fr *Ministère fédéral de la Santé et Sécurité sociale*

Das BMGS gliedert sich neben der Leitung des Ministeriums, Referaten für Presse, Kabinett und Parlament, Grundsatzfragen, Koordinierung und Verbindung sowie Öffentlichkeitsarbeit in Hauptabteilungen, die in Unterabteilungen und Referate untergliedert sind. Zu den Hauptabteilungen gehören die nachfolgenden:

- Die Abteilung Z (Zentrale Verwaltung) sorgt für die allgemeine Infrastruktur des Ministeriums. Dazu gehören Personalangelegenheiten, der Haushalt, Organisation usw.
- Schwerpunkte der Abteilung 1 sind die Bereiche Arzneimittel, Medizinprodukte, Apothekenwesen und der Gesundheitsschutz.
- Schwerpunkte der Abteilung 2 sind die Bereiche Gesundheitsversorgung, Krankenversicherung und Pflegeversicherung.
- Schwerpunkte der Abteilung 3 sind die Bereiche Gesundheitsvorsorge und Krankheitsbekämpfung, Biomedizin und auch Gesundheitsberufe sowie Grundsatzfragen des Gesundheitsrechts und Patientenrechte.

Das Bundesministerium für Gesundheit und Soziale Sicherung ist verantwortlich für die gesetzliche Kranken- und Pflegeversicherung (➤Krankenversicherung, gesetzliche; ➤Pflegeversicherung) und auch für die Renten- und Unfallversicherung (➤Rentenversicherung; ➤Unfallversicherung, gesetzliche).

Zukunftsthemen wie die Biomedizin und die Humangenetik sowie die Telematik im Gesundheitswesen fallen in den Zuständigkeitsbereich dieses Ministeriums. Es trägt zusammen mit seinen Instituten zur Situationsanalyse und zur Förderung der Gesundheit und zur Abwehr von Gesundheitsgefahren – Stichworte sind hier die Gesundheitsberichterstattung, die Verhütung von Krankheiten und die Prävention von Drogen- und Suchtgefahren – bei. Zusammen mit seinen sechs Instituten soll das BMGS zur Förderung der Gesundheit und zur Abwehr von Gesundheitsgefahren beitragen. Eine Daueraufgabe des Ministeriums und seiner nachgeordneten Behörden ist die Sicherheit biologischer Arzneimittel wie Blutprodukte. Ziel ist es, das Risiko der Übertragung von schwerwiegenden Krankheiten zu vermindern, gleichzeitig aber die Versorgung der Bevölkerung mit diesen zum Teil lebenswichtigen Arzneimitteln sicherzustellen. In seiner Arbeit wird das BMGS von sechs Beiräten und Kommissionen unterstützt:

- Sachverständigenrat zur Begutachtung der Entwicklung im Gesundheitswesen (▸ Sachverständigenrat)
- Risikokommission
- Drogen- und Suchtkommission
- Ethikbeirat
- Nationaler AIDS-Beirat
- Gemeinsamer Wissenschaftlicher Beirat

Bundespflegesatzverordnung (BPflV)

en *Federal Order on Daily Hospital Rates*

fr *ordonnance fédérale sur les prix de journée de l'hôspital*

Die BPflV wird vom ▸ Bundesministerium für Gesundheit und Soziale Sicherung (BMGS) erlassen. Sie soll eine effizientere Steuerung des Krankenhaus-Managements und dadurch eine Entlastung der Finanzlage der Krankenhäuser mit sich bringen.

Die BPflV enthält Regelungen zum Budget- und Erlösausgleich (Krankenhausbudget) sowie zur Vergütung von Mehr- und Minderleistungen. Darüber hinaus regelte sie bisher die ▸ Budgetierung, die Festsetzung der Höhe und den Leistungsinhalt der Pflegesätze (▸ Abteilungspflegesatz, ▸ Basispflegesatz) sowie die Vergütung bestimmter Behandlungsleistungen durch ▸ Fallpauschalen und ▸ Sonderentgelte. Zur Anpassung des bisherigen Vergütungssystems an die seit 2004 bestehende Vergütung anhand von ▸ Diagnosis Related Groups (DRGs), einem diagnosebezogenen Fallpauschalensystem, wurde die BPflV durch das ▸ Fallpauschalengesetz entsprechend modifiziert.

Bundesschiedsamt

➤Schiedsverfahren

Bundessozialhilfegesetz (BSHG)

en *German Social Aid Law*
fr *loi fédérale d'aide sociale*

Das Bundessozialhilfegesetz regelt die Sozialhilfe. Grundsatz ist die Hilfe zur Selbsthilfe (§ 1 BSHG). Sozialhilfe erhält nicht, wer sich selbst helfen kann oder die notwendige Hilfe von anderen, zum Beispiel von unterhaltspflichtigen Angehörigen oder anderen Sozialleistungsträgern, erhalten kann (§ 2 BSHG). Die Sozialhilfe unterscheidet die Hilfe zum Lebensunterhalt und die Hilfe in besonderen Lebenslagen. Die Einkommens- und Vermögensverhältnisse werden bei der Sozialhilfe angerechnet (§§ 76–89 BSHG). Zuständig sind die örtlichen (Sozialamt) und überörtlichen Sozialhilfeträger (Landessozialamt, Landschaftsverband). Die Eingliederungshilfe für Behinderte ist von besonderer Bedeutung, wenn kein anderer Reha-Träger vorrangig zuständig ist. Diese Hilfe soll die Folgen einer Behinderung beseitigen oder mildern und eine drohende Behinderung verhüten, behinderte Menschen in die Gesellschaft eingliedern, ihnen die Ausübung einer angemessenen beruflichen Tätigkeit ermöglichen und sie weitgehend von Pflege unabhängig machen.

Bundesverband der landwirtschaftlichen Krankenkassen (BLK)

➤Landwirtschaftliche Krankenkassen

Bundesverband der Pharmazeutischen Industrie (BPI)

en *German Pharmaceutical Industry Association*
fr *Association de l'Industrie Pharmaceutique en Allemagne*

Der Bundesverband der Pharmazeutischen Industrie (BPI) ist die Interessenvertretung der mittelständischen pharmazeutischen Unternehmen in Deutschland.

Bundesverband des pharmazeutischen Großhandels (PHAGRO)

en *German Association of Pharmaceutical Wholesalers*
fr *association allemande des grossistes pharmaceutiques*

Der Bundesverband des pharmazeutischen Großhandels ist ein Zusammenschluss pharmazeutischer Großhändler. Seine Hauptaufgabe ist es, die gemeinsamen Interessen aller Mitglieder gegenüber Parlamenten, Regierungen, Industrie, Apothekerschaft usw. zu vertreten und auf deren Anforderung auch beratend tätig zu werden.

Bundesverbände der Krankenkassen

en *Federal Associations of Health Insurance Funds*

fr *unions fédérales des caisses d'assurance-maladie*

Die einzelnen Krankenkassen (▶Kassenarten) bilden über die Landesverbände Bundesverbände als Körperschaften des öffentlichen Rechts, die Ersatzkassen bilden Verbände der Angestellten- bzw. Arbeiterersatzkassen, die Knappschaft bildet die ▶Bundesknappschaft. Aufgabe der Bundesverbände ist es, die Einzelverbände bei der Erfüllung ihrer Aufgaben und bei der Wahrnehmung ihrer Interessen zu unterstützen. Dies geschieht unter anderem durch Beratung und Unterrichtung, Aufstellung und Auswertung von Statistiken zu Verbandszwecken, Forschung und Arbeitstagungen. Sie dürfen bei Ermächtigung Verträge für ihre Mitglieder abschließen, insbesondere mit anderen Sozialversicherungsträgern. Darunter fallen Vertragsverhandlungen mit Krankenhäusern und bei überregional tätigen Kassen die Festlegung der ▶Arznei- und Heilmittelbudgets. Weiterhin unterstützen sie die Bundespolitik bei Gesetzgebungsverfahren.

Bundesvereinigung Deutscher Apothekerverbände (ABDA)

en *Federal Union of German Associations of Pharmacists*

fr *union fédérale des associations de pharmaciens allemands*

Die ABDA – Bundesvereinigung Deutscher Apothekerverbände ist die Spitzenorganisation der ca. 53.000 deutschen Apothekerinnen und Apotheker. Verbandsziel ist die Wahrnehmung und Förderung der gemeinsamen Interessen dieses Heilberufes. Mitgliedsorganisationen der ABDA sind die 17 Apothekerkammern und 17 Apothekervereine/-verbände. Die ▶Apothekerkammern sind in der ▶Bundesapothekerkammer, die Apothekervereine/-verbände im ▶Deutschen Apothekerverband zusammengeschlossen. Zur Förderung der Interessen ihrer Mitglieder vermittelt die ABDA einen intensiven Meinungsaustausch zwischen ihren 34 Mitgliedsorganisationen. Sie berät diese über alle Vorgänge auf dem Gebiet des Gesundheitswesens und des Arzneimittelwesens. In allen Angelegenheiten von bundesweiter Bedeutung verhandelt die ABDA mit den Institutionen (Behörden, Körperschaften, usw.), die mit Fragen der Arzneimittelversorgung zu tun haben. Darüber hinaus übernimmt sie es, auf einheitliche Grundsätze für die Tätigkeit der Apothekerinnen und Apotheker in öffentlichen Apotheken, Krankenhausapotheken, Hochschulen, Industrie und Behörden ebenso hinzuwirken wie auf einheitliche Grundsätze für das Apothekenwesen und den Arzneimittelverkehr sowie für die Beziehungen der Apotheken zu den Trägern der Sozialversicherung. Schließlich ist die Bundesvereinigung damit betraut, den jährlich stattfindenden Deutschen Apothekertag vorzubereiten und durchzuführen.

Bundesversicherungsanstalt für Angestellte (BfA)

en *Federal Agency for the Social Insurance of Salaried Employees*

fr *agence fédérale de l'assurance sociale des employés salariés*

Die Bundesversicherungsanstalt für Angestellte (BfA) ist der Träger der gesetzlichen Rentenversicherung der Angestellten. Wie die ▸Landesversicherungsanstalten für Arbeit (LVA) ist sie auch verantwortlich für die Rehabilitation von Arbeitnehmern, wenn diese eine Weiterbeschäftigung sicherstellt. Im Gegensatz zu den LVA, die den Bundesländern zugeordnet sind, handelt es sich bei der BfA um eine zentrale, überregional zuständige Institution.

Bundeszahnärztekammer

▸Ärztekammer

Bundeszentrale für Gesundheitliche Aufklärung (BzGA)

en *Federal Centre for Health Education*

fr *centre fédéral d'éducation pour la santé*

Die Bundeszentrale für Gesundheitliche Aufklärung ist eine dem ▸Bundesministerium für Gesundheit und Soziale Sicherung (BMGS) unterstellte Behörde zur Aufklärung über gesundheitliche Gefahren und über vorbeugende Maßnahmen.

Bürgerversicherung

en *compulsory basic health insurance*

fr *assurance sociale généralisée*

Um die Einnahmen der gesetzlichen Krankenversicherung (▸Krankenversicherung, gesetzliche) zu steigern, werden derzeit verschiedene Modelle diskutiert. Die Bürgerversicherung ist eine Form der ▸Sozialversicherung, bei der nicht nur abhängig Beschäftigte und deren Arbeitgeber Beiträge einzahlen, sondern die gesamte Bevölkerung, d. h. im Gegensatz zur aktuellen Regelung auch Selbstständige und Beamte. Als Bemessungsgrundlage würde das Gesamteinkommen jedes Einzelnen herangezogen, also z. B. auch Gewinne aus unternehmerischer Tätigkeit, Einkünfte aus Vermietung und Verpachtung usw. Die Gesamthöhe dieses Einkommens entscheidet über die Höhe des Beitrags zu einer Bürgerversicherung. Befürworter der Bürgerversicherung rechnen wegen der höheren Zahl von Beitragszahlern mit einer Senkung der Lohnnebenkosten. Gegner geben zu bedenken, dass mehr Beitragszahler auch mehr Anspruchsberechtigte bedeuten. Zudem bleibt die Belastung der Arbeitskosten durch Sozialabgaben erhalten. (›Kopfpauschale)

C

Capitation (CAP)

en *capitation*
fr *capitation*
Capitation ist ein Begriff des ▶Managed Care und bezeichnet die (meist jährliche) Kopfpauschale, welche die ▶Health Maintenance Organizations (HMO) für jeden Versicherten an die Leistungserbringer zahlen. Gezahlt wird unabhängig davon, ob der Versicherte Leistungen in Anspruch genommen hat oder nicht.

Care Management

▶Managed Care

Care Manager

en *Care Manager*
fr *Care Manager*
Anders als der ▶Case Manager, der fallbezogen an der Schnittstelle von ambulanter und stationärer Versorgung arbeitet, koordiniert der Care Manager mehrere Leistungserbringer. So plant und unterstützt er z. B. in der Versorgung von pflegebedürftigen Patienten die Einbindung häuslicher Pflegedienste und Tagespflegedienste, die den Patienten den Verbleib in ihrer häuslichen Umgebung ermöglichen und die pflegenden Angehörigen entlasten.

Case Management/Fallmanagement

en *case management*
fr *gestion des cas*
Case Management ist ein Versorgungsmanagement, das die Versorgung der medizinischen und psychosozialen Bedürfnisse des Patienten über alle Leistungssektoren optimiert (steuert). Die sogenannten ▶Case Manager sind sowohl für die Fallbeobachtung als auch für die Organisation eines bestmöglichen Behandlungsprozesses zuständig. Ihr Ziel ist es, die Versorgungsqualität zu verbessern, die Kosten langfristig zu senken und eine bessere ▶Compliance des Patienten zu sichern.

Case Manager

en *Case Manager*
fr *Case Manager*
Der Case Manager wurde ursprünglich als eigenes Berufsbild definiert. Der Case Manager sollte an der Schnittstelle zwischen stationärer und ambulanter Versorgung dem Hausarzt Hilfestellung bei der sozialen und pflegerischen Versorgung geben.
Neben dem „hauptberuflichen" Case Manager, der beispielsweise in einer Krankenkasse arbeitet oder eigenständig organisiert ist, kann

und sollte jedoch insbesondere der Hausarzt die Rolle des Case Managers übernehmen.

Check-up-Untersuchung

en *health check-up*
fr *bilan de santé*
➲ Ärztliche Vorsorgeuntersuchung

Chip-Karte

➲ Krankenversichertenkarte

Chroniker-Regelung

en *regulation for chronically ill patients*
fr *réglementation pour les malades chroniques*

Im Zuge des ➲GKV-Modernisierungsgesetzes sind die Zuzahlungen der Patienten für medizinische Leistungen, für Arznei-, Heil- und Hilfsmittel und für Fahrtkosten neu geregelt worden. Für chronisch Kranke gilt eine niedrigere ➲Belastungsgrenze als für die übrigen Mitglieder der gesetzlichen Krankenversicherung (➲Krankenversicherung, gesetzliche). Sie liegt bei einem Prozent des jährlichen Bruttoeinkommens. Für alle anderen gilt eine Grenze von zwei Prozent. Laut Beschluss des ➲Gemeinsamen Bundesausschusses gilt ein Patient als chronisch krank, der in Dauerbehandlung ist und daher wenigstens ein Jahr lang mindestens einmal pro Quartal ärztlich behandelt wurde. Zusätzlich muss eines der folgenden Kriterien zutreffen: eine mindestens 60-prozentige Schwerbehinderung oder Erwerbsminderung, eine Einstufung in Pflegestufe II oder III oder aber der Bedarf für eine kontinuierliche medizinische Versorgung, ohne die nach ärztlicher Einschätzung eine lebensbedrohliche Verschlimmerung, eine geringere Lebenserwartung oder eine dauerhaft verschlechterte ➲Lebensqualität des Betroffenen die Folge wäre.

Clearingstelle für Leitlinien

en *clearing office for guidelines*
fr *office d'épurement des lignes directrices*

Zur kritischen Bewertung von ➲Leitlinien haben die ➲Kassen(zahn)ärztliche Bundesvereinigung (KBV), die ➲Bundesärztekammer (BÄK), die ➲Spitzenverbände der Krankenkassen und die ➲Deutsche Krankenhausgesellschaft (DKG) 1998 ein gemeinsames Clearing-Verfahren für Leitlinien vereinbart. Ab Januar 2002 traten die gesetzliche ➲Rentenversicherung, vertreten durch den Verband Deutscher Rentenversicherungsträger (VDR) und die ➲Bundesversicherungsanstalt für Angestellte (BfA), sowie der ➲Verband der privaten Krankenversicherung dem Verfahren bei. Als Aufgaben des Verfahrens wurden unter anderem gesehen:

- die Qualitätsplanung bzw. die Festlegung von Qualitätsanforderungen für Leitlinien,
- die Bewertung der Leitlinien anhand inhaltlicher und methodischer Beurteilungskriterien,
- die Unterstützung bei der Evaluation von Leitlinien und
- die Veröffentlichung der Bewertungsergebnisse als strukturierte Leitlinien-Abstracts in einer Datenbank.

Begleitet von einem Clearing-Netzwerk aus unabhängigen Experten und wissenschaftlichen Instituten, wird das Verfahren durch eine Clearingstelle koordiniert, die bei der ➤Zentralstelle der deutschen Ärzteschaft zur Qualitätssicherung in der Medizin (ÄZQ) angesiedelt ist. Damit unterstützt die ÄZQ die ➤Kassen(zahn)ärztliche Bundesvereinigung und die Bundesärztekammer bei der Qualitätssicherung der ärztlichen Berufsausübung.

Compliance

en *Compliance*
fr *Compliance*

Als Compliance bezeichnet man das Ausmaß der Therapietreue des Patienten. Diese beinhaltet sowohl das Einhalten der therapeutischen Empfehlungen von ärztlicher Seite als auch das Einhalten von Therapiemaßnahmen, die vom Patienten durch Verhaltensänderung (Ernährung, Bewegung) zu begleiten sind. Durch verschiedene Faktoren wie Krankheitsmerkmale, Therapieart sowie Qualität und Dauer der Arzt-Patienten-Beziehung kann die Compliance positiv oder negativ beeinflusst werden. Mangelnde Compliance kann z. B. die Erfolgswahrscheinlichkeit der Behandlung reduzieren und damit gegebenenfalls zu höheren Folgekosten führen.

D

Datenschutz im Gesundheitswesen

en *data protection in health care*
fr *protection des données dans le secteur de la santé*

Der Datenschutz ist im Gesundheitswesen von besonderer Bedeutung, da gerade die ➔Sozialversicherungen für ihre Arbeit auf eine Vielzahl von Sozialdaten angewiesen sind. Das ➔Sozialgesetzbuch regelt deshalb sowohl den Schutz des Einzelnen als auch die Wahrung seines Rechts auf informationelle Selbstbestimmung. Grundlage des Datenschutzes für alle Bereiche der Sozialversicherung ist das Sozialgeheimnis des SGB I. Demnach ist es verboten, Daten unbefugt zu erheben, zu verarbeiten und zu nutzen (§ 35 SGB I). Nach dem Zehnten Kapitel des SGB V (§§ 284–305) sind Ausnahmen hiervon möglich, vor allem im Hinblick auf

- die Verwendung von Sozialdaten für bestimmte Aufgaben durch die Krankenkassen (§ 284), durch die ➔Kassen(zahn)ärztliche Vereinigung (§ 285) und für Forschungsvorhaben (§ 287),
- die Informationsgrundlagen der Krankenkassen, z. B. das Versichertenverzeichnis (§ 288), die ➔Familienversicherung (§ 289), die Krankenversichertennummer (§ 290), die ➔Krankenversichertenkarte (KV-Karte) (§ 291) und die elektronische Gesundheitskarte (➔Gesundheitskarte, elektronische), die ab dem Jahr 2006 die Krankenversichertenkarte ablösen wird (§ 291a) sowie
- die Übermittlung von Daten zwischen Leistungserbringern und Kassen zur Abrechnung sowie für ➔Wirtschaftlichkeitsprüfungen.

Weitere Grundsätze zur Erhebung, Verarbeitung und Nutzung von Sozialdaten regeln §§ 67 ff. SGB X. Grundsätzlich ist eine Offenlegung dieser Daten immer zulässig, wenn der Betroffene im Einzelfall eingewilligt hat. Das Bundesdatenschutzgesetz und die Datenschutzgesetze der Bundesländer gelten nur nachrangig und ergänzend. Zuständig für den Datenschutz in der gesetzlichen Krankenversicherung (➔Krankenversicherung, gesetzliche) und in den anderen Teilen der Sozialversicherung sind die Landesdatenschutzbeauftragten.

Deckelung

➔Budgetierung

Deutsche Gesellschaft für Versicherte und Patienten e.V. (DGVP)

en *German Association for Insured Persons and Patients*

fr *association allemande pour les assurés et les patients*

Die Deutsche Gesellschaft für Versicherte und Patienten e. V. (DGVP) wurde 1989 gegründet und ist überwiegend gesundheitspolitisch tätig mit dem Ziel, die Patientenrechte weiter zu stärken.

Deutsche Krankenhausgesellschaft e. V. (DKG)

en *German Hospital Federation*

fr *association allemande des hôpitaux*

Die Deutsche Krankenhausgesellschaft (DKG) ist ein privatrechtlicher und freiwilliger Zusammenschluss aller ▸Landeskrankenhausgesellschaften und Trägerverbände zur Interessenvertretung der Krankenhäuser auf Bundesebene. Die DKG ist auf Bundesebene Vertragspartner der ▸Spitzenverbände der Krankenkassen z. B. bei der Vereinbarung von Entgelt-Katalogen nach der ▸Bundespflegesatzverordnung und im Rahmen der ▸Qualitätssicherung im Krankenhaus (§ 137a SGB V). Bei ihren Aufgaben wird die DKG vom ▸Deutschen Krankenhausinstitut e. V. (DKI) unterstützt. Die DKG vertritt außerdem die Interessen des deutschen Krankenhauswesens auf europäischer und internationaler Verbandsebene.

Deutscher Apothekerverband (DAV)

en *Union of German Pharmacists*

fr *groupement des pharmaciens allemands*

Der DAV ist ein bundesweiter Zusammenschluss der 17 Landesapothekerverbände und –vereine. Rund 90 % aller Apothekenleiter sind Mitglied in dieser Interessenvertretung der ▸Apotheker. Der DAV ist einer der Träger der ▸Bundesvereinigung Deutscher Apothekerverbände (ABDA). Der DAV wahrt die ökonomischen Belange der Apothekerschaft und ist im Bereich der Arzneimittelversorgung z. B. Vertragspartner der ▸Spitzenverbände der Krankenkassen auf Bundesebene.

Deutscher Ärztetag

en *Annual Congress of German Physicians*

fr *congrès annuel des médecins allemands*

Der Deutsche Ärztetag ist die Hauptversammlung und das Beschlussorgan der ▸Bundesärztekammer (BÄK). Alle Ärztekammern sind über Delegierte vertreten. Der Ärztetag trifft alle Entscheidungen zur inhaltlichen und personellen Organisation der BÄK.

Deutscher Generikaverband e. V.

en *German Association of Manufacturers of Generic Drugs*

fr *association allemande des producteurs de médicaments génériques*

Der Deutsche Generikaverband, früher „Verband aktiver Pharmaunternehmen" (VAP), dient als Wirtschaftsverband der Förderung und Vertretung der besonderen gemeinsamen Interessen der angeschlossenen Arzneimittelhersteller (➔Generikum).

Deutsches Institut für Medizinische Dokumentation und Information e. V. (DIMDI)

en *German Institute of Medical Documentation and Information*

fr *Institut Allemand pour l'Information et la Documentation Médicale*

Das DIMDI ist eine nachgeordnete Behörde des ➔Bundesministeriums für Gesundheit und Soziale Sicherung (BMGS).

Zu seinen Aufgabenschwerpunkten zählt, Medizinern aus Forschung und Praxis aktuelle Informationen zugänglich zu machen. Dies geschieht unter anderem anhand eines umfassenden Spektrums von Datenbanken aus dem gesamten Bereich der biowissenschaftlichen Disziplinen und der Sozialwissenschaften. Über verschiedene Zugangswege wie z. B. über das Internet ermöglicht das DIMDI den Zugriff auf ca. 100 Datenbanken.

Es erstellt und verwaltet außerdem die deutsche ICD-Version (➔ICD). Inzwischen ist ergänzend auch ein datenbankgestütztes Informationssystem für die Bewertung der Wirksamkeit oder der Effektivität sowie der Kosten medizinischer Verfahren und Technologien (➔Health Technology Assessment) beim DIMDI errichtet worden.

Deutsches Krankenhausinstitut (DKI) e. V.

en *German Hospital Institute*

fr *institut allemand de l'hôpital*

Das DKI ist ein wissenschaftliches Institut in Trägerschaft der ➔Deutschen Krankenhausgesellschaft (DKG). Seine Aufgaben sind die interdisziplinäre Forschung, Aus-, Fort- und Weiterbildung von Führungskräften und der Lehre, Informationsvermittlung und Beratung im Bereich des Krankenhaus- und Gesundheitswesens. Es ist ein Zentrum der ➔Weltgesundheitsorganisation (WHO) für die Krankenhaus- und Gesundheitsforschung.

Diagnosenverschlüsselung

➔ICD

Diagnosis Related Groups (DRG)

en *Diagnosis Related Groups*

(DRG)
fr *GHM/Groupes Homogènes de Malades*

DRGs sind pauschalierte Vergütungen mit einem festen Betrag für Krankenhausaufenthalte. Der Krankenhausfall oder -aufenthalt wird abhängig von der Fallschwere und den erbrachten Leistungen mit Hilfe einer DRG gegenüber der Krankenkasse des Patienten abgerechnet. Im Rahmen der Gesundheitsreform 2000 hatte der Gesetzgeber beschlossen, dieses pauschalierte Vergütungssystem in allen Krankenhäusern mit Ausnahme von psychiatrischen Krankenhäusern und Kliniken ab dem 01.01.2003 einzuführen. Seit dem 01.01.2004 ist die Abrechnung nach dem DRG-System verpflichtend.

Das Prinzip einer pauschalierten Vergütung auf Basis von Diagnosen wurde in den USA Mitte der 70er Jahre entwickelt. Ungefähr zehn Jahre später erfolgten dort erstmals Abrechnungen nach diesem System. Andere Länder (z. B. die meisten europäischen Länder und Australien) übernahmen dieses Vergütungsverfahren, entwickelten es weiter und passten es den Bedürfnissen und der Krankenhausfinanzierungsphilosophie des jeweiligen Landes an. Die 1992 in Australien

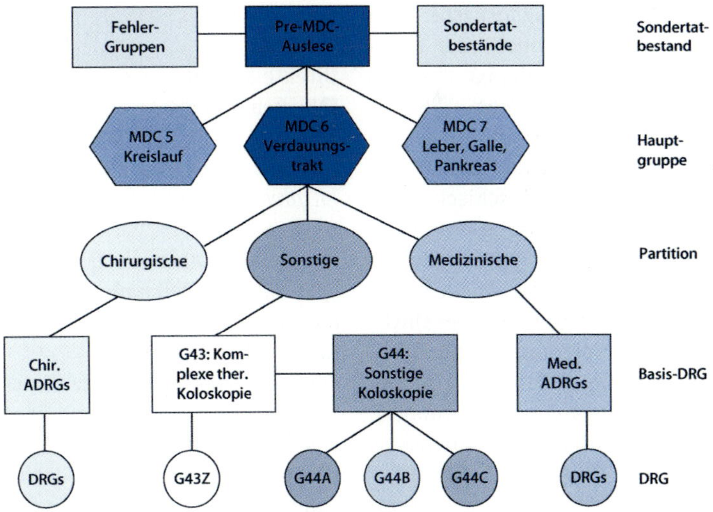

Diagnosis Related Groups (DRG). Von der Diagnose zur DRG am Beispiel des „AR-DRG"-Gruppierungsschemas.

eingeführten AR-DRGs (Australian Refinded Diagnosis Related Groups) gelten als das am weitesten entwickelte System nach diesem Vergütungsprinzip und bildeten die Grundlage für die Einführung der G-DRGs (German Diagnosis Related Groups).

Die einzelnen Fallpauschalen errechnen sich nach einem komplizierten System. Maßgeblich ist zunächst die Eingruppierung in eine sogenannte Hauptdiagnose. Zusätzlich können mehrere Nebendiagnosen erfasst werden. Ihre Verschlüsselung erfolgt auf der Grundlage des ➤ICD-10 (International Classification of Diseases) in der jeweils gültigen Fassung. Prozeduren, wie etwa diagnostische Maßnahmen, Operationen oder therapeutische Maßnahmen müssen über den sogenannten OPS 301 (Operationenschlüssel) in der jeweils gültigen Fassung kodiert werden. Auch Alter, Geschlecht, Verweildauer, Entlassungsart, Beatmungsstunden und, bei Neugeborenen, das Geburtsgewicht beeinflussen die Ermittlung einer DRG.

Die Eingruppierung in eine DRG, auf Basis dieser Daten, übernimmt ein Softwareprogramm (Grouper). Jede eingeordnete Kombination ergibt einen Faktor (DRG Relativgewicht), welcher mit einem Basisfallwert verrechnet wird und die Behandlungsvergütung festlegt.

Während die Einführung der DRGs bisher noch budgetneutral für die Krankenhäuser erfolgt, beginnt mit dem Jahr 2005 die sogenannte Konvergenzphase. Die krankenhausindividuellen Basisfallwerte werden nach einem bestimmten Rechenschema sukzessive an den landeseinheitlichen Basisfallwert angepasst. Dies wird erste Auswirkungen auf die Krankenhausbudgets mit sich bringen. Ab 2008 werden bundeseinheitliche Basisfallwerte und damit bundeseinheitliche Preise gelten.

DIMDI

➤Deutsches Institut für Medizinische Dokumentation und Information

Direkte Kosten

➤Kosten, direkte

Direkter Nutzen

en *direct gain*
fr *gain direct*

Der direkte Nutzen umfasst die Einsparungen der Behandlungskosten, die mit einer bestimmten Erkrankung verbunden sind.

Diese Kosteneinsparungen können z. B. aus der Verwendung eines kostengünstigeren Arzneimittels, leichter anwendbaren Darreichungsformen oder einer Verkürzung eines Krankenhausaufenthaltes resultieren.

Disease Management Programme (DMP)

en *Disease Management Programme*

fr *programmes pour la gestion des maladies*

In der gesetzlichen Krankenversicherung (▸Krankenversicherung, gesetzliche) werden seit dem 01.01.2002 Disease Management Programme zur Versorgung chronisch Kranker eingeführt. Ziel dieser Programme ist es, den Behandlungsablauf und die Qualität der medizinischen Versorgung chronisch Kranker zu verbessern. Chronische Krankheiten, für die Disease Management Programme eingerichtet werden sollen, müssen vom Gemeinsamen Bundesausschuss (G-BA) empfohlen werden.

Bei der Auswahl der zu empfehlenden chronischen Krankheiten sind folgende Kriterien zu berücksichtigen:

- Zahl der von der Krankheit betroffenen Versicherten,
- Möglichkeiten zur Verbesserung der Qualität der Versorgung,
- Verfügbarkeit von evidenzbasierten Leitlinien,
- sektorenübergreifender Behandlungsbedarf,
- Beeinflussbarkeit des Krankheitsverlaufs durch Eigeninitiative des Versicherten und
- hoher finanzieller Aufwand der Behandlung.

Die Disease Management Programme müssen bestimmte Anforderungen erfüllen. Diese sind:

- Anforderungen an das Verfahren für die Einschreibung der Versicherten in ein Disease Management Programm
- Behandlung nach evidenzbasierten Leitlinien unter Berücksichtigung des jeweiligen Versorgungssektors
- Dokumentation der Befunde, therapeutischen Maßnahmen und Behandlungsergebnisse
- Schulung der Leistungserbringer und Versicherten
- Durchführung von Qualitätssicherungsmaßnahmen
- Evaluation (der Disease Management Programme)

Die Anforderungen zur inhaltlichen Ausgestaltung von DMPs werden vom ▸Gemeinsamen Bundesausschuss einvernehmlich beschlossen und dem ▸Bundesministerium für Gesundheit und Soziale Sicherung (BMGS) für die Umsetzung empfohlen. Sie liegen bisher für folgende Indikationen vor:

- Diabetes Typ 1
- Diabetes Typ 2
- Brustkrebs
- koronare Herzkrankheit

Disease Management Programme müssen vom Bundesversicherungsamt zugelassen werden. Für die Versicherten ist die Teilnahme freiwillig. Die Programme sind extern zu evaluieren. Die Ergebnisse der Evaluation sind zu veröffentlichen.

Das erste DMP in Deutschland wurde im April 2003 vom Bundesversicherungsamt zugelassen. Es handelt sich dabei um ein Programm der AOK Rheinland zur Behandlung von Brustkrebspatientinnen.

Für die Versicherten, die sich in diese Disease Management Programme eingeschrieben haben, werden im Rahmen des ➲Risikostrukturausgleichs der Krankenkassen höhere standardisierte Leistungsausgaben berücksichtigt. Ziel der Einführung von Disease Management Programmen in Verbindung mit der Reform des Risikostrukturausgleichs ist es, Anreize für die Versorgung auch so genannter schlechter Risiken zu schaffen. Die Finanzmittel sollen die Kassen erreichen, welche die Kranken möglichst gut versorgen.

Disease Management/Krankheitsmanagement

en *disease management*

fr *gestion des maladies*

Disease Management (Krankheitsmanagement) verfolgt das Ziel, die Qualität und Wirtschaftlichkeit der Versorgung zu steigern und stellt eine Versorgungsform definierter Erkrankungen (insbesondere chronischer Krankheiten z. B. Diabetes oder Asthma) dar. Hier werden Prävention, Diagnostik, Therapie, Rehabilitation und Pflege über den gesamten Verlauf der Krankheit aufeinander abgestimmt. Das geschieht unter anderem mit Hilfe von ➲Leitlinien, die einem kontinuierlichen Qualitätsverbesserungsprozess unterzogen werden.

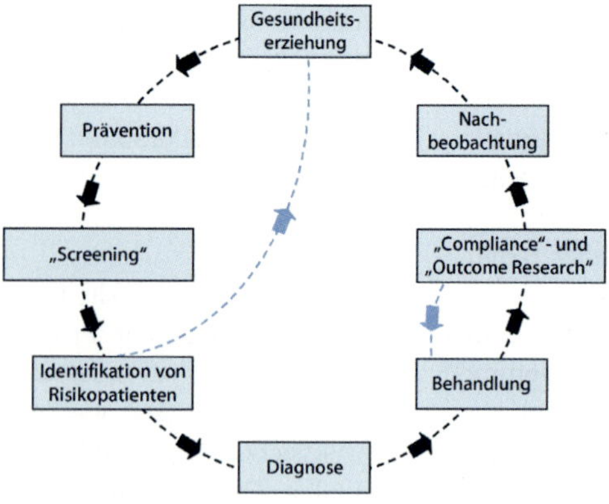

Disease Management/Krankheitsmanagement.

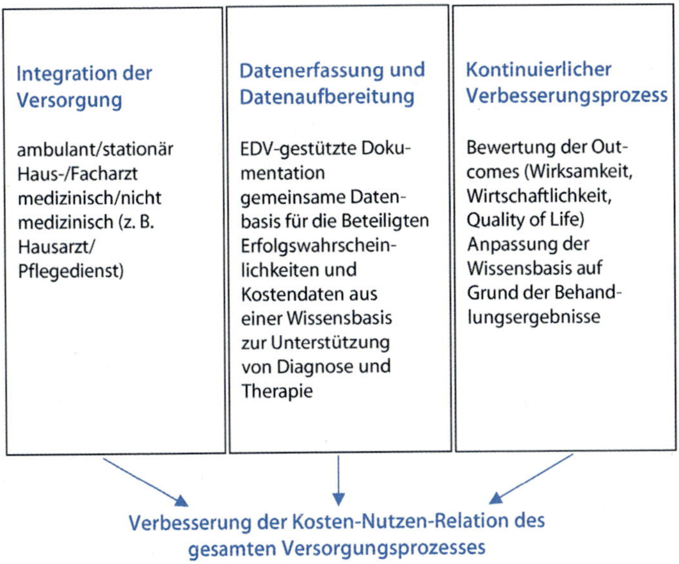

Disease Management/Krankheitsmanagement. Ziele des Disease Management.

Diskontierung
en *discounting*
fr *actualisation*

Diskontierung oder Abzinsung ist ein Verfahren zur Ermittlung des Gegenwartswertes eines in Zukunft fälligen Wertes.

Beispiel: Ein Geldbetrag von 10.000 Euro in zehn Jahren ist bei einer jährlichen Verzinsung von 5 % heute 6.139,13 Euro (abgezinster Betrag) wert.

Im Rahmen von ➔ gesundheitsökonomischen Evaluationen müssen Kosten (unter Umständen auch Nutzen), die in der Zukunft entstehen, diskontiert werden, damit sie auf den gleichen Zeitpunkt bezogen werden können. Bei der Diskontierung muss unterschieden werden, ob die Zahlungen am Anfang des Zeitabschnittes (des Jahres), also vorschüssig, oder am Ende, also nachschüssig verrechnet werden. Es ergeben sich zwei Möglichkeiten: siehe Abbildung.

Diskontierungsrate
en *discounting rate*
fr *taux d'actualisation*

Die Diskontierungsrate gewichtet das Verhältnis heutiger Kosten und Ergebnisse zu den Kosten und Ergebnissen, welche erst in Zukunft

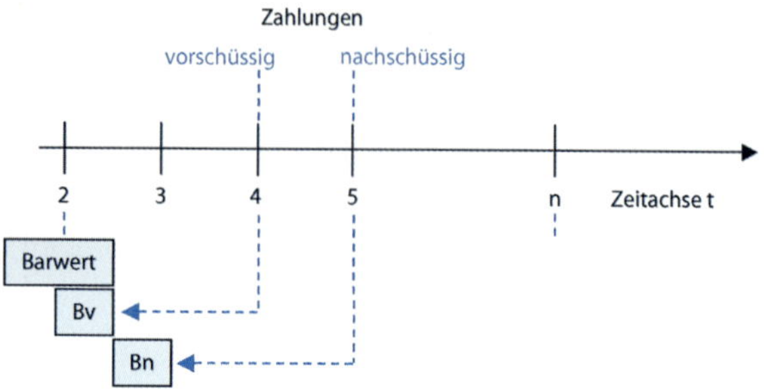

Diskontierung.

anfallen werden. In den USA wird eine Diskontierungsrate von drei Prozent empfohlen, während in der deutschen Literatur normalerweise ein Wert von fünf Prozent benutzt wird. Diskontierungsraten können von Land zu Land variieren.

Dispensierrecht

en *right to dispense drugs*
fr *droit de dispenser des médicaments*

Das Recht, Medikamente abzugeben, also zu dispensieren, haben nach derzeitigem Arzneimittelrecht in Deutschland nur die Apotheker. Ausnahme: Ärzte dürfen Patienten Muster mitgeben, wenn sie feststellen wollen, ob ein Präparat, das sie ihrem Patienten bislang noch nie verschrieben haben, wirksam für diesen Patienten ist.

Disziplinarverfahren der Kassenärztlichen Vereinigung

en *disciplinary procedures of the Association of Statutory Health Insurance Physicians/Dentists*
fr *mesures disciplinaires de l'Association des Médecins/des Dentistes agrées par les caisses*

Haben Mitglieder einer ➔Kassenärztlichen Vereinigung (KV) ihre Pflichten nicht oder nicht ordnungsgemäß erfüllt, ergreifen die Kassenärztlichen Vereinigungen nach § 81 SGB V Disziplinarmaßnahmen. Solche Maßnahmen können eine Verwarnung, ein Verweis, eine Geldbuße, zeitweiliges Ruhen oder Entzug der Zulassung sein. Die Disziplinarausschüsse entscheiden je nach Schwere des Vergehens. Der betroffene Arzt kann diese Entscheidung vor den ➔Sozialgerichten anfechten.

DKG

➔Deutsche Krankenhausgesellschaft

DKG-NT

➔DGK-Nebenkostentarif

DKI

▸ Deutsches Krankenhausinstitut

Dokumentations- und Aufbewahrungspflicht

en *medical documentation and record retention duty*

fr *devoir de documentation et de conservation de données médicales*

Die Dokumentations- und Aufbewahrungspflicht gehört zu den grundlegenden Pflichten eines Arztes. Sie ist im ▸ Bundesmantelvertrag (BMV), den Berufsordnungen, der Röntgen- und Strahlenschutzverordnung aber auch im Arzt-Patienten-Vertrag geregelt. Danach ist jeder ▸ Vertrags(zahn)arzt gehalten, alle für die Behandlung wichtigen Umstände aufzuzeichnen und mindestens zehn Jahre lang aufzubewahren. Hierzu gehören Angaben über den Befund, die Behandlungsmaßnahmen, die veranlassten Leistungen, den Behandlungstag sowie die Aufklärung des Patienten. Auch Arztbriefe und Befunde mitbehandelnder Ärzte sind in den Krankenunterlagen der Patienten, den sogenannten Krankenblättern, zu sammeln. Aufzeichnungen sind ferner z. B. bei Leistungen zur ▸ Früherkennung und Operationen zu machen. Der Arzt ist verpflichtet, die dokumentierten Daten vor unbefugtem Zugriff und Manipulation zu schützen.

Doppelblindstudie

en *double-blind-study*

fr *essai en double aveugle*

Typ einer klinischen Studie (z. B. Arzneimittelstudie), bei der weder der Patient noch der Arzt weiß, ob das Prüfpräparat oder das Vergleichspräparat bzw. ein Scheinmedikament (Placebo, ▸ Placeboeffekt) eingesetzt wird. Diese Versuchsanordnung soll sicherstellen, dass die Arzneimittelwirkung unabhängig von der Erwartung des Patienten oder des Arztes beobachtet werden kann (▸ Einfachblindstudie).

Drug-Utilization-Review

en *Drug-Utilization-Review*

fr *étude sur l'utilisation des médicaments*

Ein Drug-Utilization-Review ist eine Auswertung der Verordnungsgewohnheiten von Ärzten. Es kommen dabei unterschiedliche Erhebungsinstrumente wie z. B. die ▸ Beobachtungs-/Kohortenstudie zum Einsatz. Das Ziel ist die Überprüfung der Angemessenheit und der Wirtschaftlichkeit des Arzneimitteleinsatzes.

E

EBM

➤Einheitlicher Bewertungsmaßstab

EbM

➤Evidenzbasierte Medizin

Effekt

en *effect*

fr *effet*

Direkte Auswirkung oder Ergebnis einer (therapeutischen) Maßnahme.

Effektivität

en *efficacy*

fr *efficacité*

Effektivität stellt das Ausmaß dar, mit dem in klinischen Studien ein (therapeutisches) Ziel erreicht wird.

Effizienz

en *efficiency*

fr *efficience*

Effizienz stellt das Verhältnis vom ➤Effekt zu den eingesetzten Mitteln dar. Effizient ist es, mit einem vorgegebenen Aufwand den größtmöglichen Effekt zu erzielen (➤Maximalprinzip) bzw. einen definierten Effekt mit minimalem Mitteleinsatz zu erreichen (➤Minimalprinzip).

Einfachblindstudie

en *single-blind-study*

fr *essai en simple aveugle*

Typ einer klinischen Arzneimittelstudie, bei welcher der Arzt – nicht aber der Patient – weiß, ob das Prüfpräparat oder das Vergleichspräparat bzw. ein Placebo (Scheinmedikament, ➤Placeboeffekt) eingesetzt wird. Diese Versuchsanordnung soll sicherstellen, dass die Arzneimittelwirkung zumindest unabhängig von der Erwartung des Patienten beobachtet werden kann (➤Doppelblindstudie).

Einheitlicher Bewertungsmaßstab (EBM)

en *doctors' fee scale*

fr *échelle unitaire d'évaluation*

Der EBM ist Bestandteil des ➤Bundesmantelvertrages (BMV). Er dient im vertragsärztlichen Bereich als Grundlage für die Abrechnung kassen(zahn)ärztlicher Leistungen (➤Gebührenordnung). Er wird gemäß § 87 SGB V zwischen der ➤Kassenärztlichen Bundesvereinigung (KBV) und den ➤Spitzenverbänden der Krankenkassen vereinbart. Der EBM basiert auf einem Punktesystem (➤Punkt). Alle abrechnungsfähigen Leistungen werden mit Punkten (nicht mit Geld) bewertet. Verschiedene Leistungen können zu Leistungskomplexen zusammengefasst werden, ebenso sind Einzelleistungen vorgesehen. Die Bewertung der erbrachten Leistungen in Geldeinheiten erfolgt über die Multiplikation der Punktmenge mit dem Punktwert. Der Punktwert muss dabei nicht fixiert sein. Möglich ist, dass der Punktwert mit zunehmender Punktmenge sinkt (▸Punktwertabstaffelung). Der EBM wird derzeit grundlegend überarbeitet. Der neue Einheitliche Bewertungsmaßstab, der sogenannte EBM 2000 plus, soll bis Ende 2004 genehmigt werden und zum 01.01.2005 in Kraft treten.

Einkaufsmodell

en *purchasing model*
fr *modèle d'achat*

Als Einkaufsmodell bezeichnet man die politische Forderung der Krankenkassen für ein mögliches Organisationsmodell der gesetzlichen Krankenversicherung (▸Krankenversicherung, gesetzliche), bei dem die Krankenkassen ohne Beteiligung der ▸Kassen(zahn)ärztlichen Vereinigungen (KVen) Verträge direkt mit ▸Ärzten und ▸Zahnärzten schließen, in denen unter anderem die Leistungen, Preise und Qualitätsstandards frei verhandelt werden. Ziel ist, die starke Stellung der Kassenärztlichen Vereinigung zugunsten direkter Vertragsabschlüsse mit Leistungserbringern zu verringern. Der so intensivierte und auch durch das ▸GKV-Modernisierungsgesetz intendierte Wettbewerb unter den Leistungserbringern könnte nach Einschätzung der Krankenkassen positive Effekte auf die Effizienz in der Versorgung und die sinnvolle Nutzung knapper Ressourcen herbeiführen.

Einnahmen, beitragspflichtige

en *assessable income*
fr *revenu assujetti aux cotisations sociales*

Die Einnahmen der Versicherten, aus denen die Beiträge zur Krankenversicherung (▸Krankenversicherung, gesetzliche) ▸Pflegeversicherung, ▸Rentenversicherung und Arbeitslosenversicherung zu zahlen sind, werden als beitragspflichtige Einnahmen bezeichnet. Neben dem ▸Beitragssatz und der Beitragsbemessungsgrundlage sind sie auch ein wichtiger Faktor zur ▸Beitragsbemessung für den Versicherten. Beitragspflichtig sind die Einnahmen nur bis zu der ▸Beitragsbemessungsgrenze, die für den jeweiligen Versicherungszweig gilt.

Einzelleistungsvergütung

en *fee-for-service payment*
fr *remboursement unitaire*

Die Einzelleistungsvergütung ist eine Honorarform, bei der vorab definierte Teilleistungen (wie eine ärztliche Beratung oder Untersuchung) einzeln vergütet werden. Für die ▸vertragsärztliche Versorgung werden im ▸Einheitlichen Bewertungsmaßstab (EBM) Einzelleistungen festgelegt und anhand eines Punktesystems bewertet. In einigen Fällen werden im EBM auch mehrere Einzelleistungen zu sogenannten Komplexpauschalen zusammengeführt.

Elektronische Patientenakte (EPA)

en *electronic patient record*
fr *dossier électronique du patient*

Die elektronische Patientenakte (EPA) erfasst und speichert alle Patientendaten, die bislang in einer Akte aus Papier zusammengestellt sind, elektronisch. Sind die an der Behandlung eines Patienten Beteiligten über ein elektronisches Netzwerk verbunden, bietet die EPA allen die Möglichkeit, mit Hilfe eines Computers schnell Informationen über den bisherigen Krankheitsverlauf (Diagnosen, unverträgliche Medikamente usw.) des Patienten zu aktualisieren und auszutauschen. Voraussetzung für den Einsatz einer elektronischen Patientenakte ist, dass die Datenübermittlung verschlüsselt und unter Beachtung des Datenschutzes (▸Datenschutz im Gesundheitswesen) erfolgt. Inzwischen liefern eine Reihe von Anbietern unterschiedliche Modelle elektronischer Patientenakten, die in einzelnen Kliniken und ärztlichen Praxen zum Einsatz kommen.

Im Zuge des ▸GKV-Modernisierungsgesetzes sieht der Gesetzgeber vor, die papiergebundene Kommunikation unter den Leistungserbringern so umfassend wie möglich durch die elektronische und maschinell verwertbare Übermittlung von Befunden, Diagnosen, Therapieempfehlungen und Behandlungsberichten zu ersetzen (§ 67 SGB V). Die Krankenkassen (▸Krankenkasse, gesetzliche) wie auch die ▸Leistungserbringer und ihre Verbände sollen den Übergang zur elektronischen Kommunikation finanziell fördern. Die Krankenkassen können ihren Versicherten finanzielle Unterstützung bei der Finanzierung einer persönlichen elektronischen Gesundheitsakte gewähren (§ 68 SGB V).

Elektronischer Arztausweis

en *electronic medical identification card*
fr *carte d'identification électronique du médecin*

Der elektronische Arztausweis ist eine Chipkarte, die den papiernen Arztausweis ablösen soll. Sie soll der Identifizierung des Arztes dienen und den verschlüsselten Versand von elektronischer Post und digitale Unterschriften ermöglichen.

EMEA

Europäische Agentur für die Beurteilung von Arzneimitteln

Entscheidungsanalyse

en *decision analysis*

fr *analyse décisionnelle*

Eine Entscheidungsanalyse ist eine strukturierte Analyse eines Entscheidungsproblems meist auf Basis eines Entscheidungsbaums. Gelegentlich werden auch so genannte Flussdiagramme herangezogen.

Entscheidungsbaum

en *decision tree*

fr *arbre de décision*

Ein Entscheidungsbaum ist eine strukturierte grafische Darstellung eines Ablaufs in Form eines Baums. Die einzelnen Äste des Baums stellen relevante Entscheidungsalternativen und deren mögliche Ergebnisse dar. Durch Auszeichnung der einzelnen Äste mit Kosten, Nutzen und Eintrittswahrscheinlichkeiten lassen sich unterschiedliche Handlungsoptionen und deren Ergebnisse ermitteln und feststellen, ob geplante Maßnahmen effizient sind.

EPA

Elektronische Patientenakte

Epidemiologie

en *epidemiology*

fr *épidémiologie*

Die Epidemiologie ist die Wissenschaft von der Entstehung, Verbreitung und Bekämpfung von Krankheiten. Epidemiologische Studien dienen dazu, Maßnahmen zur Gesundheitsförderung zu planen

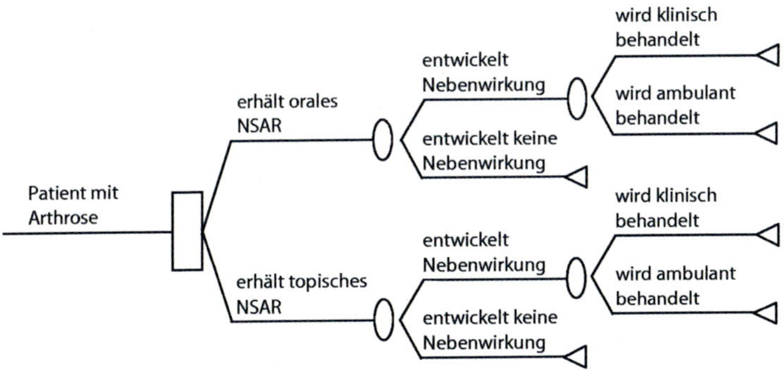

Entscheidungsbaum.

oder die geographische Verteilung von Krankheiten und Risikofaktoren zu vergleichen.

Ermächtigung ärztlich geleiteter Einrichtungen

en *authorization of medical facilities*

fr *autorisation d'institutions médicales*

Ärztlich geleitete Einrichtungen sind z. B. ➤Polikliniken, psychiatrische Institutsambulanzen und sozialpädiatrische Zentren. Sie können wie Krankenhausärzte zur Teilnahme an der ➤vertrags(zahn)ärztlichen Versorgung ermächtigt werden, für Forschungszwecke oder um bestimmte Patientengruppen zu versorgen.

Die Ermächtigung erfolgt jeweils durch Zulassungsausschüsse. Ärztlich geleitete Einrichtungen müssen ermächtigt werden. Psychiatrische Institutsambulanzen und sozialpädiatrische Zentren können unter bestimmten Voraussetzungen ermächtigt werden.

Die erbrachten Leistungen werden für Polikliniken nach dem ➤Einheitlichen Bewertungsmaßstab (EBM) vergütet, die anderen Einrichtungen werden unmittelbar von den Krankenkassen bezahlt.

Ermächtigung von Krankenhausärzten

en *authorization of hospital doctors*

fr *autorisation de médecins hospitaliers*

Krankenhausärzte können zur Teilnahme an der ➤vertragsärztlichen Versorgung ermächtigt werden, wenn sie eine abgeschlossene Weiterbildung haben. Der Krankenhausträger und der Zulassungsausschuss der ➤Kassenärztlichen Vereinigung (KV) müssen dies allerdings genehmigen.

Die Ermächtigung wird nur erteilt, wenn eine ambulante Behandlung im Krankenhaus zur Sicherstellung der ärztlichen Versorgung der Versicherten notwendig ist.

Ersatzanspruch

en *claim for compensation*

fr *droit à réparation*

Der Patient kann bei (zahn)ärztlichen Behandlungsfehlern Schadenersatz beanspruchen. Die Krankenkasse kann den Patienten nach § 66 SGB V dabei unterstützen.

Die Haftung für ärztliche Kunstfehler richtet sich unter anderem nach den §§ 823 ff. BGB. Voraussetzung für einen Ersatzanspruch aus unerlaubter Handlung ist, dass ein schuldhaftes, d. h. vorsätzliches oder fahrlässiges Handeln vorliegt. Aber auch ein pflichtwidriges Unterlassen kann zu Schadenersatzansprüchen führen, wenn eine Rechtspflicht zum Handeln bestand. Dies gilt z. B. für die Aufklärungspflicht.

Die Haftung für zahnärztliche Behandlungsfehler unterscheidet sich von der ärztlichen Haftung nur durch die zweijährige Gewährleistungspflicht für Zahnersatz.

Ersatzkassen

en *substitutional health insurance*
fr *caisse libre agrée d'assurance maladie*

Ersatzkassen sind gesetzliche Krankenkassen (▸Krankenkassen, gesetzliche), die innerhalb Deutschlands tätig sind und allen Versicherten über die freie ▸Kassenwahl offen stehen. Die ▸Selbstverwaltung der Ersatzkassen erfolgt ausschließlich durch die Versicherten, während bei den ▸Primärkassen auch die Arbeitgeber in der Selbstverwaltung vertreten sind. Ersatzkassen waren ursprünglich privatrechtlich organisierte Versicherungsvereine. Seit der Abschaffung der Trennung in Arbeiter- und Angestellten-Ersatzkassen im Jahr 1996 stehen die Ersatzkassen heute allen Versicherten der gesetzlichen Krankenversicherung (▸Krankenversicherung, gesetzliche) über die freie Kassenwahl offen.

Die Ersatzkassen für Angestellte sind im ▸Verband der Angestellten-Krankenkassen (VdAK), die Arbeiter-Ersatzkassen im ▸Arbeiter-Ersatzkassen-Verband (AEV) organisiert. Dem VdAK obliegt auch die Geschäftsführung des AEV. Während die Ersatzkassen heute selbst Körperschaften des öffentlichen Rechts sind, sind ihre Verbände freiwillige Zusammenschlüsse. Mit etwa 37 % Marktanteil stellen sie die zweitgrößte Kassenart dar.

Ersatzvornahme

en *executive fiat/substitutive execution*
fr *exécution substitutive*

Wird die Verpflichtung, eine Handlung vorzunehmen, nicht erfüllt, kann aber von einem anderen erfüllt werden (vertretbare Handlung), kann die Vollstreckungsbehörde das Zwangsmittel der Ersatzvornahme einsetzen (§ 10 Verwaltungsvollstreckungsgesetz, SGB V §§ 93 f.). Sie kann einen anderen mit der Vornahme der Handlung auf Kosten des eigentlich Verpflichteten beauftragen. So beauftragt zum Beispiel das ▸Bundesministerium für Gesundheit und Soziale Sicherung (BMGS) den ▸Gemeinsamen Bundesausschuss (G-BA), die ▸Negativliste zusammenzustellen und regelmäßig zu aktualisieren. Geschieht das nicht im festgesetzten Zeitraum, kann das BMGS diese Liste erlassen.

Erstattungsfähigkeit (von Arzneimitteln)

en *reimbursable drugs*
fr *médicaments remboursables*

Erstattungsfähig (Sachleistung oder Kostenübernahme durch die ➲GKV) sind alle apothekenpflichtigen Arzneimittel, die in den ➲Leistungskatalog der GKV aufgenommen wurden. Ein Ausschluss von der Erstattung geschieht durch die ➲Arzneimittelrichtlinien und durch die in § 34 SGB V definierten Ausschlusskriterien (➲Negativliste). Seit dem 01.01.2004 werden infolge des ➲GKV-Modernisierungsgesetzes (GMG) nach § 34 Abs. 1 SGB V nicht verschreibungspflichtige Arzneimittel, die bislang noch erstattungsfähig waren, von der Erstattung ausgenommen. Diese Regelung trifft jedoch nicht auf Verordnungen für Kinder bis zum 12. Lebensjahr und für Jugendliche mit Entwicklungsstörungen bis zum 18. Lebensjahr zu. Ausgenommen sind ferner nicht verschreibungspflichtige Arzneimittel, die bei der Behandlung schwerwiegender Erkrankungen als Therapiestandard gelten. Der ➲Gemeinsame Bundesausschuss hat hierzu am 16.03.2004 die Ausnahmen von diesem Verordnungsausschluss festgelegt und auf seiner Website (www.g-ba.de) veröffentlicht.

Erwerbsminderung

➲Erwerbsunfähigkeit

Erwerbsunfähigkeit

en *occupational disability*
fr *invalidité permanente*

Erwerbsunfähigkeit ist die Unfähigkeit zur Erwerbstätigkeit. Die Definition, wann Erwerbsunfähigkeit vorliegt, hängt vom jeweilig zuständigen Sicherungssystem ab. In der gesetzlichen ➲Rentenversicherung ist Erwerbsunfähigkeit die durch Gutachten bestätigte verminderte Leistungsfähigkeit des rentenberechtigten Versicherten in dem Sinne, dass er infolge Krankheit oder Schwäche seiner körperlichen und geistigen Kräfte auf unabsehbare Zeit eine Erwerbstätigkeit in gewisser Regelmäßigkeit nicht mehr ausüben oder nur geringfügige Einkünfte durch Erwerbstätigkeit erzielen kann.

In der gesetzlichen Unfallversicherung (➲Unfallversicherung, gesetzliche) ist Erwerbsunfähigkeit die Unfähigkeit, seine Arbeitskraft wirtschaftlich zu verwerten, wobei der Verletzte aber nur auf Arbeiten verwiesen werden darf, die ihm unter Berücksichtigung seiner Ausbildung und seines bisherigen Berufs zugemutet werden können.

Im Versorgungsrecht bezeichnet Erwerbsunfähigkeit die Minderung der Erwerbsfähigkeit eines Beschädigten um mehr als 90 %.

Erwerbsunfähigkeit war bisher in der gesetzlichen Unfall- und Rentenversicherung Voraussetzung für den Anspruch auf Rente. Inzwischen ist der Begriff durch den der ▶ Erwerbsminderung ersetzt. Bei der Bemessung des Rentenanspruchs wird unterschieden zwischen teilweiser Erwerbsminderung (Restleistungsvermögen von drei bis unter sechs Stunden Arbeit täglich) und voller Erwerbsminderung (Restleistungsvermögen unter drei Stunden Arbeit täglich). Entsprechend wird eine Teil- oder Vollrente wegen Erwerbsminderung geleistet.

Ethik-Kommission

en *ethics committee*
fr *comité d'éthique*

Eine Ethik-Kommission prüft die ethische und rechtliche Unbedenklichkeit von Forschungsvorhaben am Menschen. Ihre Aufgabe ist der Schutz der folgenden Bereiche:

- Schutz des Patienten
- Schutz des prüfenden Arztes
- Schutz der Institution

Ethikkommissionen sind Teil verschiedener Institutionen und Organisationen wie etwa Universitäten oder anderer Körperschaften des öffentlichen Rechts.

Europäische Agentur für die Beurteilung von Arzneimitteln (EMEA)

en *European Agency for the Evaluation of Medicinal Products*
fr *Agence Européenne pour l'Évaluation des Médicaments*

Die EMEA ist die Zulassungsstelle für Arzneimittel in der Europäischen Union mit Sitz in London. Die Agentur setzt sich aus dem Ausschuss für Arzneispezialitäten und Tierarzneimittel zusammen. Sie berät die EU-Mitgliedsstaaten bei ▶ Arzneimittelzulassungen. Insbesondere für hochtechnologische Arzneimittel (zum Beispiel Medikamente, die mit speziellen, gentechnischen Methoden hergestellt werden) ist ein zentrales Zulassungsverfahren durch die EMEA vorgeschrieben. Die Zulassung durch die EMEA gilt dann EU-weit (▶ Arzneimittelzulassung). Die EMEA wird in Kürze in „European Medicines Agency" (EMA) umbenannt.

EuroQol

en *EuroQol*
fr *Euroqol*

Der EuroQol, inzwischen EQ-5D genannt, ist ein allgemeiner, standardisierter Lebensqualitätsfragebogen. Mit fünf Fragen, die fünf Dimensionen der Lebensqualität in drei Ausprägungen erfassen, ist er sehr kurz und weist eine hohe

Praktikabilität auf. Der EQ-5D ist in validierter Übersetzung in zahlreichen Sprachen erhältlich.

Evaluation

en *evaluation*

fr *évaluation*

Als Evaluation werden Verfahren bezeichnet, mit denen Produkte (Leistungen), Prozesse oder Programme nach definierten Kriterien bewertet werden. Bei ergebnisorientierten Evaluationen wird die ▸Effizienz und Wirksamkeit von Programmen und Produkten festgestellt, während prozessorientierte Evaluationen Veränderungen des Leistungsgeschehens bewerten. Vor dem Hintergrund kontinuierlich steigender Gesundheitsausgaben sind insbesondere ▸Kosten-Analysen für Planungsentscheidungen im Gesundheitswesen von Bedeutung. Evaluationen sind außerdem fester Bestandteil von ▸Health Technology Assessments.

Evidenzbasierte Medizin (EbM)

en *evidence-based medicine*

fr *médecine basée sur l'évidence*

„Evidenzbasierte Medizin ist der gewissenhafte, ausdrückliche und vernünftige Gebrauch der gegenwärtig besten externen und wissenschaftlichen Evidenz für Entscheidungen in der medizinischen Versorgung individueller Patienten. Die Praxis der EbM bedeutet die Integration individueller klinischer Expertise mit der bestmöglichen externen Evidenz aus systematischer Forschung." (Definition nach David Sackett et al., British Medical Journal 312 (1996), S. 71-72)

Das Deutsche Netzwerk Evidenzbasierte Medizin führt zu dieser Definition weiter aus: „Mit individueller klinischer Expertise ist das Können und die Urteilskraft gemeint, die Ärzte durch ihre Erfahrung und klinische Praxis erwerben. Ein Zuwachs an Expertise spiegelt sich auf vielerlei Weise wider, besonders aber in treffsichereren Diagnosen und in der mitdenkenden und -fühlenden Identifikation und Berücksichtigung der besonderen Situation, der Rechte und Präferenzen von Patienten bei der klinischen Entscheidungsfindung im Zuge ihrer Behandlung. Mit bester verfügbarer externer Evidenz ist klinisch relevante Forschung, oft medizinische Grundlagenforschung, aber insbesondere patientenorientierte Forschung zur Genauigkeit diagnostischer Verfahren (einschließlich der körperlichen Untersuchung), zur Aussagekraft prognostischer Faktoren und zur Wirksamkeit und Sicherheit therapeutischer, rehabilitativer und präventiver Maßnahmen, gemeint. Externe klinische Evidenz führt zur Neubewertung bisher akzeptierter diagnostischer Tests und therapeutischer Verfahren und ersetzt sie durch solche, die wirksamer, genauer, effektiver und sicherer sind. In der Praxis der EbM wird sowohl klinische Expertise als auch die beste verfügbare externe Evidenz genutzt, da keiner der beiden Faktoren allein ausreicht: Ohne klinische Erfahrung riskiert die ärztliche Praxis durch den bloßen Rückgriff auf die Evidenz ‚tyrannisiert' zu werden, da selbst exzellente Forschungsergebnisse für den individuellen Patienten nicht anwendbar oder unpassend sein können. Andererseits kann ohne das Einbeziehen aktueller externer Evidenz die ärztliche Praxis zum Nachteil des Patienten leicht veraltetem Wissen folgen." (http://www.ebm-netzwerk.de/was_ist_ebm.htm)

F

Facharzt

en *medical specialist*
fr *médecin spécialiste*
Ein Facharzt kann nur dann eine Fachgebietsbezeichnung führen, z. B. Internist oder Augenarzt, wenn er gegenüber der ▶ Ärztekammer nach seiner ▶ Approbation eine abgeschlossene Weiterbildung nachweisen kann. Darüber hinaus kann er mehrere Bezeichnungen verwandter Gebiete nebeneinander führen. Aufgrund der Facharztanerkennung ist der Facharzt auf sein Fachgebiet und die Abrechnung der in diesem Gebiet abrechnungsfähigen Leistungen beschränkt (Fachgebietsbeschränkung).

Fachgebietsbeschränkung

▶ Facharzt

Fachgruppe

en *group of medical specialists*
fr *groupe de médecins spécialistes*
Eine Fachgruppe ist eine Gruppe von Ärzten eines bestimmten Fachgebiets entsprechend der 41 Facharztbezeichnungen (▶ Facharzt).

Fachkreise

en *circles of experts*
fr *milieux professionnels*
▶ Ärzte, ▶ Zahnärzte, Tierärzte, ▶ Apotheker sowie andere Personen, welche die Heilkunde oder Zahnheilkunde berufsmäßig ausüben, werden im Sinne des ▶ Arzneimittelgesetzes als Fachkreise bezeichnet. Nach dem ▶ Heilmittelwerbegesetz darf für verschreibungspflichtige Arzneimittel nur in Fachkreisen geworben werden.

Fahrtkosten

en *transportation costs*
fr *frais de voyage*
Mit In-Kraft-Treten des ▶ GKV-Modernisierungsgesetzes zum 01.01.2004 können die Krankenkassen (▶ Krankenkassen, gesetzliche) Fahrten zu ambulanten Behandlungen nur noch in Ausnahmefällen und nach vorheriger Genehmigung übernehmen. Übernahmefähig sind Fahrten von Dialysepatienten zur Dialyse oder von Krebspatienten zur Chemo- und Strahlentherapie. Weitere Ausnahmen gibt es für Schwerbehinderte und sonstige hilfsbedürftige Menschen und auf ärztliche Verordnung. Der ▶ Gemeinsame Bundesausschuss nennt als Voraussetzung für die ärztliche Verordnung und Kostenübernahme durch die Kasse folgende Definition: "Der Patient leidet an einer Grunderkrankung,

die eine bestimmte Therapie erfordert, die häufig und über einen längeren Zeitraum erfolgen muss. Die Behandlung oder der zur Behandlung führende Krankheitsverlauf beeinträchtigen den Patienten in einer Weise, dass eine Beförderung zur Vermeidung von Schaden an Leib und Leben unerlässlich ist." Auch bei Übernahme der Kosten durch die Krankenkasse muss der Patient 10 % der Fahrtkosten selbst tragen, mindestens 5 Euro, höchstens jedoch 10 Euro. Die Krankenkassen übernehmen weiterhin – abzüglich der gesetzlichen Zuzahlung – die aus zwingenden medizinischen Gründen notwendige Rettungsfahrt zum Krankenhaus.

Fallmanagement

▸Case Management

Fallpauschale (FP)

en *case-based lump sum*
fr *forfait par cas*

Die Fallpauschale (FP) im stationären Bereich ist eine pauschale Vergütung des Krankenhausaufenthalts eines Versicherten (Krankenhausfall). Die Fallpauschale wird unabhängig von Art und Menge der tatsächlich erbrachten Einzelleistungen abgerechnet. In der Vergangenheit war diese Honorierungsform durch die ▸Bundespflegesatzverordnung (BPflV) geregelt. Fallpauschalen und ▸Sonderentgelte hatten früher einen Anteil am Krankenhausumsatz von ca. 20–30 %. Mit der Einführung der ▸DRGs seit dem 01.01.2003 werden nahezu alle Krankenhausfälle auf der Basis von DRGs abgerechnet. Ausgenommen von dieser Form der Abrechnung sind psychiatrische Krankenhäuser und selbständige psychiatrische Abteilungen an Allgemeinkrankenhäusern. DRGs sind im ▸Fallpauschalengesetz (FPG) geregelt. In der vertragsärztlichen Versorgung gibt es Fallpauschalen derzeit nur über die Zusammenfassung einzelner Leistungen, die fallweise abgerechnet werden können.

Fallpauschalengesetz (FPG)

en *Introduction of Case-based Lump Sums Act*
fr *loi sur l' introduction de forfaits par cas*

Das Fallpauschalengesetz (FPG) regelt die Einführung, Durchführung und Weiterentwicklung der ▸Diagnosis Related Groups (DRGs) in der stationären Versorgung. Als Artikelgesetz ändert das FPG bestehende Gesetze, hier das ▸Sozialgesetzbuch V (SGB V), das ▸Krankenhausfinanzierungsgesetz (KHG) und die ▸Bundespflegesatzverordnung (BPflV). Das ▸Krankenhausentgeltgesetz (KHEntG) wird durch das FPG neu geschaffen.

Fallwert

en *case value*

fr *valeur d'un cas*

Der Fallwert ist der durchschnittliche Wert eines Behandlungsfalls, der entweder in Euro oder anhand des ▸Einheitlichen Bewertungsmaßstabs in ▸Punkten ausgedrückt wird. Durch Multiplikation der Punkte mit dem ▸Punktwert (in Cent) ergibt sich der Gesamtbetrag pro Fall.

Fallzahl

en *number of cases*

fr *nombre de cas*

Die Fallzahl ist die Summe aller vertragsärztlichen Abrechnungsfälle (Krankenbehandlungen) in einem bestimmten Zeitraum (meist Abrechnungsquartal).

Sie ist zur Berechnung der Gesamtvergütung der ärztlichen Leistungen in der Region einer kassenärztlichen Vereinigung (KV) notwendig. Steigen die Fallzahlen und die Menge abgerechneter Leistungen bei gleich bleibendem Gesamthonorar, sinkt der ▸Punktwert und damit auch der ▸Fallwert.

Familienversicherung

en *dependants co-insurance*

fr *assurance des membres de la famille*

Als Familienversicherung oder Familienmitversicherung bezeichnet man den Tatbestand, dass der Ehegatte, der Lebenspartner und die Kinder von Kassenmitgliedern unter bestimmten Voraussetzungen ebenfalls Versicherte mit eigenen Leistungsansprüchen in der gesetzlichen Krankenversicherung (▸Krankenversicherung, gesetzliche) und der ▸Pflegeversicherung sind, ohne eigene Beiträge zahlen zu müssen. Sie können ihre Ansprüche selbständig und unabhängig vom Stammversicherten wahrnehmen. Versichert sind der Ehegatte und die Kinder von Mitgliedern, wenn diese Familienangehörigen ihren Wohnsitz oder gewöhnlichen Aufenthalt im Inland haben, nicht selbst versichert, versicherungsfrei oder hauptberuflich selbständig erwerbstätig sind und ihr regelmäßiges monatliches Einkommen einen Höchstbetrag nicht übersteigt (2004: monatlich 345 Euro, geringfügig Beschäftigte 400 Euro). Ehegatten, die zuvor privat versichert waren, erhalten für die Dauer der Schutzfristen des Mutterschutzgesetzes sowie der Elternzeit keinen Zugang zur Familienversicherung über die Mitgliedschaft des Ehegatten in der gesetzlichen Krankenversicherung. Kinder sind grundsätzlich bis zur Vollendung des 18. Lebensjahres versichert. Die Versicherung besteht bis zum 23. Lebensjahr, wenn die Kinder nicht erwerbstätig sind. Sie sind bis zur Vollendung des 25. Lebensjahres versichert, wenn sie sich in Schul- oder Berufsausbildung befinden. Bei Unterbrechung oder Verzögerung der Ausbildung durch Wehrdienst oder Zivildienst besteht die Versicherung für den entsprechenden Zeitraum über das 25. Lebensjahr hinaus. Behinderte Kinder, die sich nicht selbst unterhalten können, sind ohne Altersgrenze versichert, wenn die Behinderung während der Familienversicherung vorlag.

Im Rahmen der Familienversicherung sind neben Pflegekindern auch Enkel und Stiefkinder des Mitgliedes versichert, wenn diese vom Mitglied überwiegend unterhalten werden.

Wenn der Ehegatte des Mitglieds
- mit den Kindern verwandt ist,
- nicht Mitglied einer Krankenkasse ist,
- sein regelmäßiges monatliches Gesamteinkommen einen Höchstbetrag von 3.862,50 Euro übersteigt und
- höher als das Gesamteinkommen des Mitglieds ist,

können die Kinder nicht in der Familienversicherung aufgenommen werden.

Fee for service

en *fee for services*
fr *paiement pour services rendus*

In der traditionellen Krankenversicherung rechnet der Arzt gegenüber der ▸Kassenärztlichen Vereinigung (KV) bzw. bei privat Versicherten gegenüber dem Versicherten jede einzelne der von ihm erbrachten Leistungen ab. Es wird deshalb von der ▸Einzelleistungsvergütung gesprochen. Im Englischen existiert dafür der Begriff fee for service.

Fehlbelegung

en *inappropriate in-patient care*
fr *hospitalisation non justifiée*

Mit Fehlbelegung werden stationäre Behandlungsfälle bezeichnet, die nicht oder nicht mehr der stationären Behandlung bedürfen. Dies ist u. a. der Fall, wenn Patienten länger als notwendig stationär versorgt werden, z. B. aufgrund Personalmangels, wenn die stationären Leistungen durch ambulante Leistungen ersetzt werden können oder wenn Patienten in Krankenhäuser mit zu hoher Versorgungsstufe (▸Krankenhaus) eingewiesen werden.

Fertigarzneimittel

en *pharmaceutically manufactured drug*
fr *produit pharmaceutique manufacturé*

Fertigarzneimittel sind industriell hergestellte Arzneimittel, die in einer zur Abgabe an den Verbraucher bestimmten Verpackung zumeist über Apotheken in den Verkehr gebracht werden (§ 4 ▶ Arzneimittelgesetz).

Festbeträge

en *reference prices*
fr *montants de remboursement fixes*

Festbeträge sind Erstattungshöchstbeträge für Arzneimittel und Hilfsmittel in der gesetzlichen Krankenversicherung (▶ Krankenversicherung, gesetzliche).

Die Preisgestaltung der Hersteller wird dadurch indirekt beeinflusst: Verordnet ein Arzt ein Medikament oder Hilfsmittel mit einem Preis über dem Festbetrag, muss er den Patienten darüber aufklären. Der Patient muss dann neben der ▶ Zuzahlung die Differenz zwischen Preis und Festbetrag selbst bezahlen.

Ein Arzneimittelpreis über dem Festbetrag hat sich auf dem Markt in der Vergangenheit häufig nicht durchgesetzt. Deshalb richten Arzneimittelhersteller in vielen Fällen ihre Preise an den Festbeträgen aus. Festbeträge sind darüber hinaus ein Mittel zur Herstellung von Markttransparenz, ohne das Absprachen der Hersteller erforderlich sind. Sie können damit auch weitergehende Preissenkungen aufgrund bestimmter Marktkonstellationen verhindern helfen.

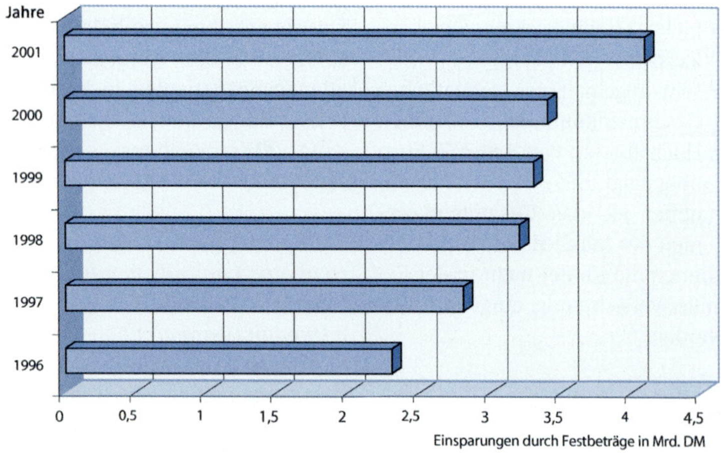

Festbeträge. Entwicklung der Einsparungen im Arzneimittelbereich durch die Einführung von Festbeträgen.

Festbeträge für Arzneimittel

en *reference prices for drugs*
fr *montants de remboursement fixes pour médicaments*

Festbeträge nach § 35 SGB V sind Erstattungshöchstbeträge für erstattungsfähige Arzneimittel in der gesetzlichen Krankenversicherung (▶Krankenversicherung, gesetzliche). Festbetragsgruppen werden vom ▶Gemeinsamen Bundesausschuss (G-BA) gebildet und durch das ▶Bundesministerium für Gesundheit und Soziale Sicherung (BMGS) bestätigt.

In den Festbetragsgruppen sind

- Präparate mit denselben Wirkstoffen (Stufe 1),
- Präparate mit pharmakologisch-therapeutisch vergleichbaren Wirkstoffen (Stufe 2) und
- Präparate mit therapeutisch vergleichbarer Wirkung (Stufe 3) enthalten.

Die Festbeträge werden von den ▶Spitzenverbänden der Krankenkassen festgelegt. Im Dezember 2002 hatte das Bundesverfassungsgericht dieses Verfahren bestätigt. Das Oberlandesgericht Düsseldorf sah jedoch einen möglichen Verstoß gegen europäisches Wettbewerbsrecht und legte dem Europäischen Gerichtshof (EuGH) die Klagen mehrerer Hersteller vor. Am 16.03.2004 hat auch der EuGH dieses Urteil bestätigt. Aus Sicht des EuGH sind Krankenkassen (▶Krankenkassen, gesetzliche) keine Unternehmen, die Gewinnabsichten verfolgen. Vielmehr erfüllen sie Verwaltungsaufgaben, die ihnen vom Gesetzgeber auferlegt werden. Insofern ist das Wettbewerbsrecht nicht anwendbar.

Wegen des rechtlichen Streits hatte das Bundesgesundheitsministerium von 2001 bis 2003 vorübergehend die Festbeträge bestimmt. Dadurch sollte verhindert werden, dass im Fall einer Niederlage vor dem EuGH die Festbeträge rückwirkend zurückgenommen werden müssen.

Durch das ▶GKV-Modernisierungsgesetz wurden die Regeln zur Bildung von Arzneimittelfestbeträgen erheblich geändert: Patentgeschützte Arzneimittel, deren Wirkung eine erkennbare therapeutische Verbesserung darstellt, bleiben weiterhin festbetragsfrei. Für patentgeschützte Arzneimittel mit Zulassung nach dem 31.12.1995, die keinen oder einen vergleichsweise geringfügigen Zusatznutzen aufweisen, können nun Festbetragsgruppen der Stufen 2 und 3 gebildet und Festbeträge festgesetzt werden. Für Präparate der Festbetragsstufe 1 werden Festbeträge im unteren Preisdrittel festgesetzt. Damit will der Gesetzgeber den Preiswettbewerb im Arzneimittelmarkt weiter intensivieren und gleichzeitig eine ausreichende

Marktversorgung und Auswahlmöglichkeiten für die verordnenden Ärzte sicherstellen. Die Festbeträge werden einmal jährlich überprüft.

Festbeträge für Hilfsmittel

en *reference prices for medical devices*

fr *montants de remboursement fixes pour accessoires médicaux*

Festbeträge nach § 36 SGB V sind Erstattungshöchstbeträge für erstattungsfähige Hilfsmittel in der gesetzlichen Krankenversicherung (▸Krankenversicherung, gesetzliche). Die ▸Spitzenverbände der Krankenkassen bestimmen gemeinsam und einheitlich Hilfsmittel, für die Festbeträge festgesetzt werden. Dazu gehören etwa Seh- und Hörhilfen, Inkontinenz- und Stomaartikel, Dekubitus- und Kompressionsmittel sowie Einlagen. Dabei sollen in ihrer Funktion gleichartige und gleichwertige Mittel in Gruppen zusammengefasst werden. Den Verbänden der betroffenen ▸Leistungserbringer und den Verbänden der Behinderten ist vor der Entscheidung Gelegenheit zur Stellungnahme zu geben; die Stellungnahmen sind in die Entscheidung einzubeziehen. Die ▸Landesverbände der Krankenkassen und die Verbände der ▸Ersatzkassen setzen bislang noch für die von den Spitzenverbänden der Krankenkassen bestimmten Hilfsmittel einheitliche Festbeträge für den Bereich eines Landes fest. Dies führt zu länderbezogenen Unterschieden. Bundesweit geltende Festbeträge gibt es gegenwärtig nur für Seh- und Hörhilfen. Infolge des ▸GKV-Modernisierungsgesetzes wird sich diese Regelung ändern. Zum 31.12.2004 werden die Spitzenverbände der Krankenkassen erstmals bundesweit einheitliche Festbeträge festsetzen. Bis dahin gelten noch die Festbeträge auf Landesebene.

Festbetragsregelung

▸Festbeträge für Arzneimittel

Festzuschuss

en *fixed grant*

fr *subvention fixe*

Der Festzuschuss war ein für 1998 gültiges Bezuschussungssystem der gesetzlichen Krankenkassen (▸Krankenkassen, gesetzliche) bei der Versorgung mit ▸Zahnersatz. Anstatt der bis dahin üblichen – und ab 1999 wieder gültigen – prozentualen Kostenübernahme erhielt der Patient für eine definierte Leistung einen festen Zuschuss. Ab 2005 wird infolge des ▸GKV-Modernisierungsgesetzes der Zahnersatz (Brücken, Kronen, Prothesen) aus dem ▸Leistungskatalog der gesetzlichen Krankenversicherung (▸Krankenversicherung, gesetzliche) gestrichen und als obligatorische Satzungsleistung von den gesetzlichen Krankenkassen angeboten. Die GKV-Versicherten müssen diese Leistungen danach über eine ▶Zusatzversicherung bei ihren Krankenkassen versichern, deren monatlicher Betrag automatisch mit dem Krankenversicherungsbetrag abgeführt wird. Zusätzlich werden ab 2005 befundbezogene Festzuschüsse eingeführt. Danach ist für die Höhe des Zuschusses nicht mehr die medizinisch notwendige Versorgung im Einzelfall maßgebend, sondern die in der Mehrzahl der Fälle angewandte Versorgung.

Filialapotheke

en *branch pharmacy*
fr *pharmacie filiale*

Mit In-Kraft-Treten des ▶GKV-Modernisierungsgesetzes zum 01.01.2004 ist es jedem Apotheker rechtlich gestattet, zusätzlich zu seiner Hauptapotheke bis zu drei Filialapotheken zu besitzen. Diese müssen im gleichen oder benachbarten Kreis liegen. Für Haupt- und Filialapotheken gibt es eine einheitliche Betriebserlaubnis. Die apothekenrechtliche Verantwortung für die Filialen liegt beim Betreiber der Hauptapotheke.

Finanzausgleich in der Krankenversicherung der Rentner

en *financial adjustment within the sickness fund system for retirees*
fr *ajustement financier au sein de l'assurance-maladie des retraités*

Ursprünglich (seit 1977) war der Finanzausgleich in der ▶Krankenversicherung der Rentner im SGB V §§ 268–273 geregelt. Durch die Einführung des ▶Risikostrukturausgleichs und endgültig seit dem 01.01.2001 ist der Finanzausgleich in der Krankenversicherung der Rentner außer Kraft gesetzt. Der Finanzausgleich hatte die Funktion, die durch unterschiedlich hohe Rentneranteile in den Krankenkassen auch unterschiedlich hohen Belastungen der einzelnen Kassen auszugleichen.

Fixkosten

en *fixed costs*
fr *coûts fixes*

Hierunter werden Kosten verstanden, die unabhängig von der Erbringung einer Leistung anfallen (z. B. Abschreibungen für die Praxiseinrichtung).

Fortbildungspflicht

en *compulsory vocational training*
fr *formation professionelle continue obligatoire*

Im Zuge des ▶GKV-Modernisierungsgesetzes werden niedergelassene Ärzte erstmals verpflichtet, zur Sicherung der Qualität, regelmäßig an interessenunabhängigen Fortbildungen teilzunehmen. Die Einhaltung der Fortbildungspflicht wird von den ▶Kassenärztlichen Vereinigungen (KVen) überprüft. Hierfür legen die Ärzte den KVen alle fünf Jahre den Nachweis vor, dass sie sich in dem unmittelbar zurückliegenden Fünfjahreszeitraum fortgebildet haben. Beginnend mit dem 30.06.2004 muss erstmalig bis zum 30.06.2009 dieser Fortbildungsnachweis erbracht werden, vorrangig durch Vorlage eines Fortbildungszertifikats der ▶Ärztekammern. Wird keine oder keine ausreichende Fortbildung innerhalb des Fünfjahreszeitraums nachgewiesen, erfolgt durch die KV in den folgenden vier Quartalen eine Honorarkürzung um 10 %, anschließend eine Kürzung um 25 %. Wird danach weiterhin keine ausreichende Fortbildung belegt oder wird die Fortbildung gänzlich verweigert, kann dies mit einem Entzug der Zulassung sanktioniert werden.

FPG

▶Fallpauschalengesetz

Freie Arztwahl

en *free choice of physician*
fr *libre choix du médecin*

Freie Arztwahl bezeichnet das Recht des gesetzlich Krankenversicherten, jeden zur ▶vertragsärztlichen Versorgung zugelassenen Arzt (▶Vertrags(zahn)arzt) in Anspruch zu nehmen. Das schließt neben den zugelassenen Vertragsärzten ermächtigte Ärzte, ärztlich geleitete Einrichtungen an Krankenhäusern, eigene Einrichtungen der Krankenkassen oder zum ambulanten Operieren zugelassene Krankenhäuser ein.

Fremdkassenausgleich

en *internal financial compensation between health insurance funds*
fr *compensation de règlement entre caisses*

Als Fremdkassenausgleich wird ein Zahlungsausgleich zwischen den ▶Kassen(zahn)ärztlichen Vereinigungen (KVen) bei sogenannten Fremdarztfällen bezeichnet. Diese Fälle treten ein, wenn ein Versicherter einen ▶Vertrags(zahn)arzt in Anspruch nimmt, dessen KV keine Vertragsbeziehungen zur Krankenkasse des Versicherten hat. Danach werden die erbrachten Leistungen zwischen den KVen intern beglichen. Hierfür werden alle Forderungen und Verpflichtungen der Kassenärztlichen Vereinigungen bei einer Clearingstelle der ▶Kassen(zahn)ärztlichen Bundesvereinigung (KBV) verrechnet. Dabei richtet sich die Vergütung der

Leistungen nach den Vereinbarungen im jeweiligen KV-Bezirk.

Fremdleistung

en *third-party services*
fr *prestations d'un tiers*
Dies ist eine Bezeichnung für Leistungen bei der Behandlung von Patienten, die nicht vom behandelnden Arzt selbst erbracht, sondern von ihm veranlasst werden. Fremdleistungen werden häufig auch als veranlasste Leistungen bezeichnet.

Friktionskostenansatz

en *friction cost method*
fr *méthode des coûts de friction*
Der Friktionskostenansatz stellt eine Modifikation der ▶ Humankapitalmethode dar. Während bei Anwendung der Humankapitalmethode der Produktivitätsverlust vom Beginn der (dauerhaften) Erkrankung bis zum Ende der Erwerbsunfähigkeit bzw. bis zum theoretischen Ende der Erwerbsfähigkeit bei dauerhafter Produktivitätsminderung berechnet wird, berücksichtigt der Friktionskostenansatz die Zeitdauer, die bis zur Neubesetzung der durch die Erkrankung freigewordenen Arbeitsstelle vergeht. Dieser Zeitraum wird als Friktionsperiode bezeichnet.

Früherkennung

en *early diagnosis*
fr *dépistage précoce*
Im Rahmen der ▶ Prävention dienen Maßnahmen der Früherkennung dazu, Krankheiten bereits vor dem Auftreten manifester Symptome zu erkennen. Folgende Gesundheitsuntersuchungen können gemäß §§ 25 und 26 SGB V von den gesetzlich Krankenversicherten in Anspruch genommen werden:

- ✓ Gesundheits-Check-up: Versicherte nach vollendetem 35. Lebensjahr haben jedes zweite Jahr das Recht auf eine Früherkennungsuntersuchung, insbesondere zur Erkennung von Herz-Kreislauf- und Nierenerkrankungen sowie eines Diabetes.
- ✓ Krebsfrüherkennung: Frauen ab dem 20. und Männer ab dem 45. Lebensjahr haben das Recht auf eine jährliche Krebsfrüherkennungsuntersuchung.
- ✓ Kinderuntersuchungen: Zur Früherkennung von Krankheiten bei Kindern, welche die körperliche oder geistige Entwicklung gefährden können (z. B. Hör- und Sehstörungen, Sprachfehler oder Haltungsschäden).

G

Ganzheitliche Medizin

en *holistic medicine*
fr *médecine holistique*
Im Vergleich zur Schulmedizin, die vorrangig die Behandlung des körperlichen Ungleichgewichts und der damit verbundenen Krankheit in den Mittelpunkt stellt, setzt das Behandlungsbemühen der ganzheitlichen Medizin am Zusammenwirken von Körper, Geist und Seele an. Der Mensch wird höchst individuell in seiner Gesamtheit bzw. ganzheitlich betrachtet.

Gatekeeper

en *gatekeeper*
fr *gatekeeper*
Als Gatekeeper wird der Leistungserbringer bezeichnet, der für den (gesetzlich) Versicherten den Zugang zur fachärztlichen oder stationären Versorgung steuert. Als Synonym für dieses Modell der Leistungssteuerung gilt das Primärarztsystem.

G-BA

Gemeinsamer Bundesausschuss

GBE

Gesundheitsberichterstattung

GCP

Good Clinical Practice

Gebührenordnung

en *fee schedule*
fr *tarif d'honoraires*
Gebührenordnungen regeln die Vergütung (zahn)ärztlicher Leistungen. Die Gebühren für die einzelnen Leistungen sind in einem Verzeichnis zusammengefasst.
Für die vertrags(zahn)ärztlichen Leistungen werden der Einheitliche Bewertungsmaßstab (EBM) für Ärzte und die Ersatzkassen-Gebührenordnung (E-GO) aufgestellt. Für die privatärztliche Vergütung gelten die Gebührenordnung für Ärzte (GOÄ) und die Gebührenordnung für Zahnärzte (GOZ).

Gebührenordnung für Ärzte (GOÄ)

en *physician fee scale*
fr *tarif d'honoraires des médecins*
Die GOÄ ist die Grundlage zur Vergütung privatärztlich erbrachter Leistungen. Sie gibt eine Punktzahl oder feste Euro-Beträge für die einzelnen Leistungen vor und bestimmt die Abrechnungsmodalitäten. Die GOÄ wird mit Zustimmung des Bundesrates als Rechtsverordnung durch das Bundesministerium für Gesundheit und Soziale Sicherung (BMGS) erlassen.

Gebührenordnung für Zahnärzte (GOZ)

en *dentists fee scale*
fr *tarif d'honoraires des dentistes*

Die GOZ regelt die Vergütung der privatärztlich erbrachten Leistungen des ▸Zahnarztes. Sie enthält ähnliche Regelungen wie die ▸Gebührenordnung für Ärzte (GOÄ). Wie die GOÄ wird auch die GOZ mit Zustimmung des Bundesrates als Rechtsverordnung durch das ▸Bundesministerium für Gesundheit und Soziale Sicherung (BMGS) erlassen.

Gefährdungshaftung

en *strict liability*
fr *responsabilité objective*

Das Arzneimittelgesetz regelt in § 84 AMG die Haftung für Arzneimittelschäden am Menschen. Wörtlich heißt es dort:

„Wird infolge der Anwendung eines zum Gebrauch bei Menschen bestimmten Arzneimittels, das im Geltungsbereich dieses Gesetzes an den Verbraucher abgegeben wurde und der Pflicht zur Zulassung unterliegt oder durch Rechtsverordnung von der Zulassung befreit worden ist, ein Mensch getötet oder der Körper oder die Gesundheit eines Menschen nicht unerheblich verletzt, so ist der pharmazeutische Unternehmer, der das Arzneimittel im Geltungsbereich dieses Gesetzes in den Verkehr gebracht hat, verpflichtet, dem Verletzten den daraus entstandenen Schaden zu ersetzen. Die Ersatzpflicht besteht nur, wenn

- das Arzneimittel bei bestimmungsgemäßem Gebrauch schädliche Wirkungen hat, die über ein nach den Erkenntnissen der medizinischen Wissenschaft vertretbares Maß hinausgehen und ihre Ursache im Bereich der Entwicklung oder der Herstellung haben oder
- der Schaden infolge einer nicht den Erkenntnissen der medizinischen Wissenschaft entsprechenden Kennzeichnung, Fachinformation oder Gebrauchsinformation eingetreten ist."

Gegenwartswert

en *present value*
fr *valeur actuelle*

Der auf die Gegenwart abgezinste Wert zukünftiger Zahlungen (▸Diskontierung).

Gemeinsame Selbstverwaltung

en *joint self administration*
fr *autogestion commune*

Die gemeinsame Selbstverwaltung wird in der gesetzlichen Krankenversicherung (▸Krankenversicherung, gesetzliche) von Vertragsärzten und Krankenkassen ausgeübt. Zuständige Gremien sind der ▸Gemeinsame Bundesausschuss sowie z. B. Zulassungs- und Prüfungsausschüsse.

Gemeinsamer Bundesausschuss (G-BA)

en *Federal Joint Commission*
fr *commission conjointe fédérale*
Im Zuge des GKV-Modernisierungsgesetzes (GMG) wurden zum 01.01.2004 der Bundesausschuss der Ärzte und Krankenkassen, der Ausschuss Krankenhaus und der Koordinierungsausschuss im Gemeinsamen Bundesausschuss (G-BA) zusammengeführt. Der G-BA wird von den Kassenärztlichen Bundesvereinigungen (Ärzte, Zahnärzte), der Deutschen Krankenhausgesellschaft, den Bundesverbänden der Krankenkassen, der Bundesknappschaft und den Verbänden der Ersatzkassen gebildet. Diese tragen auch die Kosten für den Ausschuss. Der G-BA wird seinen Sitz bis zum 31.12.2008 in Siegburg haben, ab dem 01.01.2009 in Berlin.

Der Gemeinsame Bundesausschuss übernimmt als Rechtsnachfolger die Aufgaben der bisherigen Ausschüsse (§ 91 SGB V). Hierzu gehören vor allem:

- Aufgaben der Qualitätssicherung,
- der Erlass von Richtlinien (z. B. Arzneimittelrichtlinien) und
- die Überprüfung der zu Lasten der Krankenkassen erbrachten vertragsärztlichen Leistungen in der ambulanten und stationären Versorgung.

Den Richtlinien kommt insofern große Bedeutung zu, als dass nahezu allen Leistungen in der gesetzlichen Krankenversicherung (Krankenversicherung, gesetzliche) Beschlüsse des Bundesausschusses zugrunde liegen. Der Gesetzgeber hat den Gemeinsamen Bundesausschuss mit einer generellen Kompetenz zum Ausschluss oder zur Einschränkung von Leistungen ausgestattet.

Der G-BA kann Leistungen oder Maßnahmen einschränken oder ausschließen, wenn nach dem allgemeinen Stand der medizinischen Erkenntnisse der diagnostische oder therapeutische Nutzen, die medizinische Notwendigkeit oder die Wirtschaftlichkeit nicht nachgewiesen sind.

Mit Einführung des GMG erhalten Patientenvertreter ein Anhörungsrecht im Gemeinsamen Bundesausschuss.

Zu seiner Unterstützung gründet der Gemeinsame Bundesausschuss ein Institut für Qualität und Wirtschaftlichkeit im Gesundheitswesen (§ 139a SGB V). Der G-BA kann dieses Institut mit der Nutzenbewertung von Arzneimitteln beauftragen.

Gemeinschaftspraxis

en *group practice*

fr *cabinet médical de groupe*

Eine Gemeinschaftspraxis ist der organisatorische und wirtschaftliche Zusammenschluss von zwei oder mehreren ▸Ärzten bzw. ▸Zahnärzten zur Nutzung von gemeinsamen Praxisräumen. Sie werden von der ▸Kassenärztlichen Vereinigung als wirtschaftliche Einheit behandelt und müssen vom Zulassungsausschuss genehmigt werden.

Generikum

en *generic drug*

fr *médicament générique*

Als Generikum wird ein Arzneimittel bezeichnet, das nach der abgelaufenen Patentschutzzeit (▸Patentschutz für Arzneimittel) des Originalpräparats mit dem gleichen Wirkstoff und der gleichen Dosierung vermarktet wird. Diese Arzneimittel werden oft unter ihrer Wirkstoffbezeichnung (INN-Name, generic name) angeboten. Da die Kosten für Forschung und Entwicklung hierbei entfallen, können Generika unter einem neuen Namen, im Gegensatz zu dem jeweiligen Originalpräparat wesentlich günstiger angeboten werden.

Die technologische Verarbeitung von Wirkstoffen zu Arzneimitteln hat Einfluss auf den Wirkstoffspiegel und die Freisetzungsraten im menschlichen Organismus (Bioverfügbarkeit). Daher können Originalpräparat und Generikum trotz identischer Wirkstoffe unterschiedliche therapeutische Wirksamkeit entwickeln. Das Generikum muss allerdings genau wie das Originalpräparat eine ▸Arzneimittelzulassung besitzen.

Gentechnikgesetz (GenTG)

en *Gene Technology Act*

fr *loi sur les technologies génétiques*

Das Gentechnikgesetz (GenTG) trat am 01.07.1990 in Kraft und wurde 1993 novelliert. Das GenTG enthält Regelungen für Sicherheitsmaßnahmen bei Arbeiten mit gentechnisch veränderten Organismen im geschlossenen System (Labor- und Produktionsbereiche) und für Freilandversuche mit gentechnisch veränderten Organismen. Ebenso enthält es Regeln wie Produkte, die solche Organismen enthalten, in Umlauf gebracht werden können. Ausgenommen vom Anwendungsbereich des GenTG sind Fragen der Reproduktionsmedizin und der Anwendung somatisch-genetischer Therapieverfahren am Menschen. Auf Grundlage der Bestimmungen des GenTG wurden eine Reihe von Verordnungen erlassen, die Vorgaben für Verfahren und einzuhaltende Sicherheitsmaßnahmen näher bestimmen. Die wichtigsten

Verordnungen mit Bestimmungen zu Genehmigungsverfahren sind:

- Verordnung über die Sicherheitsstufen und Sicherheitsmaßnahmen bei gentechnischen Arbeiten in gentechnischen Anlagen (GenTSV),
- Verordnung über die Zentrale Kommission für die Biologische Sicherheit (ZKBSV),
- Verordnung über Aufzeichnungen bei gentechnischen Arbeiten (GenTAufzV),
- Verordnung über Anhörungsverfahren (GenTAnhV) und
- Verordnung über Antrags- und Anmeldeunterlagen (GenTVfV).

Gesamtausgaben der gesetzlichen Krankenkassen

en *total expenditure under the statutory health insurance system*

fr *dépenses totales des caisses d'assurance-maladie obligatoires*

Die Gesamtausgaben der gesetzlichen Krankenkassen (➔Krankenkassen, gesetzliche) sind die Summe aller ➔Leistungsausgaben, Netto-➔Verwaltungskosten und sonstiger Aufwendungen. Sie sind ein Indikator zur Bewertung der Entwicklung und Finanzierbarkeit des Gesundheitswesens. Allerdings sind sie auch ein Indikator für die wirtschaftliche Entwicklung eines bestimmten Marktsegments im Gesundheitsmarkt.

Gesamtsozialversicherungsbeitrag

en *total social insurance amount*

fr *montant total des cotisations sociales*

Der Gesamtsozialversicherungsbeitrag besteht nach § 28d SGB V aus den Beiträgen der versicherungspflichtig Beschäftigten zur Renten-, Kranken-, Pflege- und Arbeitslosenversicherung. Der Arbeitgeber zieht ihn vom Lohn ab und führt ihn gemeinsam mit dem Arbeitgeberanteil an die ➔Krankenkasse ab. Die Krankenkasse ist Einzugsstelle für den Gesamtsozialversicherungsbeitrag.

Gesamttherapiekosten

en *total costs of therapy*

fr *frais totaux de thérapie*

Die Gesamttherapiekosten sind alle direkten und indirekten ➔Kosten einer medizinischen Behandlung/Therapie. Dazu gehören unter anderem die ➔Tagestherapiekosten der Arzneimitteltherapie, die Kosten für Arztbesuche, für eine stationäre Behandlung, für die Behandlung von Nebenwirkungen von Arzneimitteln, für Pflege, für Arbeitsunfähigkeit und für den Todesfall.

Gesamtvergütung

en *total remuneration*

fr *rémunération totale*

Für die Übernahme des ▸Sicherstellungsauftrags zahlen die ▸Krankenkassen nach § 85 SGB V an die ▸Kassen(zahn)ärztlichen Vereinigungen (KVen/KZVen) eine Gesamtvergütung. Mit der Gesamtvergütung werden alle vertragsärztlichen Leistungen und die damit verbundenen Kosten abgedeckt. Dies gilt auch für Leistungen, die durch Ärzte und ärztlich geleitete Einrichtungen mit Ermächtigung (▸Ermächtigung ärztlich geleiteter Einrichtungen) oder von ▸Belegärzten erbracht werden, für Leistungen des ▸Fremdkassenausgleichs und Leistungen im Rahmen der Notfallversorgung. Die Gesamtvergütung ist Teil der ▸Gesamtverträge. Die Höhe wird von den Vertragspartnern auf der Basis des jeweils gewählten Vergütungssystems vereinbart.

Gesamtvertrag

en *general agreement/framework agreement*

fr *convention collective*

Gesamtverträge gemäß §§ 82 ff. SGB V, in denen die Einzelheiten der ▸vertragsärztlichen Versorgung, der Vergütung durch den ▸Einheitlichen Bewertungsmaßstab (EBM) und der Verfahren zur ▸Abrechnungsprüfung geregelt werden, werden zwischen den ▸Kassenärztlichen Vereinigungen (KVen) und den ▸Landesverbänden der Krankenkassen geschlossen. Der allgemeine Inhalt wird von der ▸Kassenärztlichen Bundesvereinigung (KBV) und den ▸Bundesverbänden der Krankenkassen im ▸Bundesmantelvertrag vereinbart. Spezielle Fragen zur vertragsärztlichen Versorgung werden in den einzelnen Gesamtverträgen auf Landesebene näher geklärt. Es sind außerdem Verfahren zu den Abrechnungsüberprüfungen zu vereinbaren. Kann keine Einigung über den Gesamtvertrag erzielt werden, kommt es zum ▸Schiedsverfahren.

Gesetz über das Apothekenwesen

en *pharmacy system law*

fr *loi sur les pharmacies*

Das Gesetz über das Apothekenwesen regelt vor allem:

- die im öffentlichen Interesse gebotene Sicherstellung einer ordnungsgemäßen Arzneiversorgung der Bevölkerung,
- die Erlaubnis zur Führung einer Apotheke nur für Einzelpersonen oder eine OHG oder GbR; kein Fremdbesitz, aber infolge des GKV-Modernisierungsgesetzes die Berechtigung für den approbierten Apotheker, neben einer Offizinapotheke bis zu drei Filialapotheken im selben oder

angrenzenden Bezirk zu betreiben,
- die Führung, Pacht und Verwaltung öffentlicher Apotheken,
- die Voraussetzung zur Einrichtung von Krankenhaus-, Bundeswehr-, Zweig- oder Notapotheken.

Gesetzliche Krankenversicherung (GKV)

▶ Krankenversicherung, gesetzliche

Gesundheitsamt

en *Public Health Department*
fr *service de l'hygiène et de la santé publique*

Gesundheitsämter sind staatliche Behörden der Länder und Kommunen. Sie stehen unter der Leitung eines Amtsarztes. Zu den Aufgaben der Gesundheitsämter zählen u. a. die Gesundheitsberatung, -förderung und -vorsorge, die Überwachung der Vorschriften zum Infektionsschutz und zur Umwelthygiene, der gesundheitliche Verbraucherschutz und die Gesundheitsberichterstattung.

Gesundheitsausgaben

en *health expenditures*
fr *dépenses de santé*

Alle Ausgaben für die Erhaltung der Gesundheit, die Behandlung von Krankheiten, die Linderung von Krankheitsfolgen, die Ausbildung des medizinischen Personals und die Gesundheitsforschung werden als Gesundheitsausgaben bezeichnet. Nach der neuen Gesundheits-

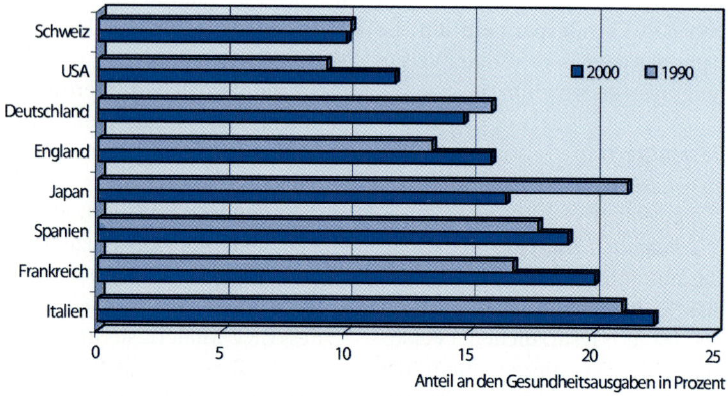

Gesundheitsausgaben. Anteil der Ausgaben für Arneimittel an den Gesundheitsausgaben in Europa, Japan und den USA.

ausgabenrechnung des ▶ statistischen Bundesamts lagen die gesamten Gesundheitsausgaben 2002 bei etwa 230 Milliarden Euro.

Gesundheitsberichterstattung (GBE)

en *Office for Health Reporting*
fr *office de surveillance de la santé*

Die GBE ist Teil des ▶ öffentlichen Gesundheitsdienstes (ÖGD). Sie stellt Gesundheits- und Medizinalstatistiken mit entsprechender Bewertung zur Verfügung. Anhand einer kontinuierlichen Berichterstattung lassen sich unter anderem Strukturveränderungen in der Versorgung, Gesundheitsrisiken, gesundheitliche Defizite und Bedürfnisse feststellen. Auf dieser Grundlage können Ziele für die Planung der Gesundheitsversorgung festgelegt werden.

Gesundheits-Check-Up

▶ ärztliche Vorsorgeuntersuchung, Früherkennung

Gesundheitsförderung

en *health promotion*
fr *promotion de la santé*

Gesundheitsförderung zielt auf einen Prozess, allen Menschen ein höheres Maß an Selbstbestimmung über ihre Gesundheit zu ermöglichen und sie damit zur Stärkung ihrer Gesundheit zu befähigen (Ottawa Charta der WHO von 1986). Die Gesundheitsförderung umfasst alle Aktivitäten zur Stärkung der allgemeinen und persönlichen Gesundheit. Sie ist wichtiger Bestandteil der Hygiene und Präventivmedizin. Die Krankenkassen sind verpflichtet, Leistungen zur Gesundheitsförderung zu erbringen. Dazu gehören unter anderem Information, Aufklärung und Beratung der Versicherten über Krankheitsverhütung und gesunde Lebensweise. Die Handlungsfelder der Krankenkassen beschränken sich dabei auf verhaltensbedingte, arbeitsbedingte und umweltbedingte Erkrankungen.

Gesundheitsindikator

en *health indicator*
fr *indicateur de santé*

Ein Gesundheitsindikator gibt Hinweise auf den Zustand des Gesundheitswesens bzw. der Gesundheitsversorgung. Er ist eine wichtige Messgröße für die Gesundheitspolitik. Beispiele für Gesundheitsindikatoren sind Gesundheitsausgaben, Lebenserwartung, ▶ Morbidität oder ▶ Mortalität.

Gesundheitskarte, elektronische

en *electronic health insurance card*
fr *carte d'assurance maladie éléctronique*

Die bisherige ▶ Krankenversichertenkarte soll ab 2006 durch die elektronische Gesundheitskarte abgelöst werden (§ 291a SGB V). Die elektronische Gesundheitskarte ist eine Chipkarte, die mit einem Mikroprozessor und einer Verschlüsselungsfunktion ausgestattet ist. Dadurch ist es mit der Gesundheitskarte möglich, eine Reihe von Daten zu erheben und für die Belange der gesetzlichen Krankenversicherung (▸Krankenversicherung, gesetzliche) per Computer weiterzuverarbeiten und zu nutzen:

- medizinische Daten, soweit sie für die Notfallversorgung erforderlich sind,
- Befunde, Diagnosen, Therapieempfehlungen und Behandlungsberichte in elektronischer und maschinell verwertbarer Form für eine einrichtungsübergreifende, fallbezogene Kooperation (elektronischer Arztbrief),
- Daten einer Arzneimitteldokumentation,
- Daten über Befunde, Diagnosen, Therapiemaßnahmen, Behandlungsberichte sowie Impfungen für eine fall- und einrichtungsübergreifende Dokumentation über den Patienten (▸elektronische Patientenakte),
- vom Versicherten selbst oder stellvertretend für ihn zur Verfügung gestellte Daten sowie
- Daten über in Anspruch genommene Leistungen und deren vorläufige Kosten für die Versicherten.

Ausschließlich ▸Ärzte, ▸Zahnärzte, ▸Apotheker und sonstiges unterstützendes Apothekenpersonal sind befugt, diese Versichertendaten zu erheben und weiter zu bearbeiten. Voraussetzung ist, dass hierfür die Genehmigung des Versicherten vorliegt. Die Einwilligung ist jederzeit widerrufbar oder kann auf einzelne Anwendungen beschränkt werden.

Das Nähere über Inhalt und Struktur für die Bereitstellung und Nutzung der Daten vereinbaren die ▸Spitzenverbände der Krankenkassen mit der ▸Kassenärztlichen Bundesvereinigung, der Kassenzahnärztlichen Bundesvereinigung, der ▸Bundesärztekammer, der ▸Bundeszahnärztekammer, der ▸Deutschen Krankenhausgesellschaft und der maßgeblichen Spitzenorganisation der Apotheker auf Bundesebene. Die Vereinbarung bedarf der Genehmigung des ▸Bundesministeriums für Gesundheit und Soziale Sicherung (BMGS). Vor Erteilung der Genehmigung ist dem Bundesbeauftragten für den Datenschutz Gelegenheit zur Stellungnahme zu geben.

Gesundheitsleistung

en *healthcare service*

fr *prestations relatives à la santé*

Gesundheitsleistungen sind alle Maßnahmen zur Versorgung von

Patienten. Darunter fallen nicht nur die eigentlichen Therapiemaßnahmen, sondern auch Beratung, Prävention, Nachuntersuchungen etc. Individuell gewünschte Beratungen und Vorsorgeuntersuchungen, die nicht im ➔ Leistungskatalog der gesetzlichen Krankenversicherung (➔ Krankenversicherung, gesetzliche) enthalten sind, zahlt der Patient selbst. Diese sogenannten ➔ „individuellen Gesundheitsleistungen" (IGeL) gelten als ärztliche Leistungen außerhalb des GKV-Leistungsangebots.

Gesundheitsministerium

➔ Bundesministerium für Gesundheit und Soziale Sicherung

Gesundheitsministerkonferenz (GMK)

en *Conference of Health Ministers*
fr *conférence des ministres de la santé*

Die Gesundheitsministerkonferenz ist die Fachministerkonferenz der Bundesländer. Sie tritt zusammen, um gesundheitspolitische Themen und Aufgaben des ➔ Öffentlichen Gesundheitsdienstes (ÖGD) auf Bundesebene zu beraten und abzustimmen. Die Länder wechseln sich jährlich im Vorsitz der Konferenz ab, die Geschäftsstelle folgt jeweils dem Vorsitzenden. Die GMK fasst ihre Beschlüsse mit einfacher Mehrheit.

Gesundheitsökonomie

en *health economics*
fr *économie de la santé*

Der Begriff Gesundheitsökonomie umfasst die wissenschaftliche Beschäftigung mit den wirtschaftlichen Aspekten der Gesundheit und der Gesundheitsversorgung. Zu den Kernfragen zählen etwa:

- ✔ Was sind die ökonomischen Folgen der Krankheit?
- ✔ Wie wird Gesundheit produziert?
- ✔ Was kostet die Produktion von Gesundheit?
- ✔ Wie sind die Ergebnisse der Gesundheitsproduktion zu bewerten?

Damit gehört die Suche nach effizienten Versorgungsprozessen ebenso wie die Frage nach einer effizienten Systemorganisation zur Gesundheitsökonomie. Als ökonomisches Zielkriterium gilt dabei die effiziente Verwendung knapper Ressourcen.

Gesundheitsökonomische Evaluationen

en *health economic evaluations*
fr *évaluations de l'économie de la santé*

Der Begriff wird als Oberbegriff für alle Studien im Gesundheitswesen verwendet, bei denen es darum geht, medizinische Maßnahmen im weitesten Sinne ökonomisch zu bewerten. Gesundheitsökonomische Evaluationen können dabei prinzipiell einen vergleichenden oder einen nicht-vergleichenden Charakter haben. Nicht-vergleichend sind ▸Kosten-Analysen oder ▸Krankheitskosten-Analysen, in denen nur ermittelt wird, welche Kosten bei einer bestimmten medizinischen Maßnahme anfallen bzw. welche Kosten durch eine Krankheit verursacht werden. Positive Auswirkungen auf die Allokation im Gesundheitswesen sind mit der Kenntnis dieser Kosten nicht verbunden, da erst durch den Vergleich von Alternativen eine Auswahl getroffen werden kann. Diesen Vergleich bieten andere Studienformen, wie zum Beispiel ▸Kosten-Effektivitäts-Analysen, ▸Kosten-Minimierungs-Analysen, ▸Kosten-Nutzwert-Analysen oder ▸Kosten-Nutzen-Analysen.

Gesundheitsökonomisches Modell

en *health economic model*
fr *modèle de l'économie de la santé*

Ein Modell ist ein vereinfachtes Abbild der Wirklichkeit, das zum Ziel hat, die Wirkungsweisen verschiedener (veränderlicher) Einflussgrößen darzustellen. Es erhebt nicht den Anspruch, die Wirklichkeit in ihrer Komplexität abzubilden. Mit Hilfe von Modellen können Erkenntnisse über Zusammenhänge und Sachverhalte innerhalb eines realen Systems gewonnen werden. Gesundheitsökonomische Modelle stellen dar, welche Kosten mit einer Erkrankung oder Gesundheitslei-

Kosten und Konsequenzen berücksichtigt?

Werden Handlungsoptionen verglichen?

	Nein		Ja
Nein	Outcomes-Beschreibung	Kosten-Beschreibung	Beschreibung von Kosten und Konsequenzen
Ja	Vergleich von Wirksamkeit oder Effektivität	Kosten-vergleich	Kostenminimierungs-Analyse Kosten-Wirksamkeits-Analyse Kosten-Nutzwert-Analyse Kosten-Nutzen-Analyse

Gesundheitsökonomische Evaluationen.

stung, zur Behandlung oder Vorbeugung einer Erkrankung, verbunden sind, bzw. welcher Nutzen aus einer Gesundheitsleistung resultiert. Der Modellcharakter ist durch verschiedene Annahmen, die innerhalb des Modells getroffen werden, gegeben.

Gesundheitsökonomische Modelle kommen zum Einsatz

- im Rahmen der Planung gesundheitsökonomischer Studien,
- wenn eine Studiendurchführung nicht möglich erscheint oder
- wenn Sachverhalte überprüft werden sollen, zu denen keine Studiendaten vorliegen.

Gesundheitspolitik

en *health policy*
fr *politique de la santé*

Gesundheitspolitik ist die politische Gestaltung der Rahmenbedingungen der Gesundheitsversorgung. Die Bundesrepublik Deutschland ist als demokratischer und sozialer Bundesstaat den Zielen einer Gesundheitspolitik verpflichtet, die insbesondere das Recht auf Leben und körperliche Unversehrtheit gewährleistet und eine bedarfsgerechte Versorgung nach dem Stand des medizinischen Wissens ermöglicht. Innerhalb dieser Politik gilt das Subsidiaritätsprinzip (Vorrang der Selbsthilfe vor Fremdhilfe, ▸Subsidiarität). Die Kompetenzen zur politischen Ausgestaltung sind föderal gegliedert: Dem Bund obliegt die Ausgestaltung der Finanzierung und Leistungserbringung der Krankenversicherung (▸Krankenversicherung, gesetzliche), die Länder haben zentrale Gesetzgebungskompetenzen bei der ▸Krankenhausplanung und ▸Krankenhausfinanzierung sowie bei der Ausgestaltung des ▸Öffentlichen Gesundheitsdienstes (ÖGD).

Gesundheitsprämie

▸Kopfpauschale

Gesundheitssystem

en *healthcare system*
fr *système de santé publique*

Als Gesundheitssystem eines Landes bezeichnet man alle Institutionen und Elemente sowie deren prozessuale Verknüpfungen mit dem Ziel, die Gesundheit der Bevölkerung zu sichern.

Gesundheitssystemforschung

en *healthcare system research*
fr *recherches sur le système de santé publique*

Im Rahmen der ▸Gesundheitswissenschaften befasst sich die Gesundheitssystemforschung mit der Struktur und Organisation der Gesundheitsversorgung und ihrer Weiterentwicklung.

Gesundheitssystemmodernisierungsgesetz

➤ GKV-Modernisierungsgesetz

Gesundheitswesen

en *healthcare sector*

fr *secteur de la santé*

Das Gesundheitswesen umfasst alle Einrichtungen und Personen, die die Gesundheit der Bevölkerung erhalten, fördern und wiederherstellen. Hierzu gehören staatliche und nichtstaatliche Institutionen wie z. B. Bund, Länder, ➤ Krankenkassen, ärztliche Praxen, ➤ Krankenhäuser, Wohlfahrtsverbände sowie der ➤ Öffentliche Gesundheitsdienst (Gesundheitsämter).

Gesundheitswissenschaften

en *public health*

fr *santé publique*

Gesundheitswissenschaften/Public Health sind „Wissenschaft und Praxis der Krankheitsverhütung, der Lebensverlängerung und Förderung physischen und psychischen Wohlbefindens durch bevölkerungsbezogene Maßnahmen."

Gesundheitswissenschaften beschäftigen sich in Forschung und Lehre (Aus- und Weiterbildung) vor allem mit den Bedingungen für Gesundheit und den Ursachen von Krankheit, den Wechselwirkungen zwischen Menschen und ihren natürlichen, technischen und sozialen Umwelten, der Gesundheitsförderung und Krankheitsbewältigung, den Leistungen des Gesundheitssystems und den Möglichkeiten, dieses politisch und ökonomisch zu steuern, sowie der Evaluation und ➤ Qualitätskontrolle dieses Systems. Zielgrößen des Forschens und Handelns in den Gesundheitswissenschaften sind Verlängerung der Lebenszeit und Verbesserung der ➤ Lebensqualität der Bevölkerung insgesamt ebenso wie besonderer Ziel- und Risikogruppen.

Gesundheitsziele

en *health objectives*

fr *objectifs de santé*

Gesundheitsziele werden allgemein als bindende Festlegungen von Prioritätensetzungen in der Gesundheitspolitik angesehen. Sie wurden erstmals von der ➤ Weltgesundheitsorganisation (WHO) im Rahmen der „Health for All" Strategie entwickelt. Die Gesundheitsziele sollen in erster Linie eine Verbesserung von Versorgungsstrukturen und -ergebnissen ermöglichen.

Für die Definition von Gesundheitszielen sind folgende Faktoren maßgeblich:

- Gesundheitsziele sollten auf Daten der ➤ Gesundheitsberichterstattung basieren.
- Gesundheitsziele sollten u. a.

auch quantifiziert formuliert werden, um den Grad der Zielerreichung überprüfen zu können und Vergleiche auf regionaler Ebene zu ermöglichen.

- Gesundheitsziele setzen die Teilnahme der an der Umsetzung Beteiligten voraus.

In Deutschland bringt das Programm „gesundheitsziele.de" verschiedenste Akteure zusammen, um Gesundheitsziele im Konsens zu entwickeln. Dazu zählen die Bundesländer ebenso wie Selbsthilfe- und Forschungseinrichtungen und Patienten. „gesundheitsziele.de" ist eine Kooperation des ➔Bundesministeriums für Gesundheit und Soziale Sicherung (BMGS) und der Gesellschaft für Versicherungswissenschaft und -gestaltung (GVG). Das Programm wird vom BMGS gefördert.

GKV

➔Krankenversicherung, gesetzliche

GKV-Katalog

➔Leistungskatalog

GKV-Modernisierungsgesetz (GMG)

en *Modernisation of the Statutory Health Insurance Act*

fr *loi sur la modernisation de l'assurance-maladie obligatoire*

Mit dem Gesetz zur Modernisierung der gesetzlichen Krankenversicherung (GKV-Modernisierungsgesetz, GMG) will der Gesetzgeber das Gesundheitswesen weiter reformieren, mit dem Ziel,

- die Beiträge zur gesetzlichen Krankenversicherung (➔Krankenversicherung, gesetzliche) auf ca. 13 % des Bruttogehalts zu senken,
- verursachungsabhängige Beiträge, d. h. ➔Zuzahlungen, einzuführen oder deutlich zu erhöhen,
- Wirtschaftlichkeitsreserven stärker auszuschöpfen, z. B. durch weitere Regulierung der ➔Arzneimittelpreise, aber auch durch Anreize für eine sektorenübergreifende ➔integrierte Versorgung,
- die Qualität der Gesundheitsversorgung zu erhöhen, z. B. durch die Einführung einer ➔Fortbildungspflicht für Ärzte und eines ➔Instituts für Qualität und Wirtschaftlichkeit im Gesundheitswesen.

Das GKV-Modernisierungsgesetz (GMG) ist im Konsens von Regierung und Opposition entstanden und als zustimmungsbedürftiges Gesetz mit Wirkung vom 14.11.2003 durch den Bundesrat verabschiedet worden. Es ist am 01.01.2004 in Kraft getreten.

Globalbudget

en *global budget*
fr *budget global*

Ein Globalbudget ist ein vorgegebenes Ausgabenvolumen mit einer festen Obergrenze. Bisher stellt die Einführung eines Globalbudgets für die GKV-Ausgaben nur eine Forderung der Krankenkassen (➤ Krankenkassen, gesetzliche) an die Gesundheitspolitik dar. Ziel ist es, unter einer Ausgabenobergrenze Wirtschaftlichkeitsreserven im System zu mobilisieren.

GMG

➤ GKV-Modernisierungsgesetz

GMP

➤ Good Manufacturing Practice

GOÄ

➤ Gebührenordnung für Ärzte

Good Clinical Practice (GCP)

en *Good Clinical Practice (GCP)*
fr *Bonne Pratique Clinique*

Unter „good clinical practice" versteht man einen internationalen, ethischen und wissenschaftlichen Standard zur Planung, Durchführung, Auswertung und Berichterstattung von klinischen Studien. Dieser Standard soll die Rechte und Integrität sowie die Vertraulichkeit der Identität der Studienpatienten schützen und die Glaubwürdigkeit der erhobenen Daten gewährleisten.

Die GCP-Leitlinien aus den Regionen Europa, USA und Japan sind von der International Conference of Harmonisation (ICH) zur gemeinsamen Leitlinie ICH-GCP zusammengefasst worden, die die gegenseitige Anerkennung von Studiendaten für die behördlichen Zulassungsverfahren von Medikamenten sicherstellen soll. Hierdurch wird die Anzahl notwendiger klinischer Studien und somit auch die Anzahl notwendiger Studienpatienten herabgesetzt.

Good Manufacturing Practice (GMP)

en *Good Manufacturing Practice (GMP)*
fr *Bonne Pratique de Fabrication*

Hierunter versteht man Richtlinien zur ➤ Qualitätssicherung der Produktionsabläufe und -umgebung. Für Hersteller von Arzneimitteln und medizintechnischer Produkte spielt die Qualitätssicherung eine zentrale Rolle, da hier Qualitätsabweichungen direkte Auswirkungen auf die Gesundheit der Verbraucher haben können. Durch ein GMP-gerechtes Qualitätsmanagement-System ist die Gewährleistung der Produktqualität sichergestellt und es werden die Anforderungen bestimmter Auslandsmärkte, z. B. USA, erfüllt.

GOZ

▶ Gebührenordnung für Zahnärzte

Grenzkosten

en *marginal costs*
fr *coûts marginaux*
Als Grenzkosten werden die Kosten bezeichnet, die zur Erlangung einer weiteren Einheit eines definierten Gutes erforderlich sind.

Grenzkostenanalyse

en *marginal costs analysis*
fr *analyse des coûts marginaux*
Als Grenzkostenanalyse bezeichnet man die Analyse der Kosten und Nutzen der Produktion einer zusätzlichen Einheit. Dies können im Gesundheitswesen zum Beispiel die Kosten des nächsten entdeckten Falls durch eine Screeninguntersuchung sein.

Grenznutzen

en *marginal utility*
fr *profit marginal*
Als Grenznutzen bezeichnet man den Nutzen aus der Produktion einer zusätzlichen Einheit eines Gutes. Dies könnte im Gesundheitswesen zum Beispiel der Nutzenzuwachs aus der Entdeckung eines zusätzlichen Falls aufgrund einer zusätzlichen Screening-Einheit sein.

Grenzverweildauer

en *borderline length of stay*
fr *durée limite d'hospitalisation*
Als Grenzverweildauer wird entweder der minimale (untere Grenzverweildauer) oder der maximale (obere Grenzverweildauer) Aufenthaltszeitraum im Krankenhaus bezeichnet, für den die jeweilige Fallpauschale (▶ DRGs) ohne Kürzung oder Zuschlag abgerechnet werden kann. Ist die Verweildauer von nicht verlegten Patienten kürzer als die untere Grenzverweildauer, ist eine Kürzung der Fallpauschale vorzunehmen. Ein zusätzliches Entgelt kann abgerechnet werden, wenn die Verweildauer von Patienten im Krankenhaus länger als die obere Grenzverweildauer ist. Die Höhe der Kürzung und des zusätzlichen Entgelts sind abhängig von der Höhe der Fallpauschale.

Große Deutsche Spezialitätentaxe

en *pharmacy price schedule*
fr *liste des prix des médicaments*
Die Große Deutsche Spezialitätentaxe oder auch so genannte Lauer-Taxe ist die aktuelle Datenbank, die ökonomisch relevante Arzneimitteldaten aller in Deutschland zugelassenen Arzneimittel enthält. Zu diesen Daten gehören zum Beispiel die Packungsgrößen, Wirkstärken, Packungspreise, Festbeträge sowie Angaben zu Indikation und Dosie-

rung. Die Taxe erscheint vierzehntägig.

Grund-/Wahlleistungen

en *standard/optional benefits*
fr *prestations réglementaires/optionnelles*

Grundleistungen sind alle medizinischen Leistungen, die im ▶Leistungskatalog der ▶GKV enthalten sind und von den gesetzlichen Krankenkassen (▶Krankenkassen, gesetzliche) gewährt bzw. erstattet werden. Wahlleistungen gehen über den gesetzlich vorgeschriebenen Leistungsumfang der gesetzlichen Krankenkassen hinaus und müssen vom Patienten privat bezahlt werden. Dazu zählt etwa bei der Krankenhausbehandlung die Wahl des Arztes, ein Zwei-Bett-Zimmer oder ein Telefon.

Grundlohnsumme

en *revenue base/payroll tax base*
fr *revenu de base*

Als Grundlohnsumme bezeichnet man die Summe der beitragspflichtigen Einnahmen der Mitglieder einer Krankenversicherung (ohne Rentner). Der Begriff stammt ursprünglich aus der ▶Reichsversicherungsordnung und wurde mit dem Sozialgesetzbuch (SGB) V durch den Begriff „beitragspflichtige Einnahmen" ersetzt. Der Grundlohn ist der auf einen Kalendertag entfallende Anteil des Arbeitsentgelts. Das Beitragsaufkommen aus der Grundlohnsumme ist die Haupteinnahmequelle einer Krankenkasse.

Guidelines

▶Leitlinien

H

Haftung des Arztes/Krankenhauses

en *doctors' liability/hospital liability*

fr *responsabilité du médecin/de l'hôpital*

Jeder (Krankenhaus)arzt ist zu einer sachgemäßen Behandlung des Patienten unter Beachtung der notwendigen medizinischen und persönlichen Sorgfalt verpflichtet. Kommt er seiner Verpflichtung oder der ärztlichen Aufklärungspflicht nicht nach, liegt ein Behandlungsfehler vor. Der Arzt kann dafür gegenüber dem Patienten haftbar gemacht werden. Bei angestellten Ärzten haftet das Krankenhaus. Ist das Krankenhaus aber nachweislich seinen Auswahl-, Überwachungs- und Anleitungspflichten nachgekommen, haftet der Arzt selbst. Das Krankenhaus haftet jedoch immer, wenn der Arzt ein rechtlicher Vertreter des Krankenhauses ist.

Hannoveraner Empfehlungen

en *Hannover Recommendations*

fr *recommandations de Hannovre*

Es handelt sich dabei um Empfehlungen zur Planung, Durchführung und Publikation gesundheitsökonomischer Studien in Deutschland (▸ Gesundheitsökonomie). Mit Hilfe dieser Empfehlungen lässt sich auch die ▸ Qualität und Aussagekraft von gesundheitsökonomischen Studien beurteilen.

Härtefallregelung

en *hardship clause*

fr *réglementation pour les catégories sociales défavorisées*

Die Versicherten der gesetzlichen Krankenversicherung (▸ Krankenversicherung, gesetzliche) sollen auch in Härtefällen durch Zuzahlungen nicht überlastet werden. Zu den Härtefällen gehören u. a. Empfänger von Arbeitslosenhilfe, Sozialhilfe oder Leistung nach dem Bundesausbildungsförderungs-Gesetz (BaföG) und Personen mit niedrigem Einkommen. Bis zum In-Kraft-Treten des ▸ GKV-Modernisierungsgesetzes (GMG) zum 01.01.2004 waren sie von der Zuzahlungspflicht vollständig befreit (▸ Befreiung von der Zuzahlungspflicht). Inzwischen leisten alle Versicherten Zuzahlungen. Aufgrund der mit dem GMG eingeführten ▸ Belastungsgrenze, bisher ▸ Überforderungsklausel genannt, zahlen Versicherte innerhalb eines Kalenderjahres jedoch höchstens 2 % und chronisch kranke Versicherte (▸ Chroniker-Regelung) nicht mehr als 1 % ihrer Jahresbruttoeinnahmen zu, danach werden sie vollständig von der Zuzahlung befreit.

Hartmannbund, Verband der Ärzte Deutschlands e. V.

en *Hartmann-Union*

fr *association des médecins allemands fondée par le Dr. Hartmann*

„Laßt uns ... eine feste, zielbewusste Organisation schaffen zum Zwecke einer energischen Vertretung unserer aufs äußerste gefährdeten Interessen! Schließen wir uns fest zusammen, der einzelne ist nichts, alle zusammen sind wir eine Macht. Dann soll man nicht mehr mit dem einzelnen Arzt, sondern mit der Gesamtheit rechnen." Mit diesen Worten gründete Dr. Herrmann Hartmann 1900 den nach ihm benannten Bund als Selbsthilfeorganisation deutscher Ärzte, die aktiv an der Gesundheitspolitik mitwirkt. Der Verband zählt etwa 62.000 Mitglieder.

Haus- und fachärztliche Versorgung

en *general practitioner care and medical specialist care*

fr *soins par le médecin de famille et soins par le médecin spécialisé*

Die ▸vertragsärztliche Versorgung erfolgt durch hausärztliche und fachärztliche Versorgung. Grundsätzlich hat der Patient die freie Arztwahl (▸Arztwahl, freie), in der Regel wird allerdings durch den Hausarzt der Weg zum ▸Facharzt gesteuert. Ausnahmen hiervon sind meist eindeutige Entscheidungen des Patienten, einen Facharzt aufzusuchen, z. B. Besuch des Augenarztes, Kinderarztes oder Gynäkologen, ohne vorherige Inanspruchnahme des Hausarztes.

Hausapotheke

en *patient centered pharmacy*

fr *pharmacie centrée sur le patient*

Bei der Hausapotheke handelt es sich um ein neues Dienstleistungskonzept der Apotheken. Der Apotheker erstellt quartalsweise ein Medikamenten-Dossier für den Patienten und überprüft dieses auf potentielle Wechselwirkungen und Doppelverordnungen. Auf Wunsch des Patienten hält der Apotheker diesbezüglich Kontakt zum Arzt. Diese Serviceleistungen erfolgen zu fest vereinbarten Preisen, wobei ein Treuebonus auf nicht apothekenpflichtige Produkte möglich ist. Die Auswahl der Hausapotheke erfolgt jeweils für ein Jahr. Seit dem 01.04.2004 führen der ▸Deutsche Apothekerverband und die Barmer Ersatzkasse ein Projekt „Hausapotheke" durch. Zielgruppe sind in erster Linie chronisch Kranke, die von verschiedenen Ärzten Arzneimittel verordnet bekommen. Mit

Zustimmung des Patienten werden in der frei gewählten Apotheke sämtliche Arzneiverordnungen sowie die vom Patienten zur Selbstmedikation erworbenen Arzneimittel erfasst und überprüft. Der Apotheker nimmt Kontakt zu den behandelnden Ärzten auf, um in Zweifelsfällen die Verordnung zu korrigieren.

Hausärztliche Grundvergütung/Hausarztpauschale

en *general practitioners' fee*
fr *rémunération de base/forfait du médecin de famille*

Zusätzliche Vergütung für Ärzte, die als ▶Hausärzte tätig sind. Das Zusatzhonorar soll zusätzliche administrative Leistungen des Hausarztes pauschal vergüten.

Hausarztmodell

en *gatekeeper model*
fr *modèle basé sur le médecin de famille*

Hausärzte werden üblicherweise die Ärzte (▶Arzt) genannt, die vom Patienten im Krankheitsfall zur Grundversorgung als erste aufgesucht werden und die im Bedarfsfall über die Weiterbehandlung, insbesondere durch Überweisung an einen Facharzt entscheiden. Mit Hausarztmodellen wird versucht, durch Ausweitung der Kompetenzen der Hausärzte finanzielle Ressourcen einzusparen und die Qualität der medizinischen Versorgung zu verbessern. Der Hausarzt erhält eine Lotsenfunktion (▶gatekeeper) und steuert den gesamten Behandlungsverlauf seines Patienten, sowohl im ambulanten als auch im stationären Sektor. Seine Aufgaben umfassen auch Maßnahmen der ambulanten ▶Rehabilitation und ▶Gesundheitsförderung sowie Hilfen bei sozialen, psychischen und pflegerischen Problemen seines Patienten. Durch den Einsatz des Hausarztes als Lotsen durch das System wird eine effizientere Ressourcennutzung in Diagnostik und Therapie erwartet. Die Befürworter solcher Modelle rechnen mit weniger Krankenhauseinweisungen, weniger Doppeluntersuchungen, mehr zielgerichtete Überweisungen der Patienten an entsprechende Spezialisten oder Krankenhäuser und mit einer Reduzierung unwirksamer medizinischer Maßnahmen.

Der Patient verzichtet in solchen Modellen in der Regel auf die freie Arztwahl (▶Arztwahl, freie), kann als Anreiz aber dafür von seiner Krankenkasse einen ▶Versichertenbonus bekommen. Bisher waren in Deutschland solche Systeme noch im Versuchsstadium. Mit In-Kraft-Treten des ▶GKV-Modernisierungsgesetzes am 01.01.2004 erging an die Krankenkassen (▶Krankenkassen, gesetzliche) der

Auftrag, die hausarztzentrierte Versorgung sicherzustellen und den Versicherten Hausarztmodelle anzubieten.

Hausarztzentrierte Versorgung

en *general practitioner centered health care*

fr *soins médicaux centrés sur le médicin de famille*

Im Zuge des GKV-Modernisierungsgesetzes (GMG) obliegt es seit 01.01.2004 den Krankenkassen (Krankenkassen, gesetzliche), die hausarztzentrierte Versorgung sicherzustellen und den Versicherten Hausarztmodelle anzubieten. Dazu schließen sie gemäß § 73b Abs. 2 SGB V Verträge mit besonders qualifizierten Hausärzten oder Versorgungszentren ab. Die Versicherten können sich gemäß § 73b Abs. 1 SGB V schriftlich gegenüber ihrer Krankenkasse verpflichten, ambulante fachärztliche Leistungen nur auf Überweisung des von ihnen gewählten Hausarztes in Anspruch zu nehmen. An die schriftliche Erklärung sind die Patienten für mindestens ein Jahr gebunden. Begründet wird die hausarztzentrierte Versorgung mit dem Ziel, die Qualität der Patientenversorgung zu steigern, da der Behandlungsverlauf stets vom jeweiligen Hausarzt überwacht und koordiniert wird. Die Patienten können bei Teilnahme einen Bonus von ihrer Krankenkasse erhalten, z. B. in Form einer Beitragsermäßigung.

Haushaltshilfe

Häusliche Pflege

Häusliche Pflege

en *home care*

fr *soins à domicile*

Die Pflege und Versorgung pflegebedürftiger Versicherter im eigenen Haushalt oder im Haushalt ihrer Familie wird als häusliche Pflege bezeichnet. Die häusliche Pflege wird finanziell durch verschiedene Zweige der Sozialversicherung unterstützt. Im zersplitterten System der Sozialgesetzgebung sind insgesamt vier verschiedene Finanzierungsquellen möglich:

- Krankenversicherung (SGB V), (Krankenversicherung, gesetzliche, Krankenversicherung, private)
- Pflegeversicherung (SGB XI)
- Bundessozialhilfegesetz (BSHG)
- Eigenanteile

Die Krankenkassen übernehmen die Kosten für häusliche Krankenpflege, wenn hierdurch ein Krankenhausaufenthalt vermieden oder verkürzt werden kann. Ein Anspruch auf häusliche Krankenpflege durch eine Fachkraft (eines Pflegedienstes) besteht jedoch nur unter der Voraussetzung, dass eine im Haushalt lebende Person nicht ausreichend pflegen kann (z. B. wegen Berufstätigkeit oder mangels erforderlicher Fähigkeiten). Art, Umfang und Dauer der Pflege werden vom behandelnden Arzt verordnet. Die Kosten der Pflege werden von der zuständigen Krankenkasse in der Regel für zunächst vier Wochen gewährt. Stellt der ▸Medizinische Dienst der Krankenversicherung nach Ablauf dieser Frist fest, dass die Voraussetzungen für eine Krankenhausersatzpflege weiterhin vorliegen, kann diese verlängert werden.

Häusliche Pflege wird von Sozialstationen und privaten Pflegediensten erbracht. Sollte im Einzelfall kein entsprechender Dienst zur Verfügung stehen, übernimmt die Krankenkasse auch die angemessenen Kosten für eine selbstbeschaffte Pflegekraft.

Neben den Leistungen der Krankenkasse ist in begrenztem Umfang (rund fünf Stunden/Woche) der Einsatz einer Haushaltshilfe im Rahmen der ▸Sozialhilfe möglich (bei entsprechend geringem Einkommen und Vermögen).

Unabhängig von einem ansonsten notwendigen Krankenhausaufenthalt ist die Krankenkasse auf Dauer für behandlungspflegerische Leistungen zuständig, wenn dies zur Sicherung der ärztlichen Behandlung notwendig ist. Zur Behandlungspflege zählen beispielsweise Infusionstherapien, Injektionen, die Verabreichung von Medikamenten, die Gabe von Methadon/Polamidon oder aber die Sondenernährung.

Health Maintenance Organization (HMO)

en *health maintenance organization*

fr *organisation pour la protection de la santé*

HMOs sind eine in den 70er Jahren des letzten Jahrhunderts in den USA entwickelte Versicherungs- und Versorgungsform. HMOs sind Organisationen, bei denen sich Versicherte einschreiben und damit ein bestimmtes Leistungspaket zur medizinischen Versorgung erhalten, welches Basis- und ergänzende Behandlungsangebote umfasst. HMO-Ärzte versorgen die Versicherten. Sie erhalten ein Budget, meist berechnet nach ▸Kopfpauschalen (▸Capitation). Damit tragen sie das Versicherungsrisiko. Die Versorgung ist stark durch ▸Managed Care-Techniken wie z. B. ▸Disease Management und ▸Case Management geprägt.

Health Technology Assessment (HTA)

en *health technology assessment*

fr *évaluation de la technologie médicale*

Health Technology Assessment bezeichnet die Bewertung medizinischer Verfahren und Technologien im Gesundheitswesen. Unter Technologien werden dabei Produkte (Arzneimittel, technische Geräte etc.), medizinische Verfahren (z. B. Therapieverfahren, auch komplexe Verfahren wie Leitlinien) und übergeordnete Prozesse (wie Rehabilitation) zusammengefasst. Die Bewertung (assessment) bezieht sich dabei auf die Aspekte:

- Sicherheit/Verträglichkeit
- Wirksamkeit unter idealen und unter realen Bedingungen
- Epidemiologische Aspekte wie z. B. Verbreitung oder Bedarfsschätzung
- Kosten-Nutzen-Relation
- Soziale, rechtliche und ethische Implikationen

Für Deutschland wurde beim ▶ Deutschen Institut für medizinische Statistik und Dokumentation e. V. (DIMDI) ein HTA-Informationssystem eingeführt, außerdem wurde eine Deutsche Agentur für HTA (DAHTA) gegründet.

Heil- und Hilfsmittelrichtlinien

en *prescription of remedies and medical devices directives*
fr *directives sur la prescription de remèdes et thérapies et d'accessoires médicaux*

Der ▶ Gemeinsame Bundesausschuss regelt in den Heil- und Hilfsmittelrichtlinien die Grundsätze der Verordnung dieser Mittel. Heil- und Hilfsmittel werden dort begrifflich bestimmt und die von den Krankenkassen zu übernehmenden Mittel aufgelistet. Die Richtlinien unterscheiden Heilmittel als persönliche medizinische Leistungen, z. B. Physiotherapie, von Hilfsmitteln als sachliche medizinische Leistungen, z. B. Hörhilfen.

Heilberufe

en *healthcare professions*
fr *professions médicales*

▶ Ärzte, ▶ Zahnärzte, Tierärzte, ▶ Apotheker ▶ Heilpraktiker, psychologische Psychotherapeuten sowie Kinder- und Jugendlichenpsychotherapeuten werden zu den Heilberufen gezählt. Rechtliche Grundlage hierfür bietet die ▶ Bundesärzteordnung, das Gesetz über die Ausübung der Zahnheilkunde, die Bundes-Apothekerordnung und das Gesetz über die berufsmäßige Ausübung der Heilkunde ohne Bestallung (Heilpraktikergesetz).

Heilmittel

en *remedy*
fr *remèdes et thérapies*

Heilmittel sind Mittel, die vorwiegend äußerlich zur Heilung oder Linderung einer Krankheit angewendet werden. Dazu gehören z. B. die Krankengymnastik, Massagen oder Leistungen der Sprachtherapie. Sie können nur nach ärztlicher Verordnung zu Lasten der gesetzlichen Krankenversicherung (➲Krankenversicherung, gesetzliche) in Anspruch genommen werden. Nach In-Kraft-Treten des ➲GKV-Modernisierungsgesetzes müssen Patienten bei Inanspruchnahme von Heilmitteln eine ➲Zuzahlung von 10 % der Kosten sowie eine Verordnungsgebühr von 10 Euro leisten (§§ 32 und 61 Satz 3 SGB V).

Heilmittelerbringer

en *remedy supplier*

fr *fournisseur de remèdes et thérapies*

Heilmittel wie physikalische Therapie, Sprachtherapie oder Beschäftigungstherapie dürfen an Versicherte der gesetzlichen Krankenversicherung (➲Krankenversicherung, gesetzliche, GKV) nur durch qualifizierte Anbieter erbracht werden. Nach §§ 124 und 125 SGB V müssen sie als Dienstleister durch die GKV zugelassen werden. Heilmittelbringer sind z. B.:

- Physiotherapeuten
- Masseure
- Stimm-, Sprech- und Sprachtherapeuten (Logopäden)
- Ergotherapeuten

Heilmittelrichtlinien

en *guideline on remedies*

fr *directives sur les remèdes et thérapies*

Die Heilmittelrichtlinien sind seit dem 01.07.2001 gültig. Die Heilmittel sind in vorrangige, optionale und ergänzende Therapien eingeteilt. Außerdem wurden standardisierte Heilmittelkombinationen festgeschrieben. Den ➲Ärzten werden detailliertere Diagnosen auf den Überweisungsformularen vorgeschrieben. So reicht es beispielsweise nicht mehr aus, wenn ein Arzt die allgemeine Diagnose Rückenschmerz einträgt.

Heilmittelvertrag

en *contract for the supply of remedies*

fr *contrat sur l' approvisionnement de remèdes et thérapies*

Über die Einzelheiten der Versorgung der Versicherten in der Gesetzlichen Krankenversicherung (GKV) mit Heilmitteln schließen die ➲Landesverbände der Krankenkassen und die Verbände der ➲Ersatzkassen auf Landesebene Verträge mit Leistungserbringern oder deren Verbänden. Gemäß § 125 Abs. 2 SGB V werden in diesen Heilmittelverträgen auch die Preise der Heilmittel und deren Abrechnung geregelt. Sie sind für alle Mitgliedskassen der Vertragspartner in einem Bundesland verbindlich (➲Heil- und Hilfsmittelrichtlinien).

Heilmittelwerbegesetz (HWG)

en *law on advertising in the healthcare system*

fr *loi sur la publicité dans le secteur de la santé*

Die Werbung auf dem Gebiet des Heilwesens unterliegt zum Schutz der Gesundheit von Patienten und Verbrauchern bestimmten Einschränkungen. Für ▸ Arzneimittel, Heilverfahren, kosmetische Mittel und Körperpflegemittel gelten allgemeine Verbote für irreführende Werbung. Weiterhin unterliegt die Werbung bestimmten Informationspflichten (Herstellerangaben, Nebenwirkungen, Anwendungsgebiete etc.). Die Werbung für verschreibungspflichtige Arzneimittel ist grundsätzlich auf Fachkreise wie ▸ Ärzte, ▸ Zahnärzte und ▸ Apotheker beschränkt. Die entsprechenden Regelungen finden sich im Heilmittelwerbegesetz (HWG).

Heilpraktiker

en *alternative medical practitioner*

fr *guérisseur/naturopathe*

Der Heilpraktiker übt die Heilkunde berufsmäßig und eigenverantwortlich aus. Seine Tätigkeit zur Feststellung, Linderung und Heilung von Krankheiten basiert auf Vorstellungen und Verfahren aus der Tradition, unter anderem der ▸ Naturheilkunde, und bedarf keiner ärztlichen ▸ Approbation, sondern lediglich einer amtsärztlichen Überprüfung beim ▸ Gesundheitsamt. Die Leistungen eines Heilpraktikers dürfen normalerweise nicht zu Lasten der gesetzlichen Krankenversicherung (▸ Krankenversicherung, gesetzliche) erbracht werden. Die älteste und bedeutendste Standesvertretung der Heilpraktiker in Deutschland ist der Fachverband Deutscher Heilpraktiker e. V. mit über 6.000 Mitgliedern.

Herstellerrabatt

en *manufacturers rebate*

fr *rabais des producteurs*

Die Hersteller müssen bei ▸ Arzneimitteln, die zu Lasten der gesetzlichen Krankenversicherung (▸ Krankenversicherung, gesetzliche, GKV) abgegeben werden, einen Rabatt auf den Herstellerabgabepreis gewähren (§ 130a SGB V). Seit dem 01.01.2003 beträgt dieser Rabatt 6 %. Für das Jahr 2004 wird dieser Rabatt durch das ▸ GKV-Modernisierungsgesetz (GMG) auf 16 % festgesetzt. Der Rabatt wird nur für Arzneimittel erhoben, für die es keinen ▸ Festbetrag gibt. Das Inkasso erfolgt über die Apotheken. Die Krankenkassen (▸ Krankenkassen, gesetzliche) erhalten bei der Abrechnung mit den ▸ Apotheken einen entsprechenden Abschlag. Die Apotheken wiederum erhalten eine Rückerstattung durch die Hersteller. Durch diese Maßnahme erwartet der Gesetzgeber eine Entlastung der GKV um 420 Mio. Euro im Jahr 2004.

Hilfsmittel

en *medical devices*
fr *accessoires médicaux*

Zu Hilfsmitteln zählen sachliche medizinische Leistungen, d. h. Körperersatzstücke und orthopädische Hilfsmittel, Seh- und Hörhilfen, Inkontinenz- und Stomaartikel und technische Produkte wie Applikationshilfen und Inhalationsgeräte. Hilfsmittel dürfen von zugelassenen ▶Leistungserbringern abgegeben werden. Hilfsmittel, die zu Lasten der gesetzlichen Krankenversicherung (▶Krankenversicherung, gesetzliche, GKV) in Anspruch genommen werden können, sind im ▶Hilfsmittelverzeichnis aufgelistet. Nach In-Kraft-Treten des ▶GKV-Modernisierungsgesetzes leisten Patienten, denen Hilfsmittel verordnet werden, eine ▶Zuzahlung von 10 % je Hilfsmittel, mindestens jedoch 5 Euro und höchstens 10 Euro bzw. nicht mehr als die tatsächlichen Kosten des Hilfsmittels (§ 61 Satz 1 SGB V).

Hilfsmittellieferungsvertrag

en *contract for the supply of medical devices*
fr *contrat sur l'approvisionnement d'accessoires médicaux*

In einem Hilfsmittellieferungsvertrag regeln die ▶Landesverbände der Krankenkassen und die Verbände der ▶Ersatzkassen auf Landesebene mit den ▶Leistungserbringern und deren Verbänden die Einzelheiten der Versorgung von GKV-Versicherten mit Hilfsmitteln. Vertragsinhalt sind gemäß § 127 SGB V auch Preise, Abrechnung und Wiedereinsatz von Hilfsmitteln. In diesen Verträgen können sich die Leistungserbringer bereit erklären, Hilfsmittel zu ▶Festbeträgen oder zu niedrigeren Beträgen abzugeben.

Hilfsmittelverzeichnis

en *therapeutic appliances schedule*
fr *liste des accessoires médicaux*

Das Hilfsmittelverzeichnis nennt alle ▶Hilfsmittel, die aufgrund ihrer Funktionstauglichkeit und ihres therapeutischen Nutzens verordnungsfähig sind, einschließlich ihrer ▶Festbeträge bzw. Preise und ihrer Qualitätsstandards. Das Verzeichnis wird gemeinsam von den ▶Spitzenverbänden der Krankenkassen erstellt und laufend im Hinblick auf medizinisch-technischen Fortschritt und neue Preisfestsetzungen angepasst. Damit soll es eine umfassende Preis- und Produkttransparenz für Versicherte, ▶Leistungserbringer, Vertrags(zahn)ärzte und Krankenkassen schaffen.

Hippokratischer Eid

en *Hippocratic Oath*
fr *serment d'Hippocrate*

Schwurformel, dem Hippokrates von Kos (460–377 v.Chr.) zugeschrieben, die zum Teil auch heute noch für Ärzte gültig ist:
„Ich schwöre bei Apollon dem Arzt und bei Asklepios, Hygieia und Panakeia sowie unter Anrufung aller Götter und Göttinnen als Zeugen, dass ich nach Kräften und gemäß meinem Urteil diesen Eid und diesen Vertrag erfüllen werde: Denjenigen, der mich diese Kunst gelehrt hat, werde ich meinen Eltern gleichstellen und das Leben mit ihm teilen; falls es nötig ist, werde ich ihn mitversorgen. Seine männlichen Nachkommen werde ich wie meine Brüder achten und sie ohne Honorar und ohne Vertrag diese Kunst lehren, wenn sie sie erlernen wollen. Mit Unterricht, Vorlesungen und allen übrigen Aspekten der Ausbildung werde ich meine eigenen Söhne, die Söhne meines Lehrers und diejenigen Schüler versorgen, die nach ärztlichem Brauch den Vertrag unterschrieben und den Eid abgelegt haben, aber sonst niemanden. Die diätetischen Maßnahmen werde ich nach Kräften und gemäß meinem Urteil zum Nutzen der Kranken einsetzen, Schädigung und Unrecht aber ausschließen. Ich werde niemandem, nicht einmal auf ausdrückliches Verlangen, ein tödliches Medikament geben, und ich werde auch keinen entsprechenden Rat erteilen; ebenso werde ich keiner Frau ein Abtreibungsmittel aushändigen. Lauter und gewissenhaft werde ich mein Leben und meine Kunst bewahren. Auf keinen Fall werde ich Blasensteinkranke operieren, sondern ich werde hier den Handwerkschirurgen Platz machen, die darin erfahren sind. In wie viele Häuser ich auch kommen werde, zum Nutzen der Kranken will ich eintreten und mich von jedem vorsätzlichen Unrecht und jeder anderen Sittenlosigkeit fernhalten, auch von sexuellen Handlungen mit Frauen und Männern, sowohl Freien als auch Sklaven. Über alles, was ich während oder außerhalb der Behandlung im Leben der Menschen sehe oder höre und das man nicht nach draußen tragen darf, werde ich schweigen und es geheim halten. Wenn ich diesen meinen Eid erfülle und ihn nicht antaste, so möge ich mein Leben und meine Kunst genießen, gerühmt bei allen Menschen für alle Zeiten; wenn ich ihn aber übertrete und meineidig werde, dann soll das Gegenteil davon geschehen." (deutsche Übersetzung von Prof. Dr. med. Axel W. Bauer)

HMO

▶ Health Maintenance Organization

Homöopathie

en *homeopathy*
fr *homéopathie*

Die Homöopathie wurde 1796 vom deutschen Arzt Dr. Samuel Hahnemann mit der Veröffentlichung seiner Forschungsergebnisse begründet. Sie geht in Diagnostik und Therapie grundsätzlich systematisch vor und bezieht nicht nur die krankheitsbedingten Symptome und Veränderungen ein, sondern sämtliche auffallenden Symptome des Erkrankten als einem Ganzen aus Körper, Seele und Geist. Der Begriff Homöopathie setzt sich aus den griechischen Wortstämmen „homoios = ähnlich" und „pathos = Krankheit" zusammen und bezieht sich auf das Ähnlichkeitsgesetz, welches besagt, dass Kranke durch Arzneistoffe geheilt werden, die bei Gesunden möglichst ähnliche Krankheitssymptome hervorrufen würden. Daher wird Gleiches mit Gleichem oder Ähnlichem behandelt. Die Herstellung homöopathischer Arzneien unterliegt dem ▸Arzneimittelgesetz. Typisch ist dabei die Arzneipotenzierung, das Verfahren zur Verdünnung von Wirkstoffen (in Zehnerpotenzen).

Honorarverteilungsmaßstab (HVM)

en *ratio for distribution of remuneration*
fr *répartition des honoraires*

Der HVM ist das Instrument der ▸Kassenärztlichen Vereinigungen (KV) zur Honorarverteilung unter den ▸Vertragsärzten und Psychotherapeuten (§ 85 Abs. 4 SGB V). Der HVM wird von ▸Kassenärztlichen Vereinigungen und Kassenverbänden regional festgelegt. In der ▸vertragsärztlichen Versorgung verteilt die KV die Gesamtvergütungen getrennt für die Bereiche der ▸hausärztlichen und der fachärztlichen Versorgung. Bei der Verteilung der Gesamtvergütungen sind Art und Umfang der Leistungen der Vertragsärzte zu Grunde zu legen. Im Honorarverteilungsmaßstab sind Regelungen zur Vergütung der Leistungen der Psychotherapeuten und der ausschließlich psychotherapeutisch tätigen Ärzte zu treffen, die eine angemessene Höhe der Vergütung je Zeiteinheit gewährleisten. Der Honorarverteilungsmaßstab hat sicherzustellen, dass die Gesamtvergütungen gleichmäßig auf das gesamte Jahr verteilt werden. Der Honorarverteilungsmaßstab soll auch sicherstellen, dass eine übermäßige Ausdehnung der Tätigkeit des Vertragsarztes vermieden wird.

Hospiz

en *hospice*
fr *hospice*

Hospize sind nach englischem Vorbild eingeführte Einrichtungen für unheilbar Kranke, denen medizinisch nicht mehr geholfen werden kann. Die Sterbenden erfahren in einem Hospiz neben einer wirkungsvollen Schmerztherapie intensive pflegerische und seelische Zuwendung. Die Hospizbetreuung erfolgt ambulant, teilstationär und stationär. Die Interessenvertretungen der Hospizinitiativen und Pflegeeinrichtungen wie die Bundesarbeitsgemeinschaft Hospiz und die Deutsche Stiftung Hospiz haben sich u. a. zum Ziel gesetzt, den Hospizgedanken bekannter zu machen und weiterzuentwickeln.

HTA

➲ Health Technology Assessment

Humankapitalansatz/Humankapitalmethode

en *human capital approach*
fr *évaluation du capital humain*

Mit Hilfe des Humankapitalansatzes wird der Versuch unternommen, das potentielle Wertschöpfungspotential eines Menschen zu erfassen. Als Maßstab für die Wertschöpfung gilt in der Regel das Erwerbseinkommen. Zur Bewertung indirekter ➲ Kosten wird nach der Humankapitalmethode der Produktivitätsverlust vom Beginn der (dauerhaften) Erkrankung bis zum Ende der Erwerbsunfähigkeit bzw. bis zum theoretischen Ende der Erwerbsfähigkeit bei dauerhafter Produktivitätsminderung berechnet. Aufgrund der Bewertung ausschließlich anhand des Erwerbseinkommens wird der Humankapitalansatz zur Bewertung indirekter Kosten als kritisch gesehen. Eine nicht minder kritisch zu bewertende Alternative ist der ➲ Friktionskostenansatz. In beiden Fällen wird der Wert eines Menschen anhand seiner Wertschöpfung in der „offiziellen" Wirtschaft beurteilt. Menschliche Aktivitäten und Wertschöpfungen, die etwa in der volkswirtschaftlichen Gesamtrechnung nicht erfasst werden (können), bleiben in dieser Betrachtung in der Regel außen vor.

HVM

➲ Honorarverteilungsmaßstab

HWG

➲ Heilmittelwerbegesetz

I

ICD

en *International Classification of Diseases*

fr *Classification Internationale des Maladies*

Die ICD ist ein System zur Verschlüsselung behandelter Krankheitsbilder mit 5.839 Diagnoseklassen in maschinenlesbarer Form. ▸Vertragsärzte und ▸Krankenhäuser sind verpflichtet, die Diagnosen ihrer Patienten nach ICD zu verschlüsseln und nur in dieser Form an die ▸Kassenärztlichen Vereinigungen und Krankenkassen (▸Krankenkassen, gesetzliche) weiterzugeben. Die Codierung der Diagnosen im Rahmen der Abrechnung ärztlicher Leistungen soll verbesserte Prüfungsgrundlagen für die ▸Wirtschaftlichkeitsprüfung schaffen und das Abrechnungsverfahren modernisieren. Die bisher geltenden ICD-10 Schlüssel stimmten im ambulanten und stationären Bereich nicht in allen Punkten überein. Seit 01.01.2004 gilt im ambulanten und stationären Bereich wieder eine einheitliche ICD-10-Version, die ICD-10-GM (German Modification).

Eine Liste der Diagnosen und Verschlüsselungen ist über das ▸Deutsche Institut für Medizinische Dokumentation und Information (DIMDI) im Internet (www.dimdi.de) einsehbar.

IfA

▸Informationsstelle für Arzneispezialitäten

IGeL-Liste

en *list of individual healthcare services*

fr *liste des prestations individuelles*

Die IGeL-Liste umfasst Individuelle Gesundheits-Leistungen. Dies sind Diagnose- und Behandlungsmethoden, die nicht zum ▸Leistungskatalog der gesetzlichen Krankenversicherung (GKV, ▸Krankenversicherung, gesetzliche) gehören und deshalb nicht von den ▸Vertrags(zahn)ärzten mit den ▸Kassen(zahn)ärztliche Vereinigungen (KVen) zu Lasten der Krankenkassen (▸Krankenkassen, gesetzliche) abgerechnet werden können. Nehmen Versicherte Leistungen der IGeL-Liste in Anspruch, bezahlen sie diese gegen Rechnung des Arztes privat, sofern sie diese Leistungen nicht privat versichert haben.

IKK

▸Innungskrankenkasse

Importarzneimittel

en *import pharmaceuticals*
fr *produits pharmaceutiques importés*

Bei Importarzneimitteln unterscheidet man zwischen Re- und Parallelimporten. Werden Arzneimittel für den Export gefertigt und von Importeuren ins Ursprungsland zurückgeführt, spricht man von einem Reimport. Wenn hingegen Medikamente im Ausland von Pharma-Unternehmen, die mit deutschen Herstellern verbunden sind, hergestellt, zugelassen und dort vermarktet, von Importeuren aufgekauft und in Deutschland auf den Markt gebracht werden, handelt es sich um einen Parallelimport. Importarzneimittel müssen ebenfalls beim ▸Bundesinstitut für Arzneimittel und Medizinprodukte zugelassen werden und den Bestimmungen des deutschen Arzneimittelgesetzes entsprechen.

Apotheker sind unter bestimmten Umständen verpflichtet, neben den Originalpräparaten auch Importarzneimittel abzugeben. Die Abgabe wird im Rahmenvertrag nach § 129 SGB V von den ▸Spitzenverbänden der gesetzlichen Krankenkassen und der Spitzenorganisation der Apotheken geregelt. Für Apotheken (▸Apotheke/Apotheker) mit einem unterdurchschnittlichen Verordnungsanteil an importfähigen Fertigarzneimitteln gibt es Entlastungsmöglichkeiten. Weist die Apotheke einen verringerten Anteil an importfähigen ▸Fertigarzneimitteln nach, so verringert sich die vereinbarte Importquote. Die Umsätze der abgegebenen importierten Arzneimittel sowie der abgegebenen Fertigarzneimittel sind in der Rechnung anzugeben. Damit obliegt die Ermittlung dieser Daten den Rechenzentren. Bei Unterschreitung der Quote wird die Rechnung der Apotheke gegenüber der Krankenkasse gekürzt. Pro Apotheke und Krankenkasse galt im Jahr 2003 eine Importquote am Fertigarzneimittelumsatz von 7 %. Für das Jahr 2004 wurde noch keine Importquote vereinbart. Nach bisherigen Verhandlungen ist eine Entscheidung im 3. Quartal 2004 zu erwarten. Seit In-Kraft-Treten des ▸GKV-Modernisierungsgesetzes am 01.01.2004 sind die Apotheken bei der Abgabe verordneter Arzneimittel auch verpflichtet, preisgünstige importierte Arzneimittel abzugeben, deren Abgabepreis mindestens 15 % oder 15 Euro niedriger ist als der Preis des Bezugsarzneimittels (§ 129 SGB V).

Independent Practice Association (IPA)

en *Independent Practice Association (IPA)*
fr *association des médecins indé-*

pendants
Independent Practice Association (IPA) bedeutet, dass eine ▶HMO mit einzelnen ▶Ärzten oder Ärzte-Gruppen, die auch Privatpatienten behandeln dürfen, Verträge abgeschlossen hat. Vergütet werden die Ärzte auf ▶Capitation- oder ▶Fee-for-Service-Basis. Diese Form kann auch als „open-panel" HMO bezeichnet werden.

Indikation

en *indication*
fr *indication*
Die Indikation ist eine Heilanzeige und gibt die Veranlassung, ein bestimmtes Heilverfahren/Arzneimittel anzuwenden.

Indirekte Kosten

▶Kosten

Indirekter Nutzen

▶Nutzen

Individuelle Gesundheitsleistungen

en *individual healthcare services*
fr *prestations individuelles*
Nach der Definition der ▶Kassenärztlichen Bundesvereinigung (KBV) und der ärztlichen Berufsverbände, handelt es sich bei individuellen Gesundheitsleistungen um solche ärztlichen Leistungen,
- die nicht zum Leistungsumfang der GKV gehören,
- die dennoch von Patienten nachgefragt werden und
- die ärztlich empfehlenswert oder – je nach Intensität des Patientenwunsches – zumindest ärztlich vertretbar sind.

InEK

▶Institut für das Entgeltsystem im Krankenhaus

Informationsstelle für Arzneispezialitäten GmbH (IfA)

en *information service on drug specialties*
fr *service d'information sur les médicaments*
Die IfA ist ein von der ▶pharmazeutischen Industrie, dem pharmazeutischen Großhandel und der Apothekerschaft gemeinsam getragener zentraler Informationsdienst über Änderungen von Arzneimitteldaten wie Preise, ▶Festbeträge, Packungsgrößen etc. und über Neueinführungen von Arzneimitteln.

Innovationskomponente

▶Komponenten der Arzneimittelausgaben

Innungskrankenkasse (IKK)

en *craft-guild health insurance*
fr *caisse d'assurance maladie des corps de métiers*
Die Innungskrankenkassen sind selbstverwaltete Körperschaften

des öffentlichen Rechts. Sie werden von Innungen des Handwerks getragen. Innungskrankenkassen wurden ursprünglich für Handwerksbetriebe errichtet. Seit 1996 können jedoch auch Betriebsfremde in einer Innungskrankenkasse Mitglied werden. Um Wettbewerbsvorteile der Innungskrankenkassen gegenüber den anderen gesetzlichen Krankenkassen (➲Krankenkassen, gesetzliche) auszugleichen, ist den IKKn, die sich nach dem 09.09.2003 gegründet haben, durch das ➲GKV-Modernisierungsgesetz ein Aufnahmestopp für betriebsfremde Mitglieder bis zum 01.01.2007 auferlegt. Mit einem Marktanteil von ca. 6,5 % sind die Innungskassen die viertgrößte ➲Kassenart.

Institut für das Entgeltsystem im Krankenhaus (InEK)

en *Institute for the Remuneration System in Hospitals*

fr *institut pour le système de rémunération à l'hôpital*

Die ➲Spitzenverbände der Krankenkassen, der ➲Verband der privaten Krankenversicherung und die ➲Deutsche Krankenhausgesellschaft haben am 10.05.2001 das Institut für das Entgeltsystem im Krankenhaus (InEK) in der Rechtsform einer gemeinnützigen GmbH gegründet. Da sich die Vergütung von Krankenhausleistungen mit der Einführung von diagnoseorientierten Fallpauschalen grundlegend ändern wird, ist es originäre Aufgabe des Institutes, die Vertragspartner der ➲Selbstverwaltung und ihre Gremien bei der Einführung und Weiterentwicklung der ➲DRGs (Diagnosis Related Groups) zu unterstützen. Die Abrechnung nach dem DRG-System ist für die meisten Krankenhäuser seit dem 01.01.2004 verbindlich.

Institut für die Arzneimittelverordnung in der gesetzlichen Krankenversicherung

en *Institute for the Prescription of Pharmaceuticals in Statutory Health Insurance*

fr *institut pour la prescription des médicaments au sein de l'assurance-maladie obligatoire*

Vor In-Kraft-Treten des ➲GKV-Modernisierungsgesetzes war es Aufgabe des Instituts, eine Liste aller verordnungsfähigen Arzneimittel zu erstellen (➲Positivliste), gegliedert nach Indikationsgebieten und Stoffgruppen. Inzwischen übernimmt der ➲Gemeinsame Bundesausschuss die Aufgabe, verordnungsfähige Arzneimittel zu listen. So hat er am 16.03.2004 eine Aufstellung der nicht-verschreibungspflichtigen Arzneimittel veröffentlicht, die in der Behandlung schwerwiegender Erkrankungen als Therapiestandard gelten und deswegen auch weiterhin von den Krankenkassen erstattet werden können (Erstattungsfähigkeit).

Institut für Qualität und Wirtschaftlichkeit im Gesundheitswesen

en *Institute for Quality and Economic Viability in Health Care*

fr *institut pour la qualité et la rentabilité dans le secteur de la santé publique*

Der Gemeinsame Bundesausschuss wird in seiner Arbeit durch das Institut für Qualität und Wirtschaftlichkeit im Gesundheitswesen unterstützt (§ 139a SGB V). Gemäß der Vorgaben durch das GKV-Modernisierungsgesetz befasst sich das fachlich unabhängige wissenschaftliche Institut mit Fragen von grundsätzlicher Bedeutung für die Qualität und Wirtschaftlichkeit von Leistungen, die im Rahmen der gesetzlichen Krankenversicherung (Krankenversicherung, gesetzliche) erbracht werden. Zu den Aufgaben des Institutes gehören:

- die Recherche, Darstellung und Bewertung des aktuellen medizinischen Wissensstands
- die Erstellung wissenschaftlicher Ausarbeitungen, Gutachten und Stellungnahmen zu Fragen der Qualität und Wirtschaftlichkeit
- die Bewertung evidenzbasierter Leitlinien
- die Abgabe von Empfehlungen zu Disease-Management-Programmen
- die Bewertung des Nutzens von Arzneimitteln
- die Bereitstellung von verständlichen allgemeinen Informationen

Das Institut für Wirtschaftlichkeit und Qualität im Gesundheitswesen hat keine Weisungsbefugnis. Nach der Bewertung des aktuellen medizinischen Wissensstands zu diagnostischen und therapeutischen Verfahren gibt das Institut aber Empfehlungen z. B. zu Hilfsmitteln und Medizinprodukten. Bei Arzneimitteln kann das Institut im Auftrag des Gemeinsamen Bundesausschusses oder des Bundesministeriums für Gesundheit und Soziale Sicherung (BMGS) eine Nutzenbewertung vornehmen. Der Gemeinsame Bundesausschuss berücksichtigt die Erkenntnisse des Instituts in seiner Arbeit, insbesondere bei der Anpassung von Arzneimittelrichtlinien und Heil- und Hilfsmittelrichtlinien.

Das Institut wird als Stiftung privaten Rechts jeweils zur Hälfte durch die Verbände der Leistungserbringer in der gesetzlichen Krankenversicherung und durch die Spitzenverbände der Krankenkassen finanziert.

Intangible Kosten

Kosten

Intangibler Nutzen

Nutzen

Integrationsversorgung/Integrierte Versorgung

en *integrated healthcare*

fr *soins intégrés*

Unter Integrationsversorgung wird die Verzahnung der verschiedenen Sektoren (ambulanter, stationärer Sektor, Rehabilitation usw.) im Gesundheitssystem verstanden. Ziel dieser Verzahnung ist es, die Zusammenarbeit zwischen den einzelnen Sektoren zu verbessern. Die Integrationsversorgung ist mit In-Kraft-Treten des GKV-Modernisierungsgesetzes in den §§ 140a–d SGB V weitergehend als bisher geregelt worden. Integrationsversorgung nach einem Vertrag gemäß §§ 140a–d SGB V gilt als ein zeitlich unbefristeter Bestandteil der Regelversorgung. Integrierte Versorgungsverträge basieren auf der Rahmenvereinbarung der Spitzenverbände der Krankenkassen und der Kassenärztlichen Bundesvereinigung. Infolge des GKV-Modernisierungsgesetzes können Verträge von einzelnen Krankenkassen nicht nur mit Gemeinschaften von Vertragsärzten, sondern nunmehr auch mit einzelnen Vertragsärzten und mit medizinischen Versorgungszentren geschlossen werden. Weitere Vertragspartner können Träger zugelassener Krankenhäuser und Rehabilitationseinrichtungen (Rehabilitation) sein. Kassenärztliche Vereinigungen sind dagegen nicht mehr als Vertragspartner in Projekten der integrierten Versorgung zugelassen. Der Gesetzgeber will so die Entwicklung von integrierter Versorgung beschleunigen. Zur Förderung von Projekten der integrierten Versorgung sind die Krankenkassen durch den Gesetzgeber gehalten, in den Jahren 2004 bis 2006 Mittel für eine Anschubfinanzierung bereitzustellen. Dafür behalten die Krankenkassen bis zu 1 % von der an die Kassenärztlichen Vereinigungen zu entrichtenden Gesamtvergütung und von den Krankenhausvergütungen ein.

Interessenvertretung der Patientinnen und Patienten

en *patients' interests*

fr *intérêts des patients*

Im Zuge des GKV-Modernisierungsgesetzes soll die Wahrung von Patienteninteressen gestärkt werden. Mit Einführung von § 140 f SGBV erhalten die Vertretungen von Patientinnen und Patienten sowie die Selbsthilfe chronisch kranker und behinderter Menschen ein Mitspracherecht im Gemeinsamen Bundesausschuss und im Beirat der Arbeitsgemeinschaft für Aufgaben der Datentransparenz. Somit sollen die Patienteninteressen immer dann vertreten werden, wenn innerhalb der gesetzlichen Krankenversicherung (➔Krankenversicherung, gesetzliche) über wichtige Anliegen mit Bedeutung für Patientinnen und Patienten entschieden wird.

Internationale Klassifikation von Krankheiten

➔ICD

Internetapotheke

en *online pharmacy*

fr *pharmacie électronique*

Die Internetapotheke stellt wie die ➔Versandapotheke eine Vertriebs- bzw. Bezugsmöglichkeit von Medikamenten dar. Der Unterschied liegt darin, dass eine Versandapotheke ihr Bestellsystem auch anders als über das Internet organisiert. Seit dem 01.01.2004 ist der Versandhandel infolge des ➔GKV-Modernisierungsgesetzes (GMG) auch in Deutschland freigegeben. Durch das GMG wurde die ➔Apothekenbetriebsordnung geändert. Für Internet- und Versandapotheken gelten jedoch die gleichen Maßstäbe im Hinblick auf Verbraucherschutz und ➔Arzneimittelsicherheit wie für öffentliche Apotheken vor Ort. Sie dürfen nur solche ➔Arzneimittel liefern, die für den deutschen Markt zugelassen sind und die Informationen in deutscher Sprache enthalten. Selbst wenn sich die Internet- und Versandapotheken im europäischen Ausland befinden, muss eine kompetente Beratung in deutscher Sprache gewährleistet und von pharmazeutischem Personal durchgeführt werden.

Investitionskosten

en *investment costs*

fr *coûts d'investissement*

Investitionskosten sind alle mit der Durchführung einer Investition verbundenen einmaligen Ausgaben. Als Investitionen gelten etwa die Errichtung, der Umbau oder die Erweiterung eines ➔Krankenhauses, die Anschaffung der zum Krankenhaus gehörenden Wirtschaftsgüter (außer Verbrauchsgüter). Die Investitionskosten eines Krankenhauses trägt das Bundesland, in dem sich das Krankenhaus befindet (➔Krankenhausfinanzierung, duale).

Inzidenz

en *incidence*

fr *incidence*

Inzidenz ist eine Messgröße aus der ➔Epidemiologie. Sie bezeichnet die Zahl der Neuerkrankungsfälle in einer Bevölkerungsgruppe während eines definierten Zeitraums.

IPA

➔Independent Practice Organisation

K

KAiG

➔ Konzertierte Aktion im Gesundheitswesen

Kammergesetz

en *chamber law*
fr *lois des chambres*

Kammergesetze regeln das Standesrecht der Kammermitglieder. Sie sind Landesgesetze und ermächtigen unter anderem die ➔ Ärztekammern, ➔ Zahnärztekammern, Landes(zahn)ärztekammern und ➔ Apothekerkammern zum Erlass beruflicher Vorschriften.

Karenztage/Karenzzeit

en *waiting period*
fr *délai de carence*

Karenztage bezeichnen die Frist, in der nach Beginn einer Arbeitsunfähigkeit keine ➔ Lohnfortzahlung bzw. Krankengeldzahlung (➔ Krankengeld) erfolgt. Arbeiter und Angestellte haben gegenüber ihrem Arbeitgeber einen Anspruch auf Lohnfortzahlung von sechs Wochen. Nach Ablauf der Lohnfortzahlung zahlen die Krankenkassen an ihre Versicherten Krankengeld, für dieselbe Krankheit allerdings längstens für 78 Wochen innerhalb von drei Jahren.

Kassen(zahn)arzt

➔ Vertragsarzt

Kassen(zahn)ärztliche Bundesvereinigung (KBV/KZBV)

en *National Association of Social Health Insurance-accredited Physicians/German National Association of Social Health Insurance-accredited Dentists*
fr *Association Nationale des Médecins (Dentistes) agréés par les Caisses*

Die KBV/ KZBV ist die politische Interessenvertretung der ➔ Vertrags(zahn)ärzte auf Bundesebene. Sie wird noch von den 23 ➔ Kassen(zahn)ärztlichen Vereinigungen (KVen/KZVen) der Länder als Körperschaft des öffentlichen Rechts mit einem Vorstand und einer Vertreterversammlung gebildet. Die KBV/KZBV ist für die Einhaltung der vertragsärztlichen Pflichten verantwortlich. In ihrem Kompetenzbereich liegen

- der Abschluss der ➔ Bundesmantelverträge,
- die Mitarbeit im ➔ Bundesausschuss der (Zahn-)Ärzte und Krankenkassen, insbesondere an den ➔ Richtlinien zur ➔ vertrags(zahn)ärztlichen Versorgung und
- die Mitarbeit an Aufgaben der

▶ Qualitätssicherung.

Aufgrund der Regelung durch das ▶ GKV-Modernisierungsgesetz soll die Arbeit der KBV/KZBV professionalisiert werden, indem die bisher ehrenamtlichen Vorstände (▶ KBV-Vorstand) durch hauptamtliche ersetzt und die ▶ Vertreterversammlung verkleinert werden (§ 79 SGB V).

Kassen(zahn)ärztliche Vereinigung (KV/KZV)

en *Regional Association of Social Health Insurance-accredited Physicians/Regional Association of Social Health Insurance-accredited Dentists*

fr *associations régionales des médecins (dentistes) agréés par les caisses*

Die Kassenärztlichen Vereinigungen und Kassenzahnärztlichen Vereinigungen sind Körperschaften des öffentlichen Rechts mit einer Vertreterversammlung und einem Vorstand als Selbstverwaltungsorgane (▶ Selbstverwaltung). Sie stehen unter der Aufsicht der für die ▶ Sozialversicherung zuständigen obersten Verwaltungsbehörden der Länder. Einer KV/KZV gehören alle Ärzte an, die an der ▶ vertragsärztlichen Versorgung teilnehmen (▶ Vertrags(zahn)ärzte/Kassenärzte). Kassenärztliche Vereinigungen werden in der Regel für den Bereich eines Bundeslandes errichtet. Aus historischen Gründen gibt es insgesamt 18 Kassenärztliche Vereinigungen in den alten Bundesländern und fünf Kassenärztliche Vereinigungen in den neuen Bundesländern. Die Kassenärztlichen Vereinigungen nehmen unter anderem die folgenden Aufgaben wahr:

- die Interessenwahrnehmung und Rechtswahrung gegenüber den Krankenkassen (▶ Krankenkassen, gesetzliche),
- die Einhaltung des ▶ Sicherstellungsauftrags einschließlich des ▶ Notdienstes/Notfalldienstes und die Gewährleistung einer ordnungsgemäßen Durchführung der Versorgung ggf. mit Disziplinarverfahren,
- den Abschluß der ▶ Gesamtverträge bzw. Verträge zu ▶ Modellvorhaben und ▶ Strukturverträge auf Landesebene, Verteilung der ▶ Gesamtvergütung und Erlaß der ▶ Honorarverteilungsmaßstäbe (HVM),
- die Durchführung von ▶ Wirtschaftlichkeitsprüfungen gemeinsam mit den Krankenkassen.

Aufgrund des ▶ GKV-Modernisierungsgesetzes (GMG) werden die Organisationsstrukturen der KVen derzeit gestrafft. Bestehen je nach Bundesland mehrere KVen mit weniger als 10.000 bzw. 5.000 Mitgliedern, müssen diese fusionieren (§ 79 SGB V). So werden sich die

KVen Nord-Württemberg, Süd-Württemberg, Nordbaden und Südbaden zur KV Baden-Württemberg (KVBW) zusammenschließen. Die bisher vier selbstständigen KVen in Koblenz, Pfalz, Rheinhessen und Trier werden in der KV Rheinland-Pfalz aufgehen. Infolge des GMG sind die KVen wie die Kassen(zahn)ärztliche Bundesvereinigung dazu gehalten, ihre Arbeit zu professionalisieren, ihre ehrenamtlichen Vorstände (KBV-Vorstand) durch hauptamtliche zu ersetzen und ihre Vertreterversammlungen zu verkleinern.

Kassen(zahn)arztrecht

Vertrags(zahn)arztrecht

Kassenabschlag/Kassenrabatt

Apothekenabschlag

Kassenarten

en *types of sickness funds*
fr *types de caisses d'assurance-maladie obligatoires*

Die gesetzliche Krankenversicherung (Krankenversicherung, gesetzliche) ist insgesamt in sieben Kassenarten aufgeteilt:

- die Allgemeine Ortskrankenkasse (AOK)
- die Betriebskrankenkasse (BKK)
- die Innungskrankenkasse (IKK)
- die Landwirtschaftliche Krankenkasse (LKK)
- die Seekrankenkasse
- die Bundesknappschaft
- die Ersatzkassen der Arbeiter- und Angestellten

Kassenwahl, freie

en *open enrolement*
fr *libre choix de la caisse d'assurance-maladie*

Seit dem 01.01.1996 haben alle Versicherten der gesetzlichen Krankenversicherung (Krankenversicherung, gesetzliche, GKV) das Recht, ihre Krankenkasse (Krankenkasse, gesetzliche) frei zu wählen. Zur Auswahl stehen

- die Allgemeine Ortskrankenkasse (AOK) des Beschäftigungs- oder Wohnorts,
- jede Ersatzkasse, die für den Beschäftigungs- oder Wohnort zuständig ist,
- die Betriebskrankenkasse (BKK) oder Innungskrankenkasse (IKK) des Betriebes, dem der Versicherte angehört,
- jede geöffnete BKK/IKK,
- die Krankenkasse, bei der zuletzt eine Mitgliedschaft bestand oder
- die Krankenkasse, bei der der Ehegatte versichert ist.

Von diesem Wahlrecht ausgenommen sind die kostenfrei versicherten Angehörigen in der Familienversicherung. Sie sind an die Wahlentscheidung des Mitglieds gebunden.

Kassenwechsel

→ Kassenwahl, freie

KBV (KBZV)

→ Kassen(zahn)ärztliche Bundesvereinigung

KBV-Vorstand

en *Ccouncil of the National Association of Social Health Insurance-accredited Physicians*

fr *conseil de direction de l'Association Nationale des Médecins agréés par les Caisses*

Der Vorstand vertritt die → Kassenärztliche Bundesvereinigung (KBV) gerichtlich und außergerichtlich. Insbesondere obliegt ihm der Abschluss von Verträgen und Vereinbarungen. Das Gremium ist nicht weisungsgebunden. Es muss seine Entscheidungen jedoch im Rahmen der geltenden Gesetze, der KBV-Satzung und aufgrund der Beschlüsse der Vertreterversammlung treffen.

Bisher bestand der KBV-Vorstand aus neun Personen, die nebenamtlich tätig waren. Dazu gehörten ein erster Vorsitzender, ein zweiter Vorsitzender und sieben Beisitzer. Vorstandsmitglieder mussten nicht notwendigerweise → Ärzte und/oder Vorsitzende einer der → Kassenärztlichen Vereinigungen sein. Das Gremium wurde alle vier Jahre gewählt. Infolge des → GKV-Modernisierungsgesetzes wird die KBV ihren Vorstand bis Ende 2004 hauptberuflich besetzen und auf höchstens drei Mitglieder verkleinern (§ 79 SGB V).

KHEntG

→ Krankenhausentgeltgesetz

KHG

→ Krankenhausgesetz

Klinische Forschung

en *clinical research*

fr *recherche clinique*

Umsatzträger eines pharmazeutischen Unternehmens sind seine Präparate. Diese Präparate stammen entweder aus der eigenen Forschung oder sind durch Lizenzabkommen zum Zwecke der Vermarktung von anderen Unternehmen oder forschenden Instituten erworben worden. In jedem Fall setzt die Entwicklung des Produkts Forschung voraus. Man unterscheidet hierbei zwischen präklinischer und klinischer Forschung: In der präklinischen Forschung (preclinical research – recherche pré-clinique) wird in Tierexperimenten die Substanz auf Wirksamkeit, Verträglichkeit und Sicherheit geprüft. Weiterhin werden Daten zum pharmakologischen Verhalten erhoben. In der klinischen Forschung werden die Substanzen, die die Phase des Tierexperiments überstanden haben, am Menschen erprobt.

In Phase-I-Untersuchungen werden an kleinen Gruppen mit gesunden, freiwilligen Probanden Sicherheit und Verträglichkeit überprüft, sowie pharmakologische Daten (Bioverfügbarkeit, Ausscheidung etc.) erhoben.
In Phase-II-Untersuchungen werden an kleinen Gruppen mit kranken, freiwilligen Probanden zusätzlich Daten zur Wirksamkeit ermittelt.
Haben die Studien dieser Phasen positive Resultate erbracht, geht die Entwicklung in die Phase III: Wirksamkeit und Verträglichkeit werden an einem großen Patientenkollektiv im Vergleich zum etablierten Präparat bei der jeweiligen Erkrankung untersucht.
Die Gestaltung dieser Studien, d. h. ihr Studiendesign, sollte dem potentiellen Vergleich Rechnung tragen. Um die Ergebnisse nicht zu beeinflussen, sollten möglichst weder Arzt noch Patient wissen, welches Medikament verabreicht wird. Dieses wird durch eine Verblindung erreicht: weder aus der Verpackung der Studienmedikation noch aus dem Medikament selbst lässt sich ablesen, um welches Präparat es sich im Einzelnen handelt. Bei einer ▶Doppelblindstudie wissen weder Arzt noch Patient, welches Medikament verabreicht wird. ▶Einfachblindstudie bedeutet, dass nur der Patient nicht erfährt, welches Medikament er erhält. Um sicher zu gehen, dass von ärztlicher Seite keine bewusste Auswahl der Patienten getroffen wird, erhalten die Patienten die in der Studie zu prüfenden Präparate meist nach einer Zufallsauswahl. Jedem Patienten wird eine Nummer zugewiesen, für die bereits ein bestimmtes „Medikamentenpäckchen“ vorgesehen ist. Hierin ist entweder die Prüfsubstanz oder das Vergleichspräparat (abhängig von der Verblindung kennt auch der Prüfarzt den Inhalt nicht). Diese zufällige Zuordnung wird ▶Randomisierung genannt. Neben den eben genannten Begriffen taucht häufig der Begriff „kontrolliert“ auf. Hiermit wird lediglich darauf hingewiesen, dass es sich um eine Vergleichsstudie handelt, wobei der Vergleich entweder ein anderes „vergleichbares“ Präparat, eine „vergleichbare“ Methode oder ein Scheinmedikament (▶Placebo) ist. Im letzten Fall spricht man auch von einer „Placebokontrolle“.
Wird die Studie nur in einem Zentrum (Klinik, Praxis) durchgeführt, spricht man von einer monozentrischen Studie. Sind es nur einige wenige Zentren, wird die Studie oligozentrisch, bei vielen Zentren wird sie multizentrisch genannt.
Weitere Beschreibungen, die das Design einer Studie betreffen, beziehen sich auf die Zeitachse der

Durchführung: ▸ Retrospektiv werden Studien genannt, deren Daten aus der Vergangenheit stammen und beispielsweise aus Krankenakten erhoben werden. Eine ▸ prospektive Studie soll Daten, die in der Zukunft (im Rahmen der Behandlung während einer Studie) anfallen, erst erheben.

Die Wirksamkeit eines neuen Präparates wird am Erreichen bestimmter Ziele festgemacht. Ein Präparat, welches den Blutdruck senken soll, wird somit an seiner Fähigkeit bewertet, den Bluthochdruck zu verringern. Hierbei ist jedoch der Parameter Bluthochdrucksenkung lediglich ein Ersatz- oder ▸ Surrogatparameter für das eigentliche klinische Ziel der Blutdrucksenkung. Ziel der Blutdrucksenkung ist es, die Folgeerkrankungen des Bluthochdrucks zu vermeiden, d. h. die Anzahl an Schlaganfällen, Herzinfarkten oder ähnlichen Ereignissen zu senken. Die Verringerung an ▸ Morbidität und ▸ Mortalität durch die Behandlung einer Erkrankung lässt sich somit als klinischer Endpunkt definieren.

Gelegentlich werden klinische Prüfungen dazu benutzt, über die eigentliche Klinik hinausgehende Fragestellungen (z. B. ökonomische) zu klären. Die Datenerhebung wird dann im Huckepackverfahren (▸ „piggy-back") zusammen mit der Datenerhebung für die klinische Prüfung durchgeführt.

Klinische Prüfungen der Phasen I–III dienen in den meisten Fällen der Zulassung eines Präparats (▸ Arz-

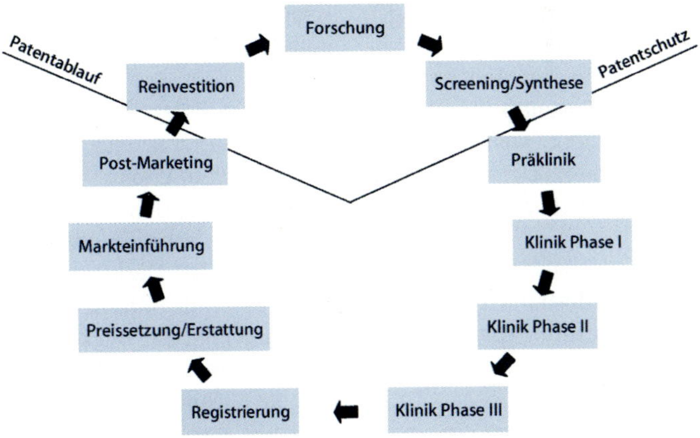

Klinische Forschung. Klinische Forschung im Lebenszyklus eines Arzneimittels.

neimittelzulassung). Hier werden einige tausend „ausgewählte“ Patienten, die strengen Ein- und Ausschlußkriterien genügen müssen, unter „Laborbedingungen“ untersucht. Mit Erteilung der Zulassung wird das Präparat einer breiten Öffentlichkeit zugänglich gemacht. Erst jetzt kann es seine „Alltagstauglichkeit“ unter Beweis stellen. Zur Dokumentation dieser Alltagstauglichkeit unter Aspekten der Sicherheit und Verträglichkeit werden so genannte Anwendungsbeobachtungen durchgeführt. Sie stellen eine Dokumentation dessen dar, was unter Praxisbedingungen ohne Beachtung von Ein- und Ausschlußkriterien tatsächlich passiert. Anders ausgedrückt könnte man eine Anwendungsbeobachtung als „Studie“ unter naturalistischen (Reale-Welt-) Bedingungen bezeichnen. Untersuchungen, wie Anwendungsbeobachtungen, werden auch als Postmarketingsurveillance bezeichnet, weil sie in der Postmarketing-Phase, d. h. nach der Zulassung, durchgeführt werden.

Klinische Studie/Klinische Studienformen (Studienphasen)

en *clinical study/types-/phases of clinical studies*

fr *essai clinique/phases d'un essai clinique*

In einer klinischen Studie soll der Nachweis der Wirkung einer Therapie unter kontrollierten Bedingungen erbracht werden. Sie ist eine wichtige Voraussetzung für die ▶Arzneimittelzulassung (im Rahmen des ▶Arzneimittelgesetzes ist der Nachweis von Qualität, Wirksamkeit und Verträglichkeit ausschlaggebend für die Zulassung von Arzneimitteln). Wirkstoffe, die die Phase des Tierexperiments durchlaufen haben, werden in der klinischen Studie am Menschen erprobt. Die Studie gliedert sich in drei Phasen (▶klinische Forschung).

Die Studienbedingungen werden im Voraus immer genau festgelegt und bestimmte Kontrollmechanismen angewendet. Bei der statistischen Auswertung der Studienergebnisse wird dann zwischen verschiedenen Auswertungsgruppen unterschieden.

Kohll/Decker-Urteil

en *Kohll/Decker verdict*

fr *arrêt Kohll/Decker*

Ende der 90er Jahre sorgten die Grundsatzentscheidungen in den Fällen Nicolas Decker und Raymond Kohll für Aufsehen. Der Luxemburger Nicolas Decker hatte in Belgien eine neue Brille erstanden und die Rechnung bei seiner Krankenkasse eingereicht. Diese lehnte die Zahlung jedoch ab. Raymond Kohll, ebenfalls aus Luxemburg, erging es ähnlich. Er ließ seine Tochter in Deutschland von einem Zahnarzt kiefer-orthopädisch behandeln, die Kasse verweigerte die Erstattung. Der Europäische Gerichtshof entschied: Die Kassen müssen zumindest die Kosten erstatten, die für die gleiche Leistung auch im Inland entstanden wären. Der nach diesem Urteil erwartete Gesundheitstourismus blieb aus, dennoch sind diese Urteile im Zuge des zusammenwachsenden Europas als wichtig anzusehen, da deutlich wird, dass die Leistungspflicht der Krankenkassen nicht an nationalen Grenzen endet.

Kollektivregress

en *collective regress*

fr *recours collectif*

Kollektivregress bedeutet, dass Vertragsärzte bei Überschreitung ihres regional festgelegten Budgets diese Überschreitung gemeinsam (kollektiv) auszugleichen haben, ohne Rücksicht darauf, ob einzelne der Ärzte tatsächlich für die Überschreitung verantwortlich sind. Diese Form des Kollektivregresses wurde 1993 eingeführt, allerdings nie durchgeführt. Ende 2001 wurde der Kollektivregress per Gesetz aufgehoben (Arznei- und Heilmittelbudget).

Kombinierte Budgets

en *combined budgets*

fr *budgets combinés*

Gemeinsame, sektorübergreifende Budgets etwa für ambulante Leistungen (ambulante Behandlung) und Arzneimittel oder ambulante und stationäre Leistungen werden als kombinierte Budgets bezeichnet.

Komplexgebühren

en *complex fees*

fr *redevances complexes*

Unter einer Komplexgebühr wird eine Gebühr für einen Komplex aus mehreren Leistungen verstanden. Die Abrechenbarkeit von Komplexgebühren ist im EBM in ihrer Häufigkeit begrenzt, um einer Mengenausweitung vorzubeugen.

Komponenten der Arzneimittelausgaben

en *components of expenditure*

fr *composantes des dépenses de pharmaceutiques*

Die Entwicklung der Arzneimittelausgaben für die Krankenversicherungen wird durch mehrere Komponenten bestimmt:

- Die Innovationskomponente beschreibt, welcher Teil der Ausgabenentwicklung auf der Verordnung innovativer Arzneimittel beruht.
- Die Mengenkomponente beschreibt die Veränderung im Ver-

ordnungsvolumen.

- Die Preiskomponente beschreibt Veränderungen durch Preisanpassungen von Arzneimitteln, ausgelöst durch Herstellereingriffe (Preissenkungen, -erhöhungen) oder staatliche Eingriffe (Preismoratorien, Preisspannenverordnungen).
- Die Strukturkomponente beschreibt, welcher Teil der Ausgabenentwicklung durch den Wechsel zu anderen Arzneimitteln oder, bei identischen Arzneimitteln, durch den Wechsel auf andere Packungsgrößen bedingt ist.

Kontrahierungszwang

en *legal obligation to contract*

fr *obligation de contracter*

Jede gesetzliche Krankenkasse (Krankenkasse, gesetzliche) ist verpflichtet, mit jeder versicherungspflichtigen Person, die sich über diese Krankenkasse versichern will, einen privatrechtlichen Vertrag abzuschließen, d. h. sie als Versicherte aufzunehmen, unabhängig von ihrem Alter, Gesundheitszustand und Einkommen. Der Kontrahierungszwang gilt nicht für nicht offene Betriebskrankenkassen und andere nicht geöffnete Kassen (IKK, See-Krankenkasse, Knappschaft). Auf der Angebotsseite ist jede Krankenkasse verpflichtet, mit allen Kassenärztlichen Vereinigungen und allen Plan-Krankenhäusern zu kontrahieren. Die Kassenärztlichen Vereinigungen vertreten die an der vertragsärztlichen Versorgung teilnehmenden Ärzte (Kassenärzte).

Konzertierte Aktion im Gesundheitswesen (KAiG)

en *concerted action in the public health sector*

fr *action concertée en matière de santé publique*

Die KAiG wurde zum 01.07.1977 durch das Krankenversicherungs-Kostendämpfungsgesetz eingeführt. Vom zuständigen Bundesminister wurden insgesamt 60 Vertreter unter anderem der Krankenversicherung (Krankenversicherung, gesetzliche) Ärzte, Krankenhausträger, Apotheker, Pharmazeutischen Industrie, Gewerkschaften, Arbeitgeberverbände, Länder und kommunalen Spitzenverbände einberufen. Deren Aufgabe war es, auf Grundlage medizinischer und wirtschaftlicher Orientierungsdaten, die einzelnen Versorgungsbereiche nach der Vorrangigkeit ihrer Aufgaben, vor allem hinsichtlich des Abbaus von Überversorgung und des Ausgleichs von Unterversorgung, zu bewerten. Die KAiG sollte Vorschläge zur Rationalisierung, Erhöhung der Effektivität und Effizienz im Gesundheitswesen entwickeln und gemeinsam abstimmen. Bei ihren Empfehlungen hatte die KAiG den Grundsatz der ▶Beitragssatzstabilität zu beachten. Sie wurde wissenschaftlich unterstützt durch den Sachverständigenrat für die konzertierte Aktion (▶Sachverständigenrat zur Begutachtung der Entwicklung) im Gesundheitswesen. Entgegen der gesetzlichen Vorgabe hat die KAiG zuletzt 1997 getagt. Sie wurde im Rahmen des ▶GKV-Modernisierungsgesetzes abgeschafft.

Kooperation für Transparenz und Qualität im Krankenhaus (KTQ)

en *cooperation for transparency and quality in hospitals*

fr *coopération pour la transparence et qualité à l'hôpital*

Die KTQ ist Träger eines Qualitätszertifikats, das speziell für die Zertifizierung deutscher Krankenhäuser zur Etablierung eines ▶Qualitätsmanagementsystems entwickelt wurde.

Gesellschafter der KTQ sind:

- ▶Bundesärztekammer
- Verband der Angestellten Krankenkassen – Arbeiter-Ersatzkassen-Verband e. V. (▶Ersatzkassen)
- Bundesverband der ▶Innungskrankenkassen
- BKK-Bundesverband (▶Betriebskrankenkassen)
- ▶Bundesknappschaft
- Bundesverband der ▶landwirtschaftlichen Krankenkassen (BLK)
- AOK-Bundesverband (▶Allgemeine Ortskrankenkassen)
- ▶Deutsche Krankenhausgesellschaft e. V. (DKG)
- Deutscher Pflegerat
- Bundesarbeitsgemeinschaft der Pflegeorganisationen

Koordinierungsausschuss

en *committee on coordination*

fr *comité de coordination*

Mit In-Kraft-Treten des ▶GKV-Modernisierungsgesetzes wurde der Koordinierungsausschuss in den ▶Gemeinsamen Bundesausschuss (G-BA) überführt. Als Rechtsnachfolger übernimmt der G-BA die Aufgabe, Anforderungen zu ▶Disease-Management-Programmen zu formulieren (§ 137f SGB V). Neu hinzu gekommen ist die Aufgabe, Richtlinien zum Katalog der seltenen Erkrankungen und hochspezialisierten Leistungen zu beschließen, die in zugelassenen Krankenhäusern ambulant erbracht werden können (§ 116b SGB V). Darüber hinaus soll der G-BA Empfehlungen zur Förderung der Qualitätssicherung in der Medizin (▶Qualitätssicherung) abgeben, die bislang die ▶Arbeitsgemeinschaft zur Förderung der Qualitätssicherung in der Medizin wahrgenommen hat.

Die Beschlüsse des Gemeinsamen Bundesausschusses sind für die Versicherten, die Krankenkassen, für die an der ambulanten ärztlichen Versorgung teilnehmenden ➲ Leistungserbringer und die zugelassenen ➲ Krankenhäuser verbindlich.

Kopfpauschale

en *capitation fee*

fr *somme forfaitaire per capita*

Eine Kopfpauschale ist eine Honorierungsform vertragsärztlicher Leistungen. Kopfpauschalen sind eine pro-Kopf-Abgeltung aller Leistungen zur ärztlichen Versorgung von Patienten in einem bestimmten Zeitraum. Art und Umfang der Leistungen sind für die Höhe der Vergütung ohne Belang. Je nach ➲ Gebührenordnung können sie mit einem festen Euro-Betrag oder mit ➲ Punkten bewertet werden. Die Höhe der ➲ Gesamtvergütung ergibt sich bei Kopfpauschalen als Produkt der Zahl der Kassenmitglieder mit dem Euro-Betrag der Pauschale. Hierbei tragen die ➲ Ärzte das ➲ Morbiditätsrisiko und die Kassen das Risiko eines Mitgliederzuwachses.

Derzeit wird die Kopfpauschale auch im Zusammenhang mit der gesetzlichen Krankenversicherung (➲ Krankenversicherung, gesetzliche, GKV) diskutiert. Der Begriff bezeichnet in diesem Zusammenhang die Finanzierung der GKV über fixe, einkommensunabhängige Beiträge. Die beitragsfreie Mitversicherung von nicht-berufstätigen Ehegatten entfiele. Kinder würden weiterhin beitragsfrei mitversichert. Da Versicherte mit geringeren Einkommen relativ stärker belastet würden, sind staatliche Transferzahlungen vorgesehen. Diese sollen dafür sorgen, dass kein Haushalt mehr als 14 % seines Einkommens für die Krankenversicherung aufwenden müsste. Die finanzielle Belastung des Bundeshaushalts aufgrund der erforderlichen Transferleistungen würde etwa 20 bis 25 Milliarden Euro betragen. Da aber gleichzeitig der Arbeitgeberbeitrag zur Krankenversicherung vollständig an die Beschäftigten als zu versteuerndes Einkommen ausgezahlt werden würde, stünden der Mehrbelastung des Bundeshaushalts höhere Steuereinnahmen gegenüber. Als weiteres konkurrierendes Finanzierungsmodell wird die ➲ Bürgerversicherung diskutiert.

Kosten

en *costs*

fr *coûts*

Kosten sind der meist in Geldeinheiten bewertete Ressourcenverbrauch, der für das Erbringen einer Gesundheitsleistung notwendig ist.

Direkte, indirekte, intangible Kosten	
1. Direkte Kosten ✓ Personalkosten (Arzt, Hilfspersonal) ✓ Sachkosten (Arzneimittel) ✓ Behandlungskosten durch Nebenwirkungen (Personal- und Sachkosten)	1. Direkter Nutzen Einsparungen bei: ✓ Behandlungskosten (Personal- und Sachkosten) ✓ Rentenzahlungen ✓ zukünftige Behandlungen
2. Indirekte Kosten ✓ Verdienstausfall ✓ Arbeitszeitverlust ✓ Produktionsausfall (Opportunitätskosten) ✓ zukünftige Gesundheitsausgaben durch erhöhte Lebenserwartung	2. Indirekter Nutzen geringerer Produktionsausfall durch: ✓ vermiedene Arbeitsunfähigkeit ✓ abgewandten Tod mehr Gesundheit durch: ✓ höhere Lebenserwartung ✓ Vermeidung von Krankheit ✓ Verhütung vorzeitiger Erkrankung ✓ Minderung des Krankheitsrisikos
3. Intangible Kosten unerwünschte Begleiterscheinungen (Nebenwirkungen) Verlust an Lebensfreude durch: ✓ veränderte Lebensweise ✓ psychische Belastungen (Angst, Schmerz, Kummer) ✓ Verminderung der Sicherheit, Verträglichkeit, Compliance	3. Intangibler Nutzen Gewinn an Lebensfreude durch: ✓ Vermeidung von Angst, Schmerz, Kummer, Leid (psychische Belastung), ✓ Verbesserung von Sicherheit, Verträglichkeit, Compliance ✓ Verbesserung der Lebensqualität

Kosten.

Kosten-(Nutzen)-Analyse

en *Cost (Benefit) Analysis*
fr *analyse du coût (et bénéfice)*
Kosten-(Nutzen)-Analyse wird im Deutschen häufig als Oberbegriff für verschiedene Methoden verwendet, die Kosten und/oder den Nutzen von Behandlungsmaßnahmen untersuchen.

Kosten, direkte

en *direct costs*
fr *coûts directs*
Zu den direkten Kosten zählt man die ▶Kosten, die bei der ▶Prävention, Diagnose, Therapie, ▶Rehabilitation und Langzeitbehandlung von Krankheiten anfallen können. Direkte Kosten entstehen bei der Inanspruchnahme von Leistungen innerhalb des Gesundheitssystems. Beispielsweise sind das Kosten für die ärztliche Behandlung, für die Krankenhausbehandlung, für ▶Arzneimittel und für Laboruntersuchungen. Die direkten Kosten werden in Geldeinheiten bewertet.

Gesundheitszustand	Nutzwert
Gesund	1,00
Postmenopausales Syndrom	0,99
Milde Anginapectoris	0,99
Schweres postphlebistisches Syndrom	0,98
Herzinssuffizienz NYHA II	0,90
Status nach Schlaganfall	0,79
Herzinssuffizienz NYHA III, IV	0,70
Schwere Angina Pectoris	0,50
Herzinsuffizienz NYHA IV hospitalisiert	0,30
Tod	0,00

Kosten-(Nutzen)-Analyse. Beispiele veröffentlichter Nutzwerte.

Kosten, indirekte

en *indirect costs*
fr *coûts indirects*

Indirekte Kosten sind Kosten, die aus Produktionsausfällen und verlorenen Arbeitstagen (Arbeitsunfähigkeit einer Person) infolge von Krankheit resultieren. Indirekte Kosten sind häufig schwer zu quantifizieren (Humankapitalansatz).

Kosten, inkrementelle

en *incremental costs*
fr *coûts de l'accroissement arbitraire*

Inkrementelle Kosten bezeichnen die Differenz der Kosten, die zwischen zwei alternativ betrachteten Therapieverfahren oder gesundheitsfördernden Programmen (Gesundheitsförderung) bestehen.

Kosten, intangible

en *non-measurable costs*
fr *coûts non mesurables*

Kosten von Auswirkungen, die sich entweder nicht quantifizieren lassen oder für die keine Bewertung über den Markt möglich ist. Im Bereich der Gesundheitsökonomie wird so häufig eine durch Krankheit verursachte Verschlechterung der Lebensqualität bezeichnet. Beispiele: Schmerzen, Leid, Depression, Verlust an Lebensfreude, Angst vor der Krankheit, vor wirtschaftlicher Abhängigkeit und sozialer Isolation.

Kosten-Analyse

en *Cost Analysis*
fr *analyse du coût*

Die Kostenanalyse ist die Grundlage einer ökonomischen Evaluation. Sie erfolgt unabhängig davon, ob von der medizinischen Behandlungsmaßnahme Wirkungen auf den Gesundheitszustand des Patienten ausgehen. Es werden keine Alternativen verglichen. Es lassen sich lediglich Aussagen über die Höhe und die Zusammensetzung der Kosten machen, z. B. direkte und indirekte Kosten.

Kostendämpfung

en *cost containment*

fr *réduction des coûts*

Das Grundprinzip der Kostendämpfung im deutschen Gesundheitswesen ist eine einkommensorientierte Ausgabenpolitik mit dem Ziel der ➲Beitragssatzstabilität.

Diese Vorgehensweise liegt hauptsächlich darin begründet, dass

- über die Beiträge der Versicherten fast die gesamte ambulante und stationäre Versorgung finanziert wird,
- Arbeitgeber und Arbeitnehmer die Beiträge zu gleichen Teilen tragen und somit Beitragssatzstabilität ein wichtiger Faktor für den Wirtschaftsstandort Deutschland ist.

Seit 1977 wurden verschiedene Kostendämpfungsgesetze erlassen, die z. B. ➲Budgets, ➲Festbeträge für Arzneimittel, erhöhte ➲Zuzahlungen einführten oder Leistungen aus dem ➲Leistungskatalog ausschlossen.

Kostendämpfungsgesetz

➲Kostendämpfung

Kostendeckungsprinzip

en *principle of cost recovery*

fr *principe de la couverture des frais*

Das Kostendeckungsprinzip ist ein Finanzierungsprinzip, welches dem ➲Leistungserbringer die Erstattung aller im Rahmen der Leistungserstellung entstandenen ➲Kosten sichert. Allerdings entstehen durch dieses Finanzierungsprinzip ökonomische Anreize zur „Kostenproduktion".

Kosten-Effektivität

en *cost-effectiveness*

fr *coût-efficacité*

Das Verhältnis zwischen (zusätzlichen) ➲Kosten und (zusätzlichen) ➲Effekten (z. B. symptomfreie Zeit, gerettete Lebensjahre, verhinderte Ereignisse) wird als Kosten-Effektivität bezeichnet. Die Effekte werden in natürlichen Einheiten gemessen. Kosten-Effektivität dient als Wirtschaftlichkeitskriterium bei der Betrachtung vergleichbarer Diagnose- und Behandlungsmethoden.

Kosten-Effektivitäts-Analyse

en *Cost Effectiveness Analysis*

fr *analyse coût-efficacité*

Die Kosten-Effektivitäts-Analyse ist eine Methode zum Vergleich der ➲Kosten von verschiedenen Therapiealternativen, bei der die Behandlungsresultate in der gleichen klinisch definierten Wirkungsdimension ausgedrückt werden. Dabei werden die Kosten in monetären Einheiten und die Ergebnisse in nicht-monetären Einheiten ausgedrückt. Solche nicht-monetären

Einheiten sind z. B. Anzahl geretteter Menschenleben, Anzahl gewonnener Lebensjahre, erfolgreich behandelte Fälle, reduzierte Krankheitsdauer, gewonnene Arbeitstage etc.

Kostenerstattungsprinzip

en *cost reimbursement principle*
fr *principe de remboursement des frais*

Das Kostenerstattungsprinzip gilt in der privaten Krankenversicherung (▶Krankenversicherung, private, PKV). Im Gegensatz zum ▶Sachleistungsprinzip der gesetzlichen Krankenversicherung (▶Krankenversicherung, gesetzliche, GKV) müssen Versicherte im Rahmen der Kostenerstattung grundsätzlich alle Kosten für Krankenbehandlungen zunächst selber tragen und bekommen diese dann ganz oder teilweise erstattet. Im Zuge des ▶GKV-Modernisierungsgesetzes ist es seit dem 01.01.2004 auch den Versicherten der gesetzlichen Krankenversicherung möglich, anstelle von Sachleistungen die Kostenerstattung zu wählen. Die GKV-Versicherten sind mindestens ein Jahr an das gewählte Erstattungsprinzip gebunden (§ 13 SGB V).

Kostenexplosion

en *cost explosion*
fr *explosion des coûts*

Kostenexplosion im Gesundheitswesen ist ein politisch umstrittener Begriff, mit dem aus Sicht der Verwender des Begriffs ein relativ starker Anstieg der Ausgaben im Gesundheitswesen gemeint ist. In den meisten Fällen wird der Begriff jedoch missbräuchlich für den Anstieg von ▶Kosten in bestimmten Sektoren (und nicht bezogen auf die gesamten ▶Gesundheitsausgaben) verwendet, da der Anteil der Gesundheitsausgaben am Bruttoinlandsprodukt in der Vergangenheit relativ konstant war (2002: 11 %). Die Finanzierungsproblematik der Krankenkassen resultiert neben gestiegenen Ausgaben vornehmlich aus verminderten Beitragseinnahmen, bedingt durch steigende Arbeitslosenzahlen und dem sinkenden Anteil sozialversicherungspflichtiger Einkommen.

Kosten-Minimierungs-Analyse

en *Cost Minimisation Analysis*
fr *analyse de minimisation du coût*

Die Kosten-Minimierungs-Analyse findet dann Anwendung, wenn die in den Vergleich einzubeziehenden medizinischen Maßnahmen hinsichtlich ihrer Wirksamkeit gleich sind, so dass nach der Alternative mit den geringsten ▶Kosten bei gleichem Ergebnis gesucht wird.

Kosten-Nutzen-Analyse

en *Cost Benefit Analysis*
fr *analyse coût-bénéfice*
Die Kosten-Nutzen-Analyse ist ein Verfahren zur Erfassung sämtlicher Wirkungen einer Behandlungsmethode. D. h. ▶ Kosten und ▶ Nutzen werden (soweit möglich) erfasst, in monetären Einheiten ausgedrückt und in Relation zueinander gesetzt.

Kosten-Nutzwert-Analyse

en *Cost Utility Analysis*
fr *analyse coût-utilité*
Die Kosten-Nutzwert-Analyse ist eine Analysemethode, bei der die ▶ Kosten monetär und die ▶ Nutzen als ▶ Nutzwerte ausgedrückt werden. Mit Hilfe dieser Methode, bei der mehrere Zielkriterien mit unterschiedlicher Bedeutung gleichzeitig Berücksichtigung finden und zu einem einheitlichen Zielsystem zusammengefaßt werden, können Behandlungsalternativen miteinander verglichen werden. Das ▶ QALY-Konzept, welches einen Vergleich verschiedenster medizinischer Interventionen erlaubt, wird hierbei häufig eingesetzt.

Kostenträger

en *payer*
fr *organisme payeur*
Das sind die Träger der ▶ Sozialversicherung, wie etwa Krankenkassen, die den Krankenversicherungsschutz gewährleisten und die anfallenden Kosten aus ihren Beitragseinnahmen tragen. Sie übernehmen die ▶ Kosten, sofern die Leistungen ausreichend, zweckmäßig und wirtschaftlich sind. Bei der Betrachtung der Wirtschaftlichkeit interessieren sich die Kostenträger im Allgemeinen für die direkten Kosten (▶ Kosten, direkte), die bei ihnen entstehen oder von ihnen erstattet werden müssen, sowie den direkten, bei ihnen entstehenden Einsparungen.

Krankenbehandlung (im Ausland)

en *medical treatment (abroad)*
fr *soins médicaux (à l'étranger)*
Alle Versicherten der gesetzlichen Krankenversicherung (▶ Krankenversicherung, gesetzliche, GKV) haben Anspruch auf eine ausreichende Krankenbehandlung. Dieser Anspruch umfasst insbesondere alle ärztlichen, psychotherapeutischen und zahnärztlichen Leistungen, Zahnersatz, Versorgung mit Arznei-, Verband-, Heil- und Hilfsmitteln, häusliche Krankenpflege und Haushaltshilfe (▶ häusliche Pflege), ▶ Krankenhausbehandlung und Leistungen zur ▶ Rehabilitation, die notwendig sind, eine Krankheit zu erkennen, zu heilen, in ihrer Entwicklung aufzuhalten oder Krankheitsbeschwerden zu lindern. Gesetzlich Krankenver-

sicherte haben in Ausnahmefällen einen Anspruch auf Leistungen im Ausland. Dies gilt für Mitglieder, die im Ausland beschäftigt sind und während dieser Beschäftigung erkranken, sowie für deren versicherte Familienangehörige (§ 17 SGB V). Auch bei Erkrankung während eines vorübergehenden Auslandsaufenthaltes, die eine unverzügliche Behandlung erfordert, hat die Krankenkasse die Behandlungskosten zu übernehmen (▶Auslandskrankenschein). Der Anspruch auf Erstattung besteht allerdings höchstens in Höhe der Vergütung, die die Krankenkasse bei Erbringung als Sachleistung im Inland zu tragen hätte. Sofern eine Krankheit nach allgemein anerkanntem Stand der medizinischen Erkenntnisse nur im Ausland behandelt werden kann, kann die Krankenkasse die Kosten der erforderlichen Behandlung auch ganz übernehmen (§ 13 SGB V). Kostenerstattung erfolgt in jedem Fall, wenn eine Behandlung im Ausland zwingend erforderlich ist und der Versicherte wegen einer Vorerkrankung oder seines Lebensalters keine private Krankenversicherung (▶Krankenversicherung, private) abschließen konnte (§ 18 SGB V). Der Europäische Gerichtshof (EuGH) hat mit den sog. ▶Kohll/Decker-Urteilen entschieden, dass die Grundsätze des freien Warenverkehrs (Artikel 30 EG-Vertrag) und der Dienstleistungsfreiheit (Artikel 59 EG-Vertrag) auch im Bereich der sozialen Sicherheit gelten. Erhalten Versicherte nach nationalem Recht Leistungen nach dem ▶Kostenerstattungsprinzip, besteht für solche Leistungen auch dann ein Anspruch auf Kostenerstattung gegen nationale Krankenkassen, wenn der Versicherte sich diese Leistung in einem EU-Mitgliedsstaat beschafft. Dieser Regelung ist durch das ▶GKV-Modernisierungsgesetz im neu geregelten § 13 SGB V entsprochen worden.

Krankengeld

en *sickness benefit/sick pay*
fr *indemnité journalière de maladie*

Im Falle von ▶Arbeitsunfähigkeit, ▶Krankenhausbehandlung oder bei definierten stationären Kuren (▶Kur) hat der Versicherte, soweit es sich um dieselbe Krankheit handelt, für die Dauer von maximal 78 Wochen innerhalb von drei Jahren ein Anrecht auf Krankengeld, welches 70 % des beitragspflichtigen Bruttoeinkommens und höchstens 90 % des Nettoarbeitsentgelts ausmacht (§§ 44 ff. SGB V). Das Krankengeld hat dabei eine Lohnersatzfunktion. Im Zuge des ▶GKV-Modernisierungsgesetzes ist das Krankengeld ab 2006 allein durch den Versicherten zu finanzieren, der Arbeitgeberanteil entfällt.

Krankenhaus

en *hospital*
fr *hôpital*

Ein Krankenhaus ist eine medizinische Einrichtung zur Erkennung und Behandlung von Krankheiten und zur Geburtshilfe. Die Wahl des Krankenhauses steht dem Patienten grundsätzlich frei. Voraussetzung für eine Behandlung im Krankenhaus ist die Einweisung durch einen niedergelassenen Arzt. Im Gegensatz zur ambulanten Behandlung in einer Arztpraxis spricht man von einer stationären Behandlung im Krankenhaus, wenn ein mehrtägiger Krankenhausaufenthalt eines Patienten notwendig ist. Allerdings werden in der Ambulanz eines Krankenhauses oder in der Poliklinik eines größeren Klinikkomplexes auch ambulante Untersuchungen oder Behandlungen durchgeführt, die in den örtlichen Arztpraxen nicht oder nur unzureichend möglich sind. Daneben ist ein Krankenhaus auch für die Ausbildung des Pflegepersonals zuständig.

Es gibt drei Gruppen von Krankenhausträgern: öffentliche wie Städte, Länder und Gemeinden, freigemeinnützige wie Wohlfahrtsverbände oder die Kirchen und private, häufig Gesellschaften mit beschränkter Haftung oder Aktiengesellschaften.

In der Krankenhausplanung der Länder werden häufig vier Versorgungsstufen unterschieden:

- Versorgungsstufe 1: Die Krankenhäuser leisten einen Beitrag zur Grundversorgung der Bevölkerung, vor allem in den Fachrichtungen Chirurgie oder Innere Medizin. Je nach Bedarf und Lage des Einzelfalls können sie auch beide Fachrichtungen umfassen. Sie sollen Belegärzten gleicher Fachrichtung die Möglichkeit geben, ihre Patienten gemeinsam zu behandeln (kooperatives Belegarztwesen, § 121 Abs. 1 SGB V).
- Versorgungsstufe 2: Die Krankenhäuser stellen – ggf. gemeinsam mit Krankenhäusern der ersten Versorgungsstufe – die Grundversorgung sicher. Sie müssen die Fachrichtungen Chirurgie und Innere Medizin umfassen. Wird ein entsprechender Bedarf festgestellt, können daneben die Fachrichtungen Gynäkologie und Geburtshilfe, Hals-Nasen-Ohrenheilkunde, Augenheilkunde und in besonderen Einzelfällen auch Urologie und Orthopädie vorgehalten werden. Sie sollen die Möglichkeit zur belegärztlichen Tätigkeit sicherstellen.
- Versorgungsstufe 3: Diese Kran-

kenhäuser erfüllen in Diagnose und Therapie auch überörtliche Schwerpunktaufgaben. Sie umfassen die Fachrichtungen der zweiten Versorgungsstufe. Sofern ein entsprechender Bedarf festgestellt wird, können daneben auch die Fachrichtungen Kinder- und Jugendmedizin, Neurologie und Mund-Kiefer-Gesichtschirurgie vorgehalten werden sowie zusätzlich auch psychiatrische Fachabteilungen.

- Versorgungsstufe 4: Diese Krankenhäuser müssen im Rahmen des Bedarfs mit ihren Leistungsangeboten über Krankenhäuser der dritten Versorgungsstufe wesentlich hinausgehen. Sie sollen hochdifferenzierte medizinisch-technische Einrichtungen vorhalten. Hochschulkliniken nehmen Aufgaben der vierten Versorgungsstufe wahr. Sie sind unter Berücksichtigung ihrer Aufgaben aus Forschung und Lehre in die Krankenhausplanung einzubeziehen.

Fachkrankenhäuser werden keiner Versorgungsstufe zugerechnet. Sie nehmen nur Kranke mit bestimmten Krankheitsarten oder aus bestimmten Altersstufen auf.

Krankenhausapotheke

en *hospital pharmacy*
fr *pharmacie hospitalière*

Eine Krankenhausapotheke ist entweder eine krankenhauseigene ▸Apotheke, eine krankenhausübergreifende Zentralapotheke oder auch eine öffentliche Apotheke. Sie übernimmt den Einkauf, die Bevorratung und Lagerhaltung von ▸Arzneimitteln für das betreffende ▸Krankenhaus/die betreffenden Krankenhäuser. Versorgt eine öffentliche Apotheke ein oder mehrere Krankenhäuser, wird oft auch von einer Versorgungsapotheke gesprochen.

Krankenhausbedarfsplanung

en *hospital plan at state level*
fr *planification hospitalière au niveau national et régional*

Als Krankenhausbedarfsplanung bezeichnet man die jährlich fortzuschreibende Planung der Krankenhauskapazitäten in einem Bundesland. Für die Planungsregionen (Versorgungsgebiete) soll eine abgestufte Versorgung durch Krankenhäuser unterschiedlicher Typen (Versorgungsstufen) gewährleistet sein (▸Krankenhaus). Maßgebend ist dabei die zumutbare Erreichbarkeit eines Krankenhauses. Der Bedarf eines Versorgungsgebiets wird über die sogenannte Bettenbedarfsformel bestimmt: Bettenbedarf = Einwohnerzahl * Krankenhaushäufigkeit * durchschnittliche Verweildauer/Bettennutzung. Daraus leiten sich die Planungen zur Errichtung, Ergänzung,

Stilllegung oder Umstellung von Krankenhäusern ab. Die Krankenhausbedarfsplanung ist Sache der Bundesländer. Die für den Betrieb eines Krankenhauses notwendigen Investitionen werden durch das ▸Krankenhausfinanzierungsgesetz geregelt (▸Investitionskosten). Voraussetzung für eine staatliche Förderung der Investitionen eines Krankenhauses ist, dass das Haus in den Bedarfsplan des entsprechenden Bundeslandes aufgenommen ist.

Krankenhausbehandlung

en *hospital/inpatient treatment*
fr *traitement hospitalier*

Eine Krankenhausbehandlung kann voll-, teil-, vor- und nachstationär sowie ambulant (▸ambulantes Operieren) erbracht werden. Grundsätzlich gilt für gesetzlich Krankenversicherte (▸Krankenversicherung, gesetzliche) die Rangfolge „ambulant vor stationär". Sie soll dem Wirtschaftlichkeitsprinzip Rechnung tragen. Eine vollstationäre Behandlung kommt nach Möglichkeit nur zum Einsatz, wenn ambulante Behandlungsmöglichkeiten ausgeschöpft sind.

Krankenhausentgeltgesetz (KHEntG)

en *Hospital Remuneration Act*
fr *loi sur la rénumération de l'hôpital*

Das Krankenhausentgeltgesetz regelt die Vergütung von voll- und teilstationären Leistungen und enthält Übergangsvorschriften zur Einführung der ▸DRGs.

Krankenhausfinanzierung

en *hospital financing; hospital funding*
fr *financement hospitalier*

Der Begriff Krankenhausfinanzierung bezeichnet die Finanzierung der Investitionen und des laufenden Betriebs eines ▸Krankenhauses. Die Finanzierung der Investitionen ist Sache der Krankenhausträger und der Bundesländer. Die Finanzierung des laufenden Betriebs erfolgt über die Abrechnung der behandelten Krankenhausfälle gegenüber den gesetzlichen Krankenkassen (▸Krankenkassen, gesetzliche), die die Krankenhausbehandlung vergüten. Die rechtlichen Grundlagen dafür sind das ▸Krankenhausfinanzierungsgesetz, das ▸Sozialgesetzbuch Fünftes Buch (SGB V), die ▸Bundespflegesatzverordnung (BPflV), das ▸Krankenhausentgeltgesetz (KHEntG), das ▸Fallpauschalengesetz (FPG) sowie die Krankenhausgesetze der Länder.

Krankenhausfinanzierung, duale

en *dual hospital financing*
fr *financement hospitalier dualistique*

Die Krankenhausfinanzierung erfolgt dual, d. h. die laufenden Betriebskosten müssen durch die Einnahmen des Hauses getragen werden. Sie werden somit aus der Vergütung, die das Krankenhaus von den Krankenkassen erhält, gezahlt. ▸Investitionskosten hingegen werden vom jeweiligen Bundesland getragen.

Krankenhausfinanzierung, monistische

en *monistic hospital finance system*
fr *financement hospitalier monistique*

Im Gegensatz zum dualen Finanzierungssystem (▸Krankenhausfinanzierung, duale) werden im monistischen System auch die ▸Investitionskosten vollständig über die Vergütung der Krankenkassen und somit über die Einnahmen des Krankenhauses finanziert.

Krankenhausfinanzierungsgesetz (KHG)

en *Hospital Finance Act*
fr *loi sur le financement hospitalier*

Gemäß § 1 KHG bezweckt das Gesetz die wirtschaftliche Sicherung der ▸Krankenhäuser, um eine bedarfsgerechte Versorgung der Bevölkerung mit leistungsfähigen, eigenverantwortlich wirtschaftenden Krankenhäusern zu gewährleisten und zu sozial tragbaren ▸Pflegesätzen beizutragen. Das Gesetz regelt die Investitionsförderung, die Vorschriften über Pflegesätze sowie die Einführung neuer Abrechnungsverfahren (▸Diagnosis Related Groups) für Krankenhäuser.

Krankenhaushaftung

▸Haftung des Arztes/Krankenhauses

Krankenhausteilöffnung

en *partial authorisation of hospitals for outpatient treatment*
fr *autorisation partielle des hôpitaux pour les soins ambulants*

Mit In-Kraft-Treten des ▸GKV-Modernisierungsgesetzes am 01.01.2004 wird die Teilöffnung der zugelassenen Krankenhäuser für die Erbringung ambulanter Leistungen ermöglicht. So können Krankenhäuser eine ▸ambulante Behandlung in den Regionen eines Bundeslandes erbringen, für die der Landesausschuss der Ärzte und Krankenkassen eine Unterversorgung festgestellt hat. (§ 116a SGB V). Die ▸Krankenkassen, die ▸Landesverbände der Krankenkassen oder die Verbände der ▸Ersatzkassen können mit zugelassenen Krankenhäusern innerhalb von ▸Disease Management Programmen Verträge über die ambulante Leistungserbringung abschließen (§ 116b SGB V Abs. 1).

Darüber hinaus können die Vertragspartner auch die ambulante Erbringung hochspezialisierter Leistungen beschließen und die ambulante Behandlung seltener Erkrankungen sowie Erkrankungen mit besonderen Krankheitsverläufen. Die in Frage kommenden Leistungen und Erkrankungen sind in einem Katalog verbindlich geregelt. Der Gemeinsame Bundesausschuss (G-BA) aktualisiert und ergänzt diesen Katalog. Am 16.03.2004 hat der G-BA die erste Überarbeitung des Katalogs beschlossen und auf seiner Homepage unter www.g-ba.de veröffentlicht.

Krankenhausversorgungsvertrag

en *hospital-supply contract*

fr *contrat sur les soins hospitaliers*

Der Versorgungsvertrag ist die Voraussetzung für die Erbringung von Krankenhausleistungen. Schließt ein Krankenhaus einen Versorgungsvertrag mit den Landesverbänden der Krankenkassen und den Verbänden der Ersatzkassen, darf es die (GKV-)Patienten zu Lasten der GKV (Krankenversicherung, gesetzliche) behandeln. Der Versorgungsvertrag ist für alle gesetzlichen Krankenkassen im Inland verbindlich. Er kann nicht geschlossen werden bzw. wird gekündigt, wenn das Krankenhaus keine wirtschaftliche und leistungsfähige Behandlung bietet oder wenn es keinen weiteren Bedarf an Krankenhausversorgung der Versicherten gibt. Hochschulkliniken und Plankrankenhäuser brauchen keinen solchen Vertrag, sie gelten per Gesetz als zugelassen.

Krankenkassen, gesetzliche

en *statutory health insurances*

fr *caisses d'assurance-maladie obligatoires*

Der Versicherungsschutz für Mitglieder der gesetzlichen Krankenversicherung (Krankenversicherung, gesetzliche, GKV) erfolgt durch gesetzliche Krankenkassen. Sie haben als Körperschaft des öffentlichen Rechts (KdöR) ihre eigene Selbstverwaltung und sind finanziell und organisatorisch unabhängig.

Krankenkassenmitglied

en *member of a statutory health insurance*

fr *membre d'une caisse d'assurance-maladie*

Jede versicherungspflichtige, beitragszahlende Person ist Mitglied einer Krankenkasse.

Krankenkassenversicherter

en *healthcare insurant*

fr *assuré d'une caisse d'assurance-maladie*

Versicherte einer Krankenkasse

sind die ▸Krankenkassenmitglieder und deren beitragsfrei mitversicherte Familienangehörige (Kinder, nicht arbeitender Ehepartner) (▸Familienversicherung).

Krankenschein

en *claims form*
fr *formulaire donnant droit aux prestations médicales*

Vor Einführung der ▸Krankenversichertenkarte im Jahr 1995 diente der Krankenschein sowohl als Versicherungsnachweis der GKV (▸Krankenversicherung, gesetzliche) als auch den ▸Leistungserbringern (z. B. dem ▸Arzt) als Abrechnungsgrundlage. Erhielt der Versicherte eine ärztliche Behandlung, so musste der Krankenschein für jede Abrechnungsperiode (Quartal) vorgelegt werden. Zur Beurteilung der Größe einer Arztpraxis wird auch heute noch von der abgerechneten „Scheinzahl" gesprochen.

Krankenversichertenkarte (KV-Karte)

en *health insurance card*
fr *carte d'assurance maladie*

Der bis Ende 1994 geltende Krankenschein wurde zum 01.01.1995 durch die Krankenversicherungskarte (KV-Karte), auch Chipkarte genannt, ersetzt. Die Karte ist einmal pro Quartal vor Beginn der Behandlung dem ▸Vertrags(zahn)arzt vorzulegen, um die Mitgliedschaft in der gesetzlichen Krankenversicherung (▸Krankenversicherung, gesetzliche, GKV) nachzuweisen und die Abrechnung der Behandlung mit den ▸Leistungserbringern zu ermöglichen. Sie ersetzt nicht die Überweisung zum Facharzt.

Die Chipkarte enthält reine Verwaltungsdaten wie z. B. Krankenkasse, Name, Geburtsdatum, Anschrift des Versicherten, Versichertennummer und Versichertenstatus. Angaben zum Gesundheitsstatus oder zu bisher erbrachten Leistungen dürfen aus Gründen des Datenschutzes nicht auf der Karte gespeichert sein (▸Datenschutz im Gesundheitswesen). Bei Mißbrauch der Karte hat die Krankenkasse einen Schadensersatzanspruch gegen den Karteninhaber. Um Mißbrauch vorzubeugen sind die Karten gemäß ▸GKV-Modernisierungsgesetz bis zum 01.01.2006 mit einem Lichtbild der Versicherten zu ergänzen. Bis dahin sollen die Karten auch zu einer elektronischen Gesundheitskarte erweitert werden (▸Gesundheitskarte, elektronische).

Krankenversicherung der Rentner (KVdR)

en *health insurance for pensioners*
fr *assurance-maladie des retraités*

Die KVdR ist eine Pflichtversicherung im Rahmen der gesetzlichen ▸Rentenversicherung (§§ 5, 247 und 249a SGB V). Sie tritt unter der Voraussetzung ein, dass der Versicherte einen Antrag auf Rente gestellt und bestimmte Vorversicherungszeiten als Pflichtversicherter oder als Angehöriger eines Pflichtversicherten in der gesetzlichen Krankenversicherung (▸Krankenversicherung, gesetzliche) erfüllt hat. Der Beitragssatz in der KVdR orientiert sich am allgemeinen ▸Beitragssatz der jeweiligen Krankenkasse. Zur Krankenversicherung der Rentner zahlen die Rentenversicherungsträger den halben Beitrag aus der jeweiligen Rente. Der entsprechende Betrag wird direkt von der Rente einbehalten und an die Krankenkassen überwiesen.

Krankenversicherung, gesetzliche (GKV)

en *statutory health insurance*
fr *assurance-maladie obligatoire*

Die Krankenversicherung dient der finanziellen Absicherung im Krankheitsfall.

In Deutschland besteht das Krankheitsversicherungssystem aus der gesetzlichen Krankenversicherung (GKV) und der privaten Krankenversicherung (▸Krankenversicherung, private, PKV), wobei ca. 90 % der Bevölkerung in der GKV und ca. 10 % in der PKV versichert sind. GKV und PKV unterscheiden sich grundlegend in der Organisation, Beitragserhebung und Leistungsgewährung. Die gesetzliche Krankenversicherung ist ebenso wie die ▸Rentenversicherung, die Arbeitslosenversicherung, die Un-

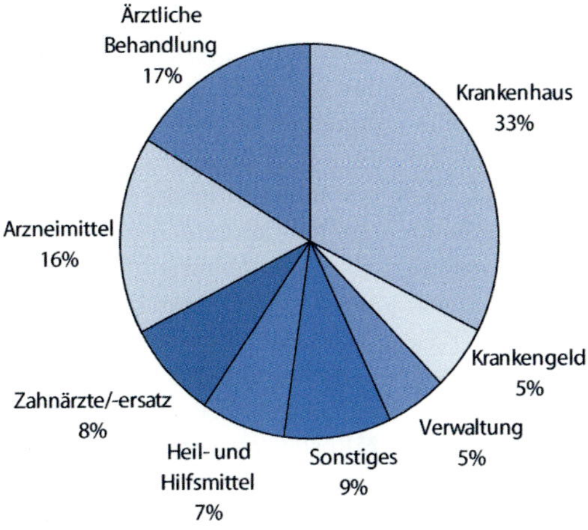

Krankenversicherung, gesetzliche (GKV). Verteilung der Ausgaben der GKV auf einzelne Sektoren. Die Gesamtsumme der GKV-Ausgaben betrug 2003 144,531 Mrd. Euro (ohne Risikostrukturausgleich).

fallversicherung (Unfallversicherung, gesetzliche) und die Pflegeversicherung Bestandteil des deutschen Sozialversicherungssystems (Sozialversicherung).
Zu den gesetzlichen Krankenversicherungen gehören laut § 4 SGB V die Allgemeinen Ortskrankenkassen, die Ersatzkassen, die Betriebskrankenkassen, die Innungskrankenkassen, die landwirtschaftlichen Krankenkassen, die See-Krankenkasse und für Bergleute die Bundesknappschaft. Alle gesetzlich Krankenversicherten haben den gleichen Leistungsanspruch.

Krankenversicherung, private (PKV)

en *private health insurance*
fr *assurance maladie privée*
Als private Krankenversicherung bezeichnet man die private Absicherung gegen Krankheit und deren Folgen bei einem Unternehmen der privaten Versicherungswirtschaft. Man bezeichnet auch die Versicherungsunternehmen, die der privaten Versicherungswirtschaft angehören, als gesamte Gruppe mit dem Begriff private Krankenversicherung. In der PKV gibt es keine Zwangsmitgliedschaft. Die Versicherung kommt durch einen freiwilligen Vertrag zwischen dem Unternehmen und dem Kunden zustande. Der Versicherungsschutz ist nach Art und Umfang nicht gesetzlich geregelt. Er richtet sich vielmehr nach Versicherungsbedingungen und vereinbarten Tarifen und wird zwischen den Parteien ausgehandelt. Die PKV kennt also nur freiwillig Versicherte. Der Abschluss eines Vertrages mit einer privaten Krankenversicherung ist denjenigen möglich, deren Einkommen oberhalb der Versicherungspflichtgrenze der gesetzlichen Krankenversicherung (Krankenversicherung, gesetzliche) liegt oder die einer selbständigen Tätigkeit nachgehen. Die Versicherungspflichtgrenze wird regelmäßig neu festgelegt. Daneben gibt es bestimmte Berufsgruppen, die ihre Krankenversicherung berufsständisch regeln können. In der PKV wird jede Person einzeln und individuell nach ihrem Bedarf versichert. Es gilt der Grundsatz der individuellen Versicherung. Für jede Person wird ein eigener Versicherungsvertrag mit einem eigenen Beitrag abgeschlossen. Für die Beitragshöhe ist in der PKV das Alter und der Gesundheitszustand zu Beginn der Versicherung sowie das Geschlecht und der Umfang des gewählten Versicherungsschutzes maßgeblich. Bei den Leistungen gilt in der PKV grundsätzlich das Kostenerstattungsprinzip. Der Versicherte reicht nach Erbringung der Leistung seine Rechnungen bei

der Versicherung ein und bekommt den Rechnungsbetrag je nach vereinbarten Tarifen ganz oder teilweise erstattet.

Krankheitskosten- Analyse

en *cost of illness study*

fr *analyse du coût des maladies*

Die Krankheitskosten-Analyse ermittelt grundsätzlich alle Kosten einer Erkrankung, um die ökonomischen Auswirkungen dieser Erkrankung beurteilen zu können. In den meisten Fällen beschränkt sich die Krankheitskostenanalyse auf die Ermittlung der direkten und indirekten ➤Kosten einer bestimmten Krankheit. Mit Hilfe dieser Analyse kann die volkswirtschaftliche Bedeutung einer bestimmten Krankheit eingeschätzt werden. Sie kann darüber hinaus als Grundlage für eine Kostenschätzung dienen, mit deren Hilfe sich der mögliche wirtschaftliche Erfolg einer neuen Behandlungsmethode beurteilen lässt (➤Gesundheitsökonomische Evaluation).

Künstlersozialkasse (KSK)

en *artists' social insurance*

fr *sécurité sociale des artistes*

Seit 1983 bietet das Künstlersozialversicherungsgesetz (KSVG) selbständigen Künstlern und Publizisten sozialen Schutz in der Renten-, Kranken- und Pflegeversicherung. Wie alle Arbeitnehmer zahlen die Künstler und Publizisten nur eine Hälfte des Beitrages. Die andere Hälfte trägt die Künstlersozialkasse. Die Mittel dafür stammen zum einen aus Zuschüssen des Bundes und zum anderen aus der Künstlersozialabgabe, einer Abgabe von Unternehmen, welche künstlerische Leistungen verwerten. Wie die anderen gesetzlichen Krankenkassen (➤Krankenkassen, gesetzliche) auch, prüft die KSK die Zugehörigkeit zum versicherungspflichtigen Personenkreis und fungiert als Einzugsstelle des Beitragsanteils der Versicherten, der Künstlersozialabgabe sowie des Bundeszuschusses.

Im Gegensatz zu den anderen Kassen ist die KSK jedoch nicht für die Durchführung der Versicherungen zuständig, sondern kümmert sich ausschließlich um An- und Abmeldung und Weiterleitung der Beiträge.

Kur

en *convalescence treatment*

fr *cures de convalescence et de rééducation fonctionnelle*

Eine Kur ist ein spezielles Heilverfahren, welches meist in Heilbädern und Kurorten durchgeführt wird (§§ 23, 24 und 40 SGB V). In der gesetzlichen Krankenversicherung (➤Krankenversicherung, gesetzliche, GKV) können medizinische Vorsorgeleistungen und Rehabilitationsmaßnahmen (Rehabilitation) als Kuren durchgeführt werden. Müttern können auch Müttergenesungskuren und Mutter-Kind-Kuren bewilligt werden. Je nach Behandlungsbedarf können die Kuren ambulant oder stationär erfolgen. Für stationäre Kuren müssen Zuzahlungen pro Tag Kuraufenthalt geleistet werden.

KV (KZV)

Kassen(zahn)ärztliche Vereinigung

KVdR

Krankenversicherung der Rentner

KVdS

Krankenversicherung der Studenten

L

Laborgemeinschaft

en *joint laboratory*

fr *groupement de laboratoires*

Die Laborgemeinschaft ist eine besondere Kooperationsform von ▶ Ärzten. Mehrere Ärzte schließen sich zusammen, um Laboruntersuchungen mit eigener räumlicher und personeller Ausstattung wirtschaftlich durchzuführen. Laborgemeinschaften übernehmen für die zur Gemeinschaft gehörenden Ärzte Laboruntersuchungen. Dabei regeln die Laborrichtlinien, wie eine Laborgemeinschaft zu führen ist sowie welche Leistungen sie erbringen und abrechnen darf.

Länderausschuss

en *regional committee*

fr *comité régional*

Der Länderausschuss besteht aus den Vorsitzenden der ▶ Kassenärztlichen Vereinigungen (KVen). Ihm gehören weiterhin zwei außerordentliche Mitglieder an. Die Mitwirkung des Länderausschusses ist laut Satzung der ▶ Kassenärztlichen Bundesvereinigung (KBV) bei einer Reihe von Vorstandsentscheidungen vorgeschrieben. Darunter fallen der Abschluss, die Kündigung und die Änderung von Verträgen über die ärztliche Versorgung.

Landeskrankenhausgesellschaft

en *Regional Hospital Association*

fr *association régionale d'hôpitaux*

▶ Krankenhäuser schließen sich in den einzelnen Bundesländern als privatrechtliche Vereine zu Landeskrankenhausgesellschaften zusammen. Obwohl kein Beitrittszwang für einzelne Häuser unterschiedlicher Träger existiert, schließt die Landeskrankenhausgesellschaft mit verbindlicher Wirkung für alle Krankenhäuser eines Bundeslandes mit den ▶ Landesverbänden der Krankenkassen Verträge

- über die ▶ Krankenhausbehandlung (§ 112 SGB V) oder
- zur ▶ Wirtschaftlichkeitsprüfung (§ 113 SGB V)

sowie mit den ▶ Kassen(zahn)ärztlichen Vereinigungen (KVen)

- zum ▶ Belegarztwesen oder
- zum ▶ Notdienst/Notfalldienst (§ 115 SGB V)

(▶ Deutsche Krankenhausgesellschaft (DKG)).

Landesschiedsamt

▶ Schiedsverfahren

Landesverbände der Krankenkassen

en *Regional Associations of*

Statutory Health Insurances
fr *associations régionales des caisses-maladies obligatoires*

Die Krankenkassen (Krankenkassen, gesetzliche) bilden in jedem Bundesland für jede Kassenart jeweils einen eigenständigen Landesverband. Diese sind Körperschaften des öffentlichen Rechts. Die Landesverbände der Krankenkassen unterstützen ihre Mitgliedskassen bei der Erfüllung ihrer Aufgaben durch:

- Sammlung und Aufbereitung von statistischem Material zu Verbandszwecken,
- Abschluss und Änderung von Verträgen, insbesondere mit anderen Trägern der Sozialversicherung, soweit sie von der Mitgliedskasse hierzu bevollmächtigt worden sind,
- Übernahme der Vertretung der Mitgliedskassen gegenüber anderen Trägern der Sozialversicherung, Behörden und Gerichten,
- Entscheidung von Zuständigkeitskonflikten zwischen den Mitgliedskassen,
- Förderung und Mitwirkung bei der beruflichen Aus-, Fort- und Weiterbildung der bei den Mitgliedskassen Beschäftigten,
- Arbeitstagungen, Entwicklung und Abstimmung von Verfahren und Programmen für die automatische Datenverarbeitung, den Datenschutz und die Datensicherung sowie
- den Betrieb von Rechenzentren in Abstimmung mit den Mitgliedskassen.

Darüber hinaus unterstützen die Landesverbände der Krankenkassen die zuständigen Behörden in Fragen der Gesetzgebung und Verwaltung.

Landesversicherungsanstalt (LVA)

en *Regional Insurance Institute*
fr *institut d'assurance régional*

Die Landesversicherungsanstalt ist der gesetzliche Träger der Rentenversicherung der Arbeiter. Ebenso trägt die LVA Leistungen der Rehabilitation, um kranken Arbeitnehmern den Wiedereinstieg ins Berufsleben zu ermöglichen. Im Gegensatz zur Bundesversicherungsanstalt für Angestellte (BfA) handelt es sich bei der LVA nicht um eine zentral organisierte Institution sondern um einzelne, den Bundesländern zugeordnete Einrichtungen.

Landwirtschaftliche Krankenkassen (LKK)

en *Agricultural Sickness Funds*
fr *caisses d'assurance-maladie des travailleurs agricoles*

Unternehmer und Beschäftigte in der Land- und Forstwirtschaft sind Pflichtmitglieder in der Krankenversicherung der Landwirte gemäß dem Gesetz über die Krankenversicherung der Landwirte (§ 166 SGB V). Die LKKen sind bei den landwirtschaftlichen ➤Berufsgenossenschaften errichtet. Ihre Spitzenorganisation ist der Bundesverband der landwirtschaftlichen Krankenkassen (BLK).

Lauer-Taxe

➤Große Deutsche Spezialitätentaxe

Lebensqualität

en *quality of life*
fr *qualité de vie*

Eine abschließende Definition von Lebensqualität (LQ) gibt es bisher nicht. Die allgemein geläufige und umgangssprachlich benutzte Definition der Lebensqualität drückt eine Summe von Zielen, Werten und Prinzipien aus, die der Mensch im Laufe seines Lebens realisieren kann. Sicherheit, Länge des Lebens, Gesundheit, gesellschaftlicher Wohlstand und Anerkennung sind nur einige Beispiele. Die Dimensionen der Lebensqualität in der Medizin orientieren sich mehr am Begriff der subjektiven Gesundheit, wie er von der Weltgesundheitsorganisation (WHO) definiert wurde, und beziehen sich auf die körperliche, psychische, soziale und alltagsbezogene Kompetenz bei der befragten Person sowohl hinsichtlich ihres Erlebens als auch ihres Verhaltens. In diesem Zusammenhang wird auch von gesundheitsbezogener Lebensqualität gesprochen.

Definiert wird gesundheitsbezogene Lebensqualität als ein multidimensionales Konstrukt, welches körperliche, mentale, soziale und verhaltensbezogene Komponenten des Wohlbefindens und der Funktionsfähigkeit aus Sicht der Patienten und/oder der von Beobachtern beinhaltet.

In diesem Kontext ist die Lebensqualität ein Merkmal, das subjektiv verankert ist. Es beschreibt die subjektive Befindlichkeit und Kompetenz des Individuums, die einem ständigen Wandel unterliegen. Als eine Variable hängt die LQ von sich ständig ändernden Rahmenbedingungen ab. Deshalb besteht auch die wichtigste Aufgabe der empirischen LQ-Forschung darin, Veränderungen der Lebensqualität zu messen.

Um Lebensqualität zu bestimmen, sind folgende Komponenten des Befindens und Verhaltens zu berücksichtigen:

- krankheitsbedingte körperliche Beschwerden,
- psychische Verfassung und Leistungsfähigkeit,
- Funktionstüchtigkeit im Alltagsleben und
- Ausgestaltung der zwischen-

menschlichen Interaktionen.

Nach Einführung des Konstrukts in die medizinische Forschung ist seit den 50er Jahren ein exponentieller Anstieg der Bearbeitung von Fragen der Lebensqualität zu verzeichnen. Entsprechend vielfältig sind auch die Instrumente, die zur Messung der Lebensqualität zum Einsatz kommen.

Bei diesen so genannten Lebensqualitätsfragebögen wird zwischen allgemeinen und krankheitsspezifischen Bögen unterschieden. Zu den bekanntesten unspezifischen Fragebögen gehören:

- Short-Form 36
- Short-Form 12
- EQ-5D (EuroQoL)
- Nottingham Health Profile
- Sickness Impact Profile

Leistungsanspruch

en *right of service*

fr *droit aux prestations*

Ein Anspruch auf Sozialleistungen entsteht, sobald die im Gesetz geforderten Voraussetzungen vorliegen. Im Bereich der Gesundheit sind die Voraussetzungen im ▸ Sozialgesetzbuch angegeben, u. a. Krankheit und Mutterschaft. Der Anspruch kann sich auf Sachleistungen (Behandlung) oder Geldleistungen (Kranken- oder Mutterschaftsgeld) beziehen.

Der Anspruch ruht bei Auslandsaufenthalten, bei Zivil-/Armeedienst, bei Haft, bei Anspruch auf Heilfürsorge und bei Erhalt gleichartiger Leistungen vom Unfallversicherungsträger.

Er erlischt mit dem Ende der Mitgliedschaft in der Versicherung.

In der GKV (▸ Krankenversicherung, gesetzliche) können die Versicherten ihre Leistungsansprüche immer geltend machen. In der PKV (▸ Krankenversicherung, private) gibt es Wartezeiten, in denen trotz Mitgliedschaft kein Leistungsanspruch besteht.

Leistungsausgaben

en *expenditure on benefits*

fr *dépenses pour prestations de santé*

Leistungsausgaben fallen für alle im ▸ Leistungskatalog aufgeführten Gesundheitsleistungen an.

Leistungsausgaben sind alle Ausgaben der Träger der GKV (▸ Krankenversicherung, gesetzliche), mit Ausnahme der Netto-Verwaltungskosten und der so genannten sonstigen Ausgaben. In der Hauptsache sind Leistungsausgaben Ausgaben für ambulante und stationäre Behandlung (▸ ambulante Behandlung, ▸ Krankenhausbehandlung), ▸ Arzneimittel, Zahnbehandlung und Zahnersatz, ▸ Heil- und Hilfsmittel, ▸ Krankengeld, ▸ Kuren, ▸ Fahrtkosten und häusliche Krankenpflege (▸ häusliche Pflege).

Von ▸ Gesamtausgaben der gesetzlichen Krankenkassen wird gesprochen, wenn zu diesen Leistungsausgaben die Netto-Verwaltungskosten und die sonstigen Kosten addiert werden.

Leistungsempfänger

en *beneficiary/recipient*
fr *bénéficiaire d'une prestation*

Leistungsempfänger oder Leistungsbezieher sind diejenigen, die Leistungen in Anspruch nehmen.

Leistungserbringer

en *provider of services/healthcare provider*
fr *prestataire de services de santé*

Mit diesem Begriff sind alle Personen und Einrichtungen gemeint, mit denen Krankenversicherungen (▶Krankenversicherung, gesetzliche) zur Versorgung ihrer Versicherten zusammenarbeiten: ▶Vertrags(zahn)ärzte, Psychotherapeuten, ▶Krankenhäuser, ▶Apotheken, Erbringer von Heil- und Hilfsmittelleistungen, Hersteller von ▶Arzneimitteln, Hebammen, Personen, Einrichtungen und Unternehmen, die Leistungen häuslicher Krankenpflege, häuslicher Pflegehilfe, ▶häuslicher Pflege oder Haushaltshilfe erbringen, Rettungsdienste und Krankentransportunternehmen (§§ 69 und 70 SGB V).

Leistungserbringung, persönliche

en *personal provision of service*
fr *prestation personnelle de service*

Die ärztliche Berufsordnung regelt, dass die ärztliche Tätigkeit als Dienstleistung regelmäßig persönlich zu leisten ist. Hilfstätigkeiten fallen nur bei verantwortlicher Mitwirkung durch Anleitung oder Beaufsichtigung unter die persönliche Leistungserbringung.

Leistungskatalog

en *catalogue of benefits*
fr *catalogue des prestations*

Der Leistungskatalog umfasst alle Leistungen der gesetzlichen Krankenversicherung (▶Krankenversicherung, gesetzliche), auf die Versicherte gegenüber den Krankenkassen einen Anspruch haben.
Enthalten sind Maßnahmen zur:

- Krankheitsverhütung (auch Empfängnisverhütung, Sterilisation aus medizinischen Gründen und Schwangerschaftsabbruch) laut §§ 20–24b SGB V,
- Krankheitsfrüherkennung laut §§ 25 u. 26 SGB V und
- Behandlung von Krankheiten laut §§ 27–52 SGB V.

Außerdem besteht Anspruch auf medizinische und ergänzende Leistungen zur ▶Rehabilitation, um drohender Behinderung und ▶Pflegebedürftigkeit vorzubeugen bzw.

sie bei Eintritt zu beseitigen, zu bessern oder eine Verschlimmerung zu verhüten. Der ▸Gemeinsame Bundesausschuss (G-BA) überprüft den Leistungskatalog kontinuierlich auf den diagnostischen und therapeutischen Nutzen der einzelnen Leistungen.

Leitlinien

en *guidelines*
fr *directives*

Leitlinien sind systematisch entwickelte Darstellungen und Empfehlungen mit dem Zweck, ▸Ärzte und Patienten bei der Entscheidung über angemessene Maßnahmen der Krankenversorgung (▸Prävention, Diagnostik, Therapie und Nachsorge) unter spezifischen medizinischen Umständen zu unterstützen.

Leitlinien geben den Stand des Wissens (Ergebnisse von kontrollierten ▸klinischen Studien und Wissen von Experten) über effektive und angemessene Krankenversorgung zum Zeitpunkt der „Drucklegung" wieder. In Anbetracht der kontinuierlichen Fortschritte wissenschaftlicher Erkenntnisse und der Technik müssen periodische Überarbeitungen, Erneuerungen und Korrekturen vorgenommen werden.

Leitlinien sind als valide (▸Validität) anzusehen, wenn durch ihre Befolgung die erwarteten gesundheitlichen und ökonomischen Resultate auch tatsächlich erzielt werden. Für die Entwicklung von Leitlinien haben sich verschiedene Verfahren (formales Konsensverfahren, dezentrales Verfahren bottom-up, zentrales Verfahren top down, rein evidenz-basiertes Verfahren (▸evidenzbasierte Medizin) herausgebildet. Zur Qualitätssicherung der Leitlinienentwicklung und -auswahl wurde eine ▸Clearingstelle für Leitlinien eingerichtet.

Die Empfehlungen der Leitlinien können nicht unter allen Umständen angewendet werden. Die Entscheidung darüber, ob einer bestimmten Empfehlung gefolgt werden soll, muss vom ▸Arzt unter Berücksichtigung der beim individuellen Patienten vorliegenden Gegebenheiten und der verfügbaren ▸Ressourcen getroffen werden.

Lifestyle-Medikamente

en *lifestyle drugs*
fr *médicaments du bien-être*

Als Lifestyle-Medikamente bzw. Lifestyle-Präparate werden ▸Arzneimittel bezeichnet, die vor allem die ▸Lebensqualität und das individuelle Wohlbefinden steigern und gegen Symptome gerichtet sind, die nicht die Definition von Krankheit erfüllen (z. B. Präparate gegen Haarausfall). Sie können auch gegen Gesundheitsstörungen wirken, die ohne Arzneimittel therapiert werden könnten (z. B. Präparate gegen Fettleibigkeit als Diätersatz). Im Zuge des GKV-Modernisierungsgesetzes wurden Arzneimittel von der Erstattung durch die Krankenkassen (Krankenkassen, gesetzliche) ausgeschlossen, bei deren Anwendung nach Auffassung des Gesetzgebers eine Erhöhung der Lebensqualität im Vordergrund steht. Nichterstattungsfähig sind demnach insbesondere Arzneimittel

- zur Behandlung der erektilen Dysfunktion, der Anreizung sowie Steigerung der sexuellen Potenz,
- zur Raucherentwöhnung,
- zur Abmagerung oder zur Zügelung des Appetits,
- zur Regulierung des Körpergewichts oder
- zur Verbesserung des Haarwuchses.

LKK

Landwirtschaftliche Krankenkassen

Lohnfortzahlung im Krankheitsfall

Krankengeld

LVA

Landesversicherungsanstalt

M

Mail Order Pharmacy

➲Versandapotheke

Malus-Regelung

➲Bonus-Malus-Regelung

Managed Care

en *Managed Care*
fr *soins contrôlés*

Managed Care bedeutet sinngemäß „gesteuerte Versorgung". Es handelt sich hierbei um ein in den USA entwickeltes System der Gesundheitsversorgung, in dem der ➲Kostenträger den Einsatz der Leistungen und deren ➲Kosten steuert. Managed Care Organisationen, zu denen in den USA insbesondere die ➲HMOs zählen, übernehmen nicht nur die Versicherung, sondern auch die medizinische Versorgung der Patienten. Das wirtschaftliche Behandlungsrisiko wird durch prospektive Vergütungsformen wie ➲Kopfpauschalen und ➲Fallpauschalen auf den Leistungsanbieter übertragen. Die Versorgungssteuerung erfolgt über Managed Care Techniken wie z. B. ➲Case Management, ➲Disease Management und ➲Leitlinien. Ziele von Managed Care sind eine verbesserte Behandlungsqualität bei gleichzeitiger Kosteneinsparung. Ansätze zur Versorgungssteuerung auch durch Versicherer finden sich in Deutschland in einigen Arztnetzen (➲Praxisnetz) und ➲Modellvorhaben.

Marburger Bund (MB)

en *Association of Employed and Civil Service Physicians*
fr *association des médecins employés et fonctionnaires*

Der Marburger Bund ist die im Jahr 1974 gegründete gesundheits-, berufspolitische und gewerkschaftliche Interessenvertretung der angestellten und beamteten Ärztinnen und Ärzte (➲Arzt/Ärztin) in Deutschland. Seine politischen Ziele sind unter anderem die Verbesserung der Arbeitsbedingungen im ➲Krankenhaus und die Förderung der Weiterbildung sowie der Erhalt der Niederlassungsfreiheit. Im MB sind rund 80.000 Mitglieder in 14 Landesverbänden und einem Bundesverband organisiert.

Marginalanalyse

➲Grenzkostenanalyse

Markov-Modell

en *Markov-model*
fr *modèle de Markov*

Ein Markov-Modell enthält eine endliche Zahl von unverbundenen Gesundheitszuständen, die vom Patienten durchlaufen werden können. Die so genannten Übergangswege geben die möglichen Ereignisse im zeitlichen Verlauf an. Der zeitliche Verlauf wird in diskrete Zeitintervalle eingeteilt, in denen die Übergangswahrscheinlichkeiten zwischen den einzelnen Gesundheitszuständen allein vom momentanen Gesundheitszustand abhängen. Markov-Modelle werden angewandt, wenn aus medizinischen oder ökonomischen Gründen längere Zeiträume der Betrachtung gewählt werden sollten.

Das folgende Beispiel arbeitet mit den Gesundheitszuständen „gesund“, „erkrankt“, „tot“ und geht von einer chronischen Erkrankung aus. Es zeigt, wie in einem einfachen Blasendiagramm Markov-Modelle veranschaulicht werden können.

Die Übergänge lassen sich auch mit einer anderen Darstellungsweise wie folgt abbilden:

In diesem Beispiel wird das Stadium „tot“ auch absorbierendes Stadium genannt, da sich nach genügend langer Laufzeit des Modells alle Personen in diesem Stadium befinden.

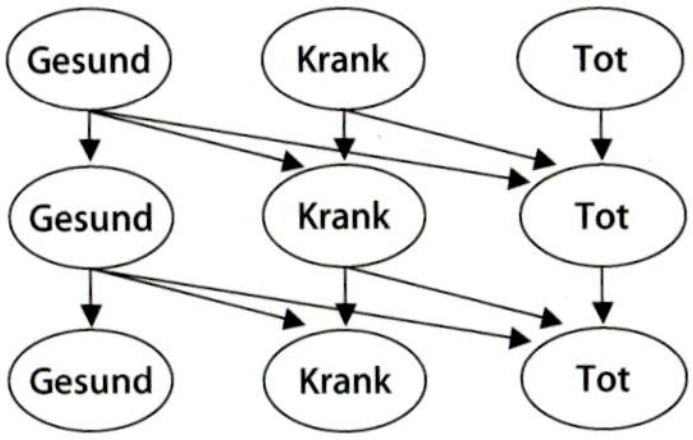

Markov-Modell. Übergangswege.

Markov Modelle stellen sich als realitätsnäher dar als reine Entscheidungsbäume, wenn es darum geht, zeitlich lange Abläufe zu betrachten.

Maximalprinzip

▶ Effizienz

MB

▶ Marburger Bund

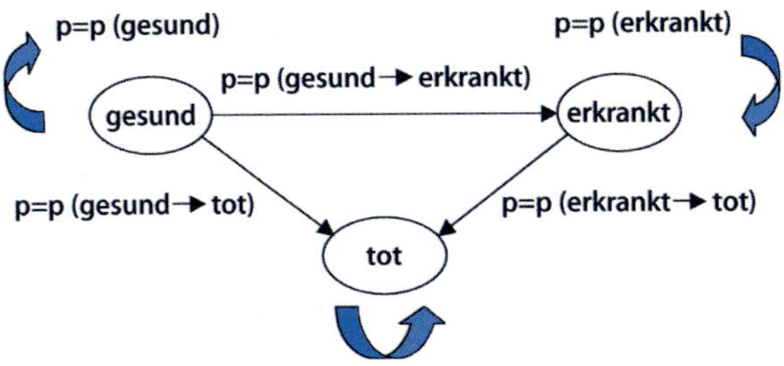

Markov-Modell.

MDK

▶ Medizinischer Dienst der Krankenversicherung

MDS

▶ Medizinischer Dienst der Spitzenverbände der Krankenkassen

Medicaid

en *Medicaid*
fr *Medicaid*

Medicaid ist ein in den USA entwickeltes staatliches Gesundheitsversicherungsprogramm, das dazu dient, Bürger mit extrem niedrigem Einkommen sowie Sozialhilfeempfänger zu unterstützen, um Gesundheitsleistungen zu finanzieren.

Medicare

en *Medicare*
fr *Medicare*

Medicare ist ein staatliches Gesundheitsversicherungsprogramm der Vereinigten Staaten, welches älteren Menschen ab dem 65. Lebensjahr unabhängig von deren Einkommen zur Verfügung steht.

Medizinischer Dienst der Krankenversicherung (MDK)/Medizinischer Dienst der Spitzenverbände der Krankenkassen (MDS)

en *Medical Review Board of the Statutory Health Insurance Funds*
fr *service médical de l'assurance-maladie obligatoire/service médical des organisations centrales de l'assurance-maladie obligatoire*

Der Medizinische Dienst der ▶ Spitzenverbände der Krankenkassen e. V. (MDS) und die Medizinischen Dienste der Krankenversicherung der Länder (MDK) werden von den ▶ Spitzenverbänden bzw. den Landesverbänden der gesetzlichen Krankenkassen (▶ Krankenkassen, gesetzliche) gebildet und gemeinsam getragen (§§ 275–283 SGB V). Die Aufgabenschwerpunkte sind

- die sozialmedizinische Begutachtung und Beratung bei Einzelfällen, z. B. Notwendigkeit medizinischer Vorsorgekuren, Beurteilung von ▶ Arbeitsunfähigkeit, häuslicher Krankenpflege und Dialysebehandlungen, bei Behandlungsfehlern,
- die Prüfung von Behandlungsalternativen,
- die Beratung bei Versorgungs- und Qualitätssicherungsfragen,
- Untersuchungen im Rahmen von ▶ Wirtschaftlichkeitsprüfungen sowie Prüfungen zur Notwendigkeit der ▶ Krankenhausbehandlung und der ▶ Pflegebedürftigkeit.

Der MDK wird nur im Auftrag der ▶ Krankenkassen tätig. Seine Gutachten werden von den Kranken- und Pflegekassen bei den zu treffenden Leistungsentscheidungen berücksichtigt. Die Gutachter haben jedoch keine eigene Entscheidungskompetenz und greifen nicht in die Diagnostik und Therapie von begutachteten Patienten ein. Der MDK wird durch eine Umlage über alle Krankenkassen finanziert.

Medizinisches Versorgungszentrum

en *medical care center*
fr *centre de soins médicaux*

Mit dem ➲GKV-Modernisierungsgesetz werden medizinische Versorgungszentren unter genau definierten Voraussetzungen als ➲Leistungserbringer in der gesetzlichen Krankenversicherung (➲Krankenversicherung, gesetzliche, GKV) ausdrücklich zugelassen. In § 95 SGB V Abs. 1 heißt es hierzu: An der vertragsärztlichen Versorgung nehmen zugelassene Ärzte und zugelassene medizinische Versorgungszentren sowie ermächtigte Ärzte und ermächtigte ärztlich geleitete Einrichtungen teil. Medizinische Versorgungszentren sind fachübergreifende ärztlich geleitete Einrichtungen, in denen Ärzte, die in das Arztregister nach Absatz 2 Satz 3 Nr. 1 eingetragen sind, als Angestellte oder Vertragsärzte tätig sind.

Medizinische Versorgungszentren können von den Leistungserbringern gegründet werden, die auf Grund von Zulassung, Ermächtigung oder Vertrag an der medizinischen Versorgung der Versicherten teilnehmen, also z. B. von ➲Ärzten.

Medizinprodukte

en *medical products*
fr *produits médicaux*

Medizinprodukte sind einzeln oder miteinander verbunden verwendete Instrumente, Apparate, Vorrichtungen und Stoffe, die zur Diagnose, Verhütung, Untersuchung, Behandlung und Linderung von Krankheiten nach Vorschrift des ➲Medizinproduktegesetzes (MPG) beim Menschen angewandt werden. Neben medizinisch-technischen Geräten sind z. B. auch Hörgeräte, Prothesen und Pflegebetten Medizinprodukte.

Medizinproduktegesetz (MPG)

en *law governing medical products*
fr *loi sur les produits médicaux*

Das MPG regelt den Umgang mit ➲Medizinprodukten, vor allem die Herstellung, das Inverkehrbringen und Betreiben. Auf diese Weise sollen nicht nur die Sicherheit, Eignung und Leistungsfähigkeit der Produkte gewährleistet werden, sondern auch der Schutz vor allem der Patienten und Anwender. Für die Bewertung der Sicherheit der Produkte ist das ➲Bundesinstitut für Arzneimittel und Medizinprodukte (BfArM) zuständig. Überprüfte Produkte werden mit dem CE-Kennzeichen zertifiziert.

Mengenkomponente

Die Mengenkomponente zählt zu den ➤Komponenten der Arzneimittelausgaben.

Metaanalyse

en *meta analysis*
fr *méta-analyse*

Metaanalysen kombinieren eine Vielzahl von (randomisierten) Studien gleicher oder ähnlicher Behandlung derselben Indikation. Bei sorgfältiger Durchführung bieten sie die Möglichkeit einer gründlichen und zeitsparenden Vorbereitung für therapeutische Entscheidungen. Es besteht allerdings die Gefahr einer nicht-repräsentativen Selektion von Studien, die in die Metaanalyse einfließen. Die Cochrane Collaboration hat sich zum Ziel gesetzt, qualitativ hochwertige Metaanalysen nach streng standardisierten Vorgaben zu erstellen, um der üblichen Kritik Metaanalysen gegenüber zu begegnen.

Methode der zeitlichen Abwägung

en *time trade-off method*
fr *méthode d'estimation dans le domaine temporel*

Das Time Trade-off Verfahren dient dazu, Präferenzen eines Befragten aus einer Entscheidungssituation indirekt zu ermitteln. Befragte wägen zwischen einem Zeitraum, der

Kernfrage:

Nehmen Sie an, Sie hätten eine Krankheit, die Sie ohne Behandlung für Ihre restliche Lebensdauer von T Jahren in den Zustand GH versetzt. Die einzig mögliche Behandlung ist für Sie kostenlos und würde Sie vollständig heilen, verkürzt aber Ihre Lebensdauer auf t Jahre.

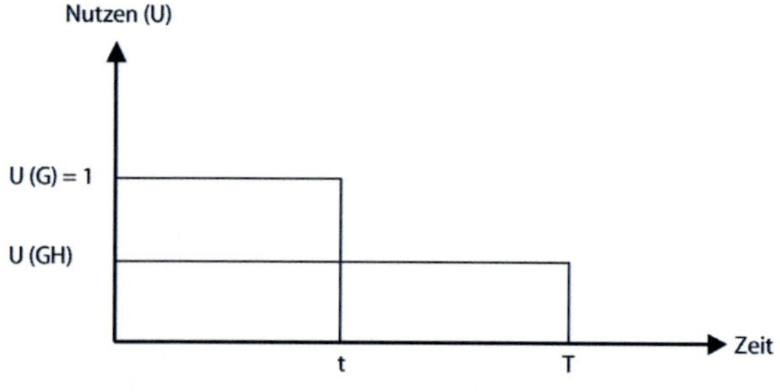

Variation der Restlebensdauer bis Alternativen different sind

Methode der zeitlichen Abwägung. Methodischer Ansatz time trade-off.

in einem bestimmten Krankheitszustand verbracht wird, und einem meist kürzeren Zustand in vollkommener Gesundheit ab. Hierbei werden die Zeiträume so lange variiert und zur Auswahl angeboten, bis der Befragte keine eindeutige Entscheidung mehr für einen der beiden Zustände fällen kann und die Entscheidung indifferent wird. Der so gefundene Wert gilt als ➤Nutzwert für den jeweiligen Gesundheitszustand und kann in ➤Kosten-Nutzwert-Analysen eingesetzt werden.

Folgendes Rechenbeispiel für die Methode der zeitlichen Abwägung soll die Vorgehensweise verdeutlichen: Ein 50-jähriger Patient mit rheumatoider Arthritis wäre bereit, fünf Jahre seines Lebens aufzugeben, um vollkommene Beschwerdefreiheit zu erlangen. Falls seine normale Rest-Lebenserwartung noch 30 Jahre betragen würde, wäre der Nutzwert für seinen jetzigen Gesundheitszustand 1 - (5/30) = 0,83.

Me-too Präparate

en *me-too-drugs*

fr *répliques de produits*

Als „Me-too" („Ich auch")-Präparate werden häufig Arzneimittel bezeichnet, deren Wirkstoffe Molekülvariationen bereits vorhandener Substanzen sind. Oftmals werden diese Präparate auch als Analogpräparate oder Schrittinnovationen bezeichnet. Me-Too-Präparate sind das Ergebnis eines Forschungsprozesses, der in jedem forschenden Arzneimittelunternehmen unter höchster Geheimhaltung abläuft. Dabei kann es zu unabhängigen Forschungsbemühungen unterschiedlicher Teams auf dem gleichen Forschungsgebiet

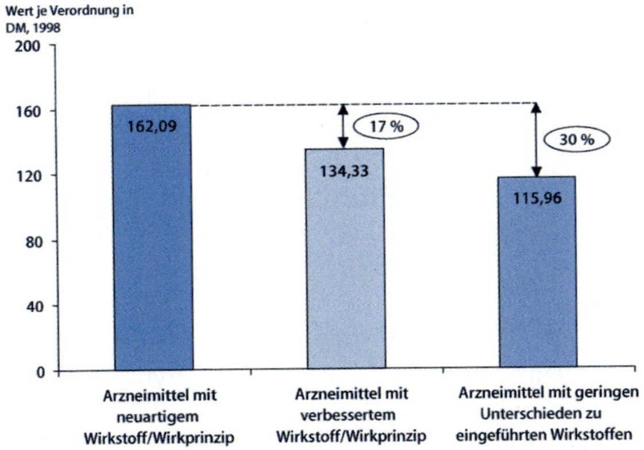

Me-too Präparate.

kommen. Dies wird erst in späten Forschungsphasen oder bei Markteinführung der Präparate sichtbar und führt unter Umständen zu intensivem Wettbewerb zwischen ähnlichen Substanzen. Gleichzeitig können diese Molekülvariationen für die Patienten sehr nützlich sein: Während möglicherweise der erste Vertreter einer neuen Substanzklasse noch mehrmals täglich einzunehmen ist, könnte das „Me-too" bereits mit einer einmal täglichen Einnahme auskommen. In der Vergangenheit hat es auch Substanzklassen gegeben, in denen der erste Vertreter noch erhebliche Nebenwirkungen in der Anwendung verursacht hat, während die nachfolgenden „Me-toos" erheblich nebenwirkungsärmer waren. Diese potentiellen Vorteile der „Me-toos" zeigen sich aber erst im Verlauf des Forschungsprozesses und manchmal erst nach Markteinführung. Sie sind leider nicht bei Forschungsbeginn identifizierbar. Andererseits kommt es zur Weiterentwicklung von Molekülvariationen nur dann, wenn das pharmazeutische Unternehmen eine Chance hat, über Gewinne aus der Vermarktung der Substanz seine Forschungs- und Entwicklungskosten und eine Risikoprämie „hereinzuholen". Neben diesen Aspekten, die den medizinischen Fortschritt betreffen, intensivieren „Me-toos" häufig auch den Preiswettbewerb vor der Einführung von ▶Generika. Mithin sind „Me-toos" ein wichtiger Bestandteil des medizinischen Fortschritts und des Wettbewerbs auf dem ▶Arzneimittelmarkt.

Minimalprinzip

▶Effizienz

Mitfinanzierung

▶Zuzahlung

Mitspracherecht für Patientenorganisationen

en *patients' voice*

fr *droit d'intervention des patients*

Infolge des ▶GKV-Modernisierungsgesetzes haben Patientenorganisationen und Selbsthilfeeinrichtungen von chronisch Kranken und Behinderten (▶Selbsthilfe) auf Bundesebene ein Mitberatungsrecht beim ▶Gemeinsamen Bundesausschuss und im Beirat der Arbeitsgemeinschaft für Aufgaben der Datentransparenz.

Auf Landesebene wird diesen Verbänden ein Mitberatungsrecht in den Zulassungs- und Berufungsausschüssen von Krankenkassen(▶Krankenkasse, gesetzliche) eingeräumt (§ 140f SGB V). Hierzu benennen die Organisationen sachkundige Personen. Mit dieser Regelung will der Gesetzgeber die Rechte der Patienten (▶Patientenrechte) stärken und die Wahrnehmung der Interessen insbesondere von chronisch kranken und behinderten Menschen fördern.

Modellvorhaben

en *pilot project*
fr *projets pilotes*

Modellvorhaben, auch Erprobungsleistungen genannt, können von den Krankenkassen (▶Krankenkassen, gesetzliche) einzeln oder kassenübergreifend zur Weiterentwicklung der Versorgung in der gesetzlichen Krankenversicherung (▶Krankenversicherung, gesetzliche) durchgeführt werden (§§ 63–65 SGB V). Allerdings sind sie dabei an den Grundsatz der ▶Beitragssatzstabilität gebunden:

- ✔ Strukturmodelle sollen der Weiterentwicklung der Verfahrens-, Organisations-, Finanzierungs- und Vergütungsformen der Leistungserbringung (▶Leistungserbringer) dienen.
- ✔ In Leistungsmodellen können neue Leistungen zur Verhütung und ▶Früherkennung von Krankheiten und zur Krankenbehandlung erprobt werden.

Um die Wirksamkeit der neuen Leistungen oder Strukturen zu prüfen, sind für Modellvorhaben wissenschaftliche ▶Evaluation und Veröffentlichung der Ergebnisse erforderlich. Soweit die ärztliche Behandlung im Rahmen der ▶vertrags(zahn)ärztlichen Versorgung betroffen ist, sind die Krankenkassen auf die Zusammenarbeit mit den ▶Kassen(zahn)ärztlichen Vereinigungen (KVen) oder der ▶Kassen(zahn)ärztlichen Bundesvereinigung (KBV) angewiesen. Eine Quorumsregelung soll sicherstellen, dass auch gegen den Widerstand einer KV bei entsprechender Zustimmung der teilnahmeberechtigten Ärzte Modellvorhaben durchführbar sind.

Monopolkommission

en *Monopoly Commission*
fr *commission des monopoles*

Die Monopolkommission ist ein unabhängiges Expertengremium des Bundeswirtschaftsministeriums, das alle zwei Jahre Sachstandsberichte und Vorschläge unter anderem zur Weiterentwicklung des ▶Gesundheitswesens vorlegt.

Moral Hazard Phänomen

en *Moral Hazard Phenomena*
fr *phénomène du risque moral*

Moral Hazard beschreibt ein Phänomen, welches davon ausgeht, dass ein beitragspflichtiger Versicherter versucht, ein Maximum an Leistungen für seine gezahlten Beiträge zu erwirken. Der Begriff wird auch verwendet, wenn ein Versicherter die Wahrscheinlichkeit zu erkranken durch entsprechendes Verhalten erhöht, weil er um seinen Versicherungsschutz weiß.

Morbidität/Multimorbidität

en *morbidity/multi-morbidity*
fr *morbidité/multi-morbidité*

Morbidität ist eine statistische Größe in der Medizin. Sie ist ein ➲ Gesundheitsindikator, der die Krankheitshäufigkeit in einer Population anzeigt. Gemessen wird die Häufigkeit von Erkrankungsfällen in einer bestimmten Bevölkerungsgruppe in einem definierten Zeitraum. Die Morbidität wird anhand der ➲ Inzidenz und ➲ Prävalenz der untersuchten Erkrankung beschrieben.

Von Multimorbidität wird gesprochen, wenn bei einem Patienten gleichzeitig mehrere Krankheiten bestehen. Sie tritt typischerweise im Alter auf. Der demographische Wandel in der Bevölkerung mit steigender Lebenserwartung begünstigt die Multimorbidität.

Morbiditätsrisiko

en *morbidity risk*
fr *risque de morbidité*

Unter Morbiditätsrisiko versteht man die Wahrscheinlichkeit zu erkranken.

Mortalität

en *mortality*
fr *mortalité*

Mortalität ist ein ➲ Gesundheitsindikator, mit dem die Sterberate einer Bevölkerung bzw. Bevölkerungsgruppe festgestellt wird. Dies ist der Anteil der Individuen einer definierten Population, die in einem bestimmten Zeitraum (meist ein Jahr) sterben.

MPG

➲ Medizinproduktegesetz

N

Nachsorgemaßnahmen

en *post-operative treatment measures*

fr *mesures de soin postopératoire*

Bisher waren Krankenkassen (▶Krankenkasse, gesetzliche) gemäß § 43 Abs. 2 SGB V dazu ermächtigt, im Zuge der ▶Rehabilitation von Patienten, Schulungsmaßnahmen von chronisch Kranken zu erbringen. Im Zuge des ▶GKV-Modernisierungsgesetzes ist es den Krankenkassen oder deren Landesverbänden (▶Landesverbände der Krankenkassen) nun auch möglich, sozialmedizinische Nachsorgemaßnahmen für chronisch kranke oder schwerstkranke Kinder, die das 12. Lebensjahr noch nicht vollendet haben, zu erbringen oder zu fördern. Hierdurch soll die im Einzelfall erforderliche Koordinierung der verordneten Leistungen im häuslichen Bereich sichergestellt werden, da sich bei chronisch kranken oder schwerstkranken Kindern die häusliche Behandlung nach der Entlassung aus der Akutversorgung für viele Eltern und Betreuungspersonen häufig als sehr schwierig erweist. Ziel ist es, stationäre Aufenthalte im Krankenhaus und/oder in einer Rehabilitationseinrichtung zu verkürzen oder eine Wiederaufnahme zu vermeiden. Nach § 132c SGB V können die Krankenkassen oder die Landesverbände der Krankenkassen mit geeigneten Personen oder Einrichtungen Verträge über die Erbringung sozialmedizinischer Nachsorgemaßnahmen abschließen, soweit dies für eine bedarfsgerechte Versorgung notwendig ist. Die ▶Spitzenverbände der Krankenkassen legen gemeinsam und einheitlich in Empfehlungen die Anforderungen an die ▶Leistungserbringer der sozialmedizinischen Nachsorgemaßnahmen fest.

Naturheilkunde

en *naturopathy*

fr *naturopathie*

Sowohl von ▶Ärzten als auch von Nichtärzten (▶Heilpraktikern) betriebene Form der Heilkunde unter vorbeugender und therapeutischer Nutzung natürlicher Reize wie kaltes und warmes Wasser, Heilquellen, Luft, Bewegung, Gymnastik, Massagen oder Diät, aber auch die Regelung der Lebensweise nach natürlichen Gesichtspunkten.

NAV-Virchow-Bund

en *NAV-Virchow-Bund*

fr *NAV-Virchow-Bund*

▶Verband der niedergelassenen Ärzte Deutschlands NAV-Virchow-

Bund e. V.

Nebenwirkung

en *side effect*
fr *effet secondaire*

Als Nebenwirkung oder unerwünschte Arzneimittelwirkung wird jeder nicht erwünschte Effekt einer medikamentösen Maßnahme oder eines ▸Arzneimittels bezeichnet, der entweder bekannt und voraussehbar oder unerwartet ist.

Negativliste

en *negative list/list of excluded drugs*
fr *liste des médicaments non remboursés*

Unwirtschaftliche ▸Arzneimittel, ▸Heilmittel und ▸Hilfsmittel können aus der Leistungspflicht der Krankenkassen (▸Krankenkassen, gesetzliche) ausgeschlossen werden (§ 34 SGB V). Die Zusammenstellung dieser unwirtschaftlichen Mittel wird als Negativliste bezeichnet. Als unwirtschaftlich gelten Arzneimittel mit einer Vielzahl von Wirkstoffen, mit Bestandteilen, die für das Therapieziel oder zur Minderung von Risiken nicht erforderlich sind sowie solche, deren therapeutischer Nutzen nicht nachgewiesen ist. Außerdem sind folgende Arzneimittel (▸Bagatellarzneimittel) gegen geringfügige Gesundheitsstörungen bei Versicherten ab dem 18. Lebensjahr von der ▸vertragsärztlichen Versorgung ausgeschlossen:

- Arzneimittel zur Anwendung bei Erkältungskrankheiten und grippalen Infekten, einschließlich der bei diesen Krankheiten anzuwendenden Schnupfenmittel, Schmerzmittel, hustendämpfenden und hustenlösenden Mittel, sofern es sich um geringfügige Gesundheitsstörungen handelt.
- Mund- und Rachentherapeutika, ausgenommen bei Pilzinfektionen, geschwürigen Erkrankungen der Mundhöhle und nach chirurgischen Eingriffen im Hals-,Nasen-, Ohrenbereich.
- Abführmittel, außer zur Behandlung von Erkrankungen z. B. im Zusammenhang mit Tumorleiden, Megakolon, Divertikulose, Divertikulitis, neurogene Darmlähmungen, vor diagnostischen Eingriffen und bei phosphatbindender Medikation bei chronischer Niereninsuffizienz.
- Arzneimittel gegen Reisekrankheit (unberührt bleibt die Anwendung gegen Erbrechen bei der Tumortherapie und anderen Erkrankungen, z. B. dem Ménièreschen Symptomkomplex).

Infolge des ▸GKV-Modernisierungsgesetzes sind außerdem Arzneimittel von der Versorgung ausgeschlossen, bei denen eine Erhöhung der ▸Lebensqualität im Vordergrund steht. Als solche gelten sogenannte ⮞Lifestyle-Medikamente:

- überwiegend zur Behandlung der erektilen Dysfunktion, der Anreizung sowie Steigerung der sexuellen Potenz,
- zur Raucherentwöhnung,
- zur Abmagerung oder zur Zügelung des Appetits,
- zur Regulierung des Körpergewichts und
- zur Verbesserung des Haarwuchses.

Neue Untersuchungs- und Behandlungsmethoden

en *new diagnostic and treatment methods*

fr *nouvelles méthodes d'examen et de traitement*

Versicherte in der GKV (⮞Krankenversicherung, gesetzliche) haben Anspruch auf Leistungen, deren ⮞Qualität und Wirksamkeit (⮞Effektivität) dem allgemein anerkannten Stand der medizinischen Erkenntnisse entsprechen müssen. Aus diesem Grund müssen auch neue Untersuchungs- und Behandlungsmethoden zu Lasten der GKV erbracht werden (§ 135 SGB V). Allerdings bedarf dies vorher einer Prüfung durch den ⮞Gemeinsamen Bundesausschuss (G-BA). Diese Prüfung erfolgt auf Antrag der ⮞Kassen(zahn)ärztlichen Bundesvereinigung, einer ⮞Kassenärztlichen Vereinigung oder eines ⮞Spitzenverbandes der Krankenkassen. Die Bewertung neuer Verfahren erfolgt in Anlehnung an das ⮞Health Technology Assessment. Somit wird bei neuen Methoden und Leistungen die wissenschaftliche Evidenz des diagnostischen und therapeutischen ⮞Nutzens sowie die medizinische Notwendigkeit und Wirtschaftlichkeit überprüft. Dies geschieht auch im Vergleich mit bereits zu Lasten der GKV erbrachten Leistungen. Erst wenn der Gemeinsame Bundesausschuss entsprechende Empfehlungen zur Einführung neuer Leistungen ausgesprochen hat, können diese in der ⮞vertragsärztlichen Versorgung erbracht und von den gesetzlichen Krankenkassen (⮞Krankenkassen, gesetzliche) vergütet werden.

Zusätzlich gibt der Bundesausschuss Empfehlungen über

- die notwendige Qualifikation der Ärzte, die Anforderungen an die apparative Ausstattung und an Maßnahmen der ⮞Qualitätssicherung, um eine sachgerechte Anwendung der Methode zu gewähren sowie
- die erforderliche Dokumentation der ärztlichen Behandlung.

NICE

en *NICE*

fr *NICE*

Das National Institute for Clinical

Excellence (NICE) wurde zum 01.04.1999 ins Leben gerufen. Es gehört organisatorisch zum NHS (National Health System), dem nationalen britischen Gesundheitssystem, und soll Ärzten, Pflegern und Patienten die bestmöglichen Informationen zur Gesundheitsversorgung auf Basis der verfügbaren ▶Ressourcen liefern.

NICE bewertet zunächst die Maßnahmen, über die es informieren wird. Die Bewertung wird nach den Methoden des ▶Health Technology Assessment (HTA) vorgenommen. Aufgrund dieser Beurteilung gibt NICE Empfehlungen ab, die im Rahmen des NHS die Erstattungsfähigkeit von Leistungen oder die Durchführung bestimmter Verfahren nach vom NICE entwickelten oder bewerteten ▶Leitlinien regelt.

Niederlassungsfreiheit

en *freedom of establishment*
fr *liberté d'établissement*

Jeder ▶Arzt oder ▶Zahnarzt hat das Recht, sich an einem Ort seiner Wahl niederzulassen, um seine berufliche Tätigkeit auszuüben. Aufgrund des Europäischen Gemeinschaftsrechts haben alle Ärzte aus europäischen Mitgliedsstaaten einen Anspruch auf Niederlassungsfreiheit. Für die ▶vertragsärztliche Versorgung gelten hierbei jedoch zum einen bestimmte Zulassungsvoraussetzungen (▶Zulassung als Vertragsarzt) und zum anderen die Regelungen der ▶Bedarfsplanung.

Notarzt

en *emergency doctor*
fr *médicin d'urgence*

Der Notarzt ist ein im Rettungsdienst tätiger Mediziner mit einer Zusatzausbildung im Rettungswesen. Er übernimmt die Primärversorgung von verunglückten oder (lebensgefährlich) erkrankten Menschen am Unfallort/Ort der Erkrankung. Seine Aufgaben sind unter anderem die medizinische Erstversorgung des Betroffenen, ggf. das Wiederherstellen der Vitalfunktionen, das Sicherstellen der Transportfähigkeit und die medizinische Versorgung auf dem Transport in die Klinik.

Notdienst/Notfalldienst

en *emergency service*
fr *service d'urgence*

Um die ambulante Behandlung auch außerhalb der üblichen Sprechstundenzeiten sicherzustellen, leisten niedergelassene ▶Vertrags(zahn)ärzte im Rahmen eines Bereitschaftsdienstes ärztlichen Notdienst (§ 75 SGB V). Hier leiten sie Erste Hilfe und erforderliche Sofortmaßnahmen ein. Der ärztliche Not- oder Bereitschaftsdienst ist Teil des ▶Sicherstellungsauftrags und damit verpflichtend für jeden Vertrags(zahn)arzt. Die Organisation ist Aufgabe der ▸Kassen(zahn)ärztlichen Vereinigungen (Kven/KZVen). Der Notdienst unterscheidet sich vom notärztlichen Rettungsdienst (▸Notarzt).

Nutzen
en *benefit*
fr *bénéfice*
Alle positiven Auswirkungen einer medizinischen Maßnahme werden in der ▸Gesundheitsökonomie als Nutzen bezeichnet.

Nutzen, direkter
en *direct benefit*
fr *bénéfice direct*
Der direkte Nutzen umfasst die Einsparungen der mit einer bestimmten Erkrankung verbundenen Behandlungskosten. Diese Kosteneinsparungen können z. B. aus der Verwendung eines kostengünstigeren ▸Arzneimittels, leichter anwendbaren Verabreichungsformen oder einer Verkürzung eines Krankenhausaufenthaltes resultieren.

Nutzen, indirekter
en *indirect benefit*
fr *bénéfice indirect*
Der indirekte Nutzen wird erst durch die direkten Effekte einer Maßnahme ausgelöst. Der indirekte Nutzen ergibt sich einerseits aus der Verkürzung der Krankheit und der damit früheren Rückkehr an den Arbeitsplatz und andererseits aus der Verlängerung des Lebens. Indirekte Nutzen sind häufig schwer zu quantifizieren.

Nutzen, intangible
en *non-measurable benefit*
fr *bénéfice non mesurable*
Der intangible Nutzen resultiert z. B. aus der Verringerung von Angst und Schmerzen des Patienten (▸intangible Kosten). Intangible Nutzen entziehen sich einer Kostenanalyse.

Nutzenbewertung
en *benefit assessment*
fr *évaluation du bénéfice*
Durch das ▸GKV-Modernisierungsgesetz wird eine Nutzenbewertung von ▸Arzneimitteln in das Regulierungssystem der Arzneimittelversorgung in Deutschland eingeführt. Verantwortlich für die Durchführung der Nutzenbewertung ist das ▸Institut für Qualität und Wirtschaftlichkeit im Gesundheitswesen (§ 139a SGB V). Das Institut gibt seine Bewertung zu einem Arzneimittel an den ▸Gemeinsamen Bundesausschuss (G-BA) weiter (§ 91 SGB V). Der G-BA kann diese Bewertung in den ▸Arzneimittelrichtlinien berücksichtigen.

Nutzungsgrad
en *utilization*
fr *degré d'utilisation*

Der Nutzungsgrad beschreibt das Ausmaß der Nutzung medizinischer ➤Ressourcen pro Periode.

Nutzwert

en *utility*
fr *utilité*

Der Nutzwert gibt die Präferenz wieder, die ein Betroffener einem bestimmten Gesundheits- oder Krankheitszustand zumisst. Es werden Werte zwischen 0 (Tod) und 1 (vollkommene Gesundheit) definiert. Möglichkeiten, Nutzwerte zu bestimmen, bieten beispielsweise die ➤Standard Gamble-Methode und die ➤Time Trade-off-Methode.

O

Odds/Odds Ratio

en *Odds/Odds Ratio*
fr *Odds/Odds Ratio*

Die Odds und die Odds Ratio sind Begriffe aus der Epidemiologie. „Odds“ kann mit „Chancen“ und „Odds Ratio“ mit „relative Chancen“ übersetzt werden. Im deutschen Sprachraum haben sich allerdings die englischen Begriffe durchgesetzt.

Das folgende fiktive Beispiel soll verdeutlichen, was Odds und Odds Ratio bedeuten (siehe Abbildung). Eine Frau hat nach dieser Übersicht „Chancen“ von 60:40 (oder 1,5) nicht adipös zu sein. Anders ausgedrückt ist die „Chance“, adipös zu sein 40:60 (bzw. 0,66). Für Männer stellen sich die „Chancen“ gleichermaßen dar: keine Adipositas hat die „Chance“ 30:70 (oder 0,43). Ein Wert von 1 bedeutet, dass die „Chancen“ für eine der beiden Ausprägungen gleich hoch sind (50:50).

Die Odds Ratio setzt die Odds von zwei Gruppen zueinander ins Verhältnis. Werden die Gruppe der Männer und Frauen hinsichtlich des Merkmals „nicht adipös“ betrachtet, beträgt die Odds Ratio 1,5:0,43 = 3,5. Das bedeutet, die Chancen von Frauen, nicht adipös zu sein, sind 3,5-mal höher als die von Männern. Die Odds Ratio stellt somit ein Zusammenhangsmaß dar, welches Auskunft über die Stärke der Unterschiede zweier Gruppen gibt. Eine Odds Ratio von 1 bedeutet, dass es keinen Unterschied in den Odds gibt. Ist die Odds Ratio größer als 1, sind die Odds der ersten Gruppe größer und umgekehrt.

Öffentlicher Gesundheitsdienst (ÖGD)

en *Public Health Service*
fr *service de santé publique*

Im ▶Gesundheitswesen verfolgen Bund und Länder unterschiedliche Aufgabenbereiche. In der Zuständigkeit der Bundesländer liegen Gesundheitsschutz, Gesundheitshilfe und Aufsicht über Berufe und Einrichtungen des Gesundheitswesens. Mit Öffentlicher Gesundheits-

	Frauen	Männer	Gesamt
Nicht adipös	60 %	30 %	45 %
Adipös	40 %	70 %	55 %
N	100	100	200

Odds/Odds Ratio. Beispiele für “Odds”.

dienst (ÖGD) werden alle Einrichtungen des öffentlichen Dienstes bezeichnet, die mit diesen Aufgaben befasst sind. Die Länder können zur Ausgestaltung eigene Gesundheitsdienstgesetze erlassen. Ansonsten gilt das Gesetz über die Vereinheitlichung des Gesundheitswesens.

Off-Label-Use

en *Off-Label-Use*
fr *usage non conforme à l'autorisation de mise sur le marché*

Unter Off-Label-Use oder „Out-of-Label-Use" versteht man den Einsatz eines ▶ Arzneimittels außerhalb der zugelassenen Indikationen. Das Arzneimittel wird dann nicht bestimmungsgemäß eingesetzt.

Werden Medikamente in einer Indikation angewandt, für die sie nicht zugelassen sind, muss die Krankenkasse (▶ Krankenkasse, gesetzliche) in der Regel nicht für die entstandenen Kosten aufkommen.

Nach einem Urteil des Bundessozialgerichts (B 1 KR 37 /00 R) dürfen Arzneimittel „grundsätzlich nicht zu Lasten der gesetzlichen Krankenversicherung (▶ Krankenversicherung, gesetzliche) in einem Anwendungsgebiet verordnet werden, auf das sich die Zulassung nicht erstreckt". ▶ Ärzte, die bezüglich des „Off-Label-Use" von Arzneimitteln bei der ▶ Wirtschaftlichkeitsprüfung auffallen, müssen mit Regressforderungen rechnen. Allerdings formuliert das Urteil Bedingungen, unter denen Arzneimittel von der Krankenkasse zu zahlen sind, auch wenn das Medikament „off-label" eingesetzt wird: Fehlen bei einer schwerwiegenden Erkrankung Therapiealternativen und besteht bei dem Präparat, das „off-label" eingesetzt werden soll, die begründete Aussicht auf Behandlungserfolg, so muss die Krankenkasse die Kosten des Medikaments erstatten.

Ökonomische Evaluation

▶ Gesundheitsökonomische Evaluationen

Ombudsleute/Ombudsmann

en *patients' ombudsman*
fr *ombudsman*

Ombudsleute sind Schlichter bzw. Vermittler. Sie sind unabhängige, von Parlament/Regierung bestellte Vertrauenspersonen, die Beratungs- und Kontrollaufgaben wahrnehmen, um die Rechte der Bürgerinnen und Bürger zu wahren. Dabei haben Ombudsleute allerdings keine unmittelbaren Eingriffsmöglichkeiten. Im ▶ Gesundheitswesen können Ombudsleute im Sinne eines Beschwerdemanagements auf Qualitätsverbesserungen hinwirken. Anders als in vielen europäischen Ländern, gibt es in Deutschland bisher nur in wenigen Bundesländern (Bremen und Schleswig-Holstein) Ombudsleute, die auf Veranlassung einiger Krankenkassen (Krankenkasse, gesetzliche) und Ärztekammern zur Patientenunterstützung tätig sind. Die privaten Kranken- und Pflegeversicherer (Krankenversicherung, private; Pflegeversicherung) haben gemeinsam einen Ombudsmann eingesetzt. Im Zuge des GKV-Modernisierungsgesetzes wurde vom Gesetzgeber erstmals ein Patientenbeauftragter auf Bundesebene eingesetzt, der nach Berufung durch das Bundeskabinett u. a. in den politischen Gremien für die Patientenrechte eintritt (§ 140f SGB V).

Opportunitätskosten (Alternativkosten)

en *opportunity cost*
fr *coûts d'opportunité*
Kosten einer bestimmten Gesundheitsleistung bewertet als entgangener Nutzen für die nächstbeste alternative Gesundheitsleistung. Die Bewertung indirekter Kosten (Kosten, indirekte) erfolgt nach dem Opportunitätskostenansatz mit dem Lohn: Die nächstbeste Alternative zur Abwesenheit vom Arbeitsplatz aufgrund einer Erkrankung ist das Arbeiten. Bewertet man den Nutzen des Arbeitens mit dem entsprechenden Lohn, so werden die Kosten der Gesundheitsleistung mit dem aufgrund der Erkrankung entgangenen Nutzen festgelegt.

Orphan Drugs

en *Orphan Drugs*
fr *médicaments orphelins*
Orphan Drugs bedeutet wörtlich übersetzt „Waisen-Medikamente". Gemeint sind hiermit Arzneimittel, die gegen seltene Krankheiten gerichtet sind und damit keinen großen Umsatz erwarten lassen. Um die Behandlungschancen seltener Erkrankungen zu erhöhen, wird die Entwicklung von Orphan Drugs in den USA seit Anfang der 80er Jahre, in der Europäischen Union seit dem Jahr 2000 staatlich gefördert.

OTC-Arzneimittel

en *Over-The-Counter medicine*
fr *médicament délivré sans ordonnance*
OTC steht für „over-the-counter" (= über den Ladentisch). Gemeint sind Arzneimittel, die nicht der im Arzneimittelgesetz geregelten Verschreibungspflicht (verschreibungspflichtig) unterliegen, sondern ohne ärztliches Rezept vom Patienten in der Apotheke oder – falls diese nicht apothekenpflichtig (Apothekenpflicht) sind – im Drogeriemarkt o. ä. erworben

werden können.

Outcome

en *outcome*
fr *résultat*
Outcome stellt das Ergebnis einer gesundheitsbezogenen Handlung dar. Beispiele für Outcomes sind die Senkung oder Steigerung des Blutdrucks nach einer medizinischen Intervention, die Verlängerung oder Verkürzung der Lebenszeit oder auch die Verbesserung oder Verschlechterung der ▶ Lebensqualität.

Outcome Research

en *Outcome Research*
fr *étude des résultats*
Die Ergebnisforschung (Outcome Research oder Outcomes Research) befasst sich mit der systematischen Erfassung und Analyse der Ergebnisse medizinischer Interventionen unter Alltagsbedingungen.

Out-of-Label-Use

▶ Off-Label-Use

Over-the-Counter-Arzneimittel

▶ OTC-Arzneimittel

P

Parallelimport

➤Importarzneimittel

Patentschutz für Arzneimittel

en *patent protection for pharmaceuticals*

fr *loi sur la protection des brevets des médicaments*

Ein Patent für eine neue Substanz, ein ➤Arzneimittel, gibt seinem Inhaber für eine begrenzte Zeit – nämlich bis zu 20 Jahren – das Recht, über seine Erfindung allein zu verfügen, es ist ein Individualrecht. Der Patentinhaber kann Lizenzen vergeben und er kann, wenn nötig mit Hilfe der Gerichte, jedem anderen die Nutzung seiner Erfindung untersagen. In erster Linie liegt die Bedeutung dieses zeitlich begrenzten Ausschließlichkeitsrechtes darin, innovative Arzneimittel vor Nachahmung durch Konkurrenten zu schützen. Patente übernehmen daher eine entscheidende Funktion bei der Absicherung von häufig mit hohem Aufwand entwickelten Substanzen in Forschung und Entwicklung und spielen damit eine wichtige Rolle beim Umsetzen von Innovationen in neue Arzneimittel. Aufgrund langer Zeitdauern von Forschung und Entwicklung beträgt die Patentrestlaufzeit nach ➤Arzneimittelzulassung im Durchschnitt sieben bis acht Jahre, kann aber auf Antrag um fünf Jahre verlängert werden. Nach dieser Schutzzeit dürfen andere Arzneimittelhersteller die patentierten Arzneimittel nachahmen (➤Generikum).

Patientenautonomie

en *patients' autonomy*

fr *autonomie du patient*

Als Patientenautonomie bezeichnet man die Fähigkeit des Patienten, in Fragen der eigenen Gesundheitsversorgung zu entscheiden. Eine Steigerung der Patientenautonomie führt zu einer gleichberechtigten und partnerschaftlichen Arzt-Patienten-Beziehung und damit zu einer Stärkung der Position von Patienten und Krankenversicherten durch Aufklärung. Mit dem ➤GKV-Modernisierungsgesetz hat der Gesetzgeber eine Reihe von Maßnahmen zur Stärkung der Patienten und ihrer Rechte beschlossen:

- der ➤Patientenbeauftragte vertritt die Patientenanliegen in den politischen Gremien (§ 140h SGB V),
- Patientenvertreter werden im ➤Gemeinsamen Bundesausschuss gehört (§ 140f SGB V),
- die ➤Patientenquittung soll zu

mehr Transparenz und Einblick in das Versorgungsgeschehen führen (§ 305 Abs. 2 SGB V).

Patientenbeauftragter

en *patients' representative*
fr *représentant des patients*
Vor dem Hintergrund einer steigenden Anzahl von Patientinnen und Patienten, die sich über Behandlungsfehler beschweren, wurde auf Veranlassung des ▸ Bundesministeriums für Gesundheit und Soziale Sicherung zum Ende des Jahres 2003 der Patientenbeauftragte auf Bundesebene eingeführt (§ 140h SGB V). Dieser soll sich darum kümmern, dass die Interessen von Patientinnen und Patienten stärker beachtet und die ▸ Patientenrechte gefördert und weiterentwickelt werden. Patienten können sich mit Anfragen und Beschwerden direkt an den Patientenbeauftragten wenden.

Patientenberatungsstelle

▸ Selbsthilfe

Patientencharta

en *patients' charter*
fr *charte du patient*
Eine Patientencharta ist eine Aufstellung von ▸ Patientenrechten.

Patienten-Chipkarte

▸ Krankenversichertenkarte

Patientenobmann

▸ Ombudsmann

Patientenquittung

en *patients' receipt*
fr *quittance des patients*
Nach § 305 Abs. 2 SGB V haben Patienten das Recht, sich vom behandelnden ▸ Vertragsarzt eine Quittung über die zu Lasten der Krankenkasse (▸ Krankenkasse, gesetzliche) erbrachten Leistungen und deren vorläufige ▸ Kosten ausstellen zu lassen. Dabei handelt es sich allerdings nicht um eine Quittung im herkömmlichen Sinne, sondern ausschließlich um eine Information des Patienten über die in Anspruch genommenen Sachleistungen. Der ▸ Arzt hat die Möglichkeit, dem Patienten entweder am Behandlungstag eine stichtagsbezogene oder am Ende des Quartals eine quartalsbezogene Quittung auszustellen. Der Patient hat für die Quittung eine Aufwandspauschale in Höhe von einem Euro zzgl. der Versandkosten zu bezahlen.

Patientenrechte

en *patients' rights*
fr *droits du patient*
Patientenrechte sind die Rechte der Patienten im Rahmen der Gesundheitsversorgung gegenüber ▸ Leistungserbringern, ▸ Kostenträgern und Gesetzgebern. Patienten ha-

ben ein Recht auf detaillierte Information und Beratung, sichere, sorgfältige und qualifizierte Behandlung und angemessene Beteiligung. Dabei sind die ärztliche Schweigepflicht und der ▸Datenschutz (im Gesundheitswesen) zu beachten. Im Rahmen der Patientenrechte sind die Wahlrechte von besonderer Bedeutung und Tragweite: Der Patient hat ein Recht auf freie Arzt- und Krankenhauswahl. Dies schließt im ambulanten Bereich das Recht ein, den Arzt zu wechseln. Im Notfall hat der Patient ein Recht auf sofortige Behandlung. Der Patient hat ein Recht auf die Wahl zwischen Behandlung und Nichtbehandlung. Wenn mehrere gleichwertige medizinische Behandlungen oder Behandlungsmethoden bestehen, hat er die Möglichkeit zu wählen. Ist zwischen Arzt und Patient darüber kein Einverständnis herzustellen, kann der Arzt die Behandlung ablehnen. Der gesetzlich Krankenversicherte kann unter den zugelassenen Behandlern auswählen. Das Behandlungsrecht umfasst die in der gesetzlichen Krankenversicherung (▸Krankenversicherung, gesetzliche) anerkannten Behandlungsmethoden. In der ambulanten Behandlung kann der Versicherte neue Behandlungsmethoden beanspruchen, wenn sie ein Anerkennungsverfahren durchlaufen haben. Dies gilt auch für alternative Behandlungsverfahren. Behandlungsmethoden der so genannten ▸besonderen Therapierichtungen und Außenseitermethoden sind nur sehr eingeschränkt in der Leistungspflicht der gesetzlichen Krankenversicherung enthalten. Niemand kann zur Behandlung gezwungen werden und niemand darf eine Behandlung erzwingen. In seltenen Ausnahmefällen kann der Staat Anordnungen treffen, welche die Gesundheit und Selbstbestimmung des Patienten berühren (z. B. die Einweisungsmöglichkeit nach dem Unterbringungsrecht oder die Pflicht, Untersuchungen nach dem Bundesseuchengesetz zu dulden). Der Patient kann eine ärztliche ▸Zweitmeinung einholen. Er sollte sich vorher aber über Kostenfolgen informieren. Diese Patientenrechte sind in einem gemeinsamen Beratungsprozess durch den AOK-Bundesverband, den Arbeitskreis Gesundheit und Soziales der Datenschutzbeauftragten des Bundes und der Länder, die Arbeitsgemeinschaft der Verbraucherverbände, die ▸Bundesärztekammer, die Bundesarbeitsgemeinschaft der PatientInnen-Stellen, das ▸Bundesministerium für Gesundheit und Soziale Sicherung, die ▸Bundeszahnärztekammer, die ▸Deutsche Krankenhausgesellschaft, den Deutschen Pflegerat, die ➔Kassenärztliche Bundesvereinigung, die Notgemeinschaft Medizingeschädigte e. V., den Verband der Deutschen Angestelltenkrankenkassen/➔Arbeiter-Ersatzkassen-Verband e. V. sowie die beteiligten Länder erstellt worden.

Patientenschutz

➔Patientenrechte

Patienten-Selbsthilfegruppe

➔Selbsthilfe

Patiententestament

en *patients will*
fr *testament du patient*

In einem Patiententestament wird schriftlich festgelegt, was der Patient für den Fall vorsieht, in dem er nicht mehr selbst seinen Willen äußern kann, weil er z. B. im Koma liegt. Der Ausdruck „Patiententestament" ist insofern unrichtig, als das normale Testament erst nach dem Tod gilt. Das Patiententestament jedoch soll gerade vor dem Tod wirksam werden. Es ist jederzeit widerrufbar.

Patientenverband

en *Patient Association*
fr *association de patients*

Patientenverbände sind Organisationen von Patienten, entweder krankheitsübergreifend oder krankheitsspezifisch. Sie unterstützen betroffene Patienten bei ärztlichen Fehlbehandlungen oder bei anderen Problemen mit ➔Leistungserbringern und ➔Kostenträgern. Sie verfolgen auch gesundheitspolitische Ziele wie etwa die Verabschiedung eines Patienten- und Mandantenschutzgesetzes, die Abschaffung der Ärzte- und Anwaltskammern (➔Ärztekammern) als Körperschaften des öffentlichen Rechts oder die Einrichtung eines Forschungszentrums für Medizin- und Justizschäden.

Patientenverfügung

en *patient order*
fr *déclaration du patient*

Eine Patientenverfügung ist eine schriftliche Erklärung, in der der Verfasser Wünsche und Behandlungsziele für kritische und todesnahe Situationen dokumentiert. Diese ist nach herrschender Rechtsprechung und einer Richtlinie der ➔Bundesärztekammer nur verbindlich, wenn eine detaillierte und ernsthafte Auseinandersetzung mit Fragen des eigenen Lebensendes stattgefunden hat (➔Patiententestament).

Patientenzufriedenheit

en *patient satisfaction*
fr *satisfaction du patient*

Mit dem Begriff der Patientenzufriedenheit wird das psychische Innenleben eines Patienten beschrieben. Generell zählt Zufriedenheit zu den psychologischen Phänomenen, von denen jeder Mensch eine mehr oder minder genaue, wenn auch interindividuell unterschiedliche Vorstellung hat. Zufriedenheit basiert auf einem Vergleich zwischen zwei Komponenten, die zueinander in ein Verhältnis gesetzt werden. Dabei handelt es sich in der Regel um eine Soll-Komponente, die sich zum Beispiel über die Erwartungen definiert, und eine Ist-Komponente, die sich aus den eingesetzten bzw. erhaltenen Leistungen ergibt. Aus dem Vergleich zwischen Soll- und Ist-Komponente entsteht direkt oder indirekt (Un-)Zufriedenheit. Bei Zufriedenheit handelt es sich um ein so genanntes theoretisches Konstrukt, das sich einer direkten Messung entzieht.

Paul-Ehrlich-Institut, Bundesamt für Impfstoffe und Sera (PEI)

en *Paul-Ehrlich-Institute, Federal Agency for Sera and Vaccines*

fr *Institut Paul-Ehrlich, Agence Fédérale des Séra et Vaccins*

Das PEI wurde am 01.06.1896 als Institut für Serumforschung und Serumprüfung in Steglitz bei Berlin gegründet. Sein erster Direktor war der Namensgeber des heutigen Instituts, Paul Ehrlich. Am 01.11.1972 wurde des PEI mit dem Gesetz zur Errichtung eines „Bundesamtes für Sera und Impfstoffe" zu einer selbstständigen Bundesbehörde. Zu den Aufgaben der Bundesbehörde gehören u. a. die staatliche Zulassung und Chargenprüfung von (immun)biologischen ▶ Arzneimitteln wie Impfstoffen und Sera. Die am PEI bearbeiteten Forschungsinhalte umfassen fünf abteilungsübergreifende Schwerpunkte:

- Sicherheit biologischer und biotechnologischer Arzneimittel
- Neue Prüfmethoden
- Pathogenese bei Prionenerkrankungen und Virusinfektionen
- Viraler Gentransfer und Zelltherapie
- Immunbiologie von Allergenen

Pauschalvergütung

▶ Fallpauschale

PBM

▶ Pharmaceutical Benefit Management

PEI

▶ Paul-Ehrlich-Institut für Impfstoffe und Sera

Pflegebedürftigkeit

en *nursing care dependency*

fr *état de dépendance*

Pflegebedürftigkeit liegt gemäß § 14 SGB XI vor, wenn Personen wegen einer körperlichen, geistigen oder seelischen Krankheit oder Behinderung für die gewöhnlichen und regelmäßig wiederkehrenden Verrichtungen im Ablauf des täglichen Lebens auf Dauer, voraussichtlich für mindestens sechs Monate, in erheblichem oder höheren Maße der Hilfe bedürfen. Der Begriff der Pflegebedürftigkeit knüpft an Regelungen in der Krankenversicherung (▸Krankenversicherung, gesetzliche) an. Im Mittelpunkt der Definition steht die Hilflosigkeit des Pflegebedürftigen, seinen Alltag nicht alleine bewältigen zu können. Nach § 17 SGB XI beschließen die Spitzenverbände der Pflegekassen gemeinsam und einheitlich mit dem ▸Medizinischen Dienst der Krankenversicherung Richtlinien zur Abgrenzung der Merkmale der Pflegebedürftigkeit.

Pflegesatz

en *daily hospital rate*
fr *forfait hospitalier*

Der Pflegesatz ist ein pauschales Entgelt pro Tag des Krankenhausaufenthaltes („tagesgleiche Pflegesätze“) und Bestandteil eines tagebezogenen Entgeltsystems für die Behandlung von Patienten im ▸Krankenhaus. Ein solches System wird heute nur noch für die Abrechnung von Leistungen psychiatrischer Krankenhäuser und Kliniken eingesetzt. Mit der Einführung von ▸DRGs seit dem 01.01.2003 wird die Abrechnung auf der Basis von Pflegesätzen durch die Abrechnung auf der Basis von diagnose-orientierten Fallpauschalen ersetzt.

Pflegesatzrecht

en *Daily Hospital Rate Law*
fr *directives sur les forfaits hospitaliers*

Das Pflegesatzrecht regelt das tagebezogene Entgeltsystem für stationäre und teilstationäre Leistungen des Krankenhauses. Seine Grundlagen sind das ▸Krankenhausfinanzierungsgesetz und insbesondere die ▸Bundespflegesatzverordnung (BPflV). Seit 2003 wird anstelle von Pflegesätzen ein diagnosebezogenes fallpauschaliertes Entgeltsystem für die Abrechnung der Leistungen eines ▸Krankenhauses (▸DRGs) eingeführt. Nur in psychiatrischen Krankenhäusern und Kliniken wird weiterhin das tagebezogene Entgeltsystem nach Pflegesätzen eingesetzt.

Pflegeversicherung

en *long-term care insurance*
fr *assurance couvrant les frais de soins de longue durée*

Die Pflegeversicherung dient der Absicherung des Risikos der ▸Pflegebedürftigkeit. Sie orientiert sich am Grundsatz „Pflegeversicherung folgt Krankenversicherung“. In die gesetzliche Pflegeversicherung werden grundsätzlich alle Personen einbezogen, die der gesetzlichen Krankenversicherung (→ Krankenversicherung, gesetzliche) angehören. Alle privat krankenversicherten (→ Krankenversicherung, private) Personen werden verpflichtet, bei ihrem privaten Krankenversicherungsunternehmen zur Absicherung des Risikos der Pflegebedürftigkeit einen Versicherungsvertrag abzuschließen und aufrechtzuerhalten. Die Mittel für die Pflegeversicherung werden durch Beiträge sowie sonstige Einnahmen gedeckt. Dabei erfolgt die Finanzierung im so genannten Umlageverfahren, d. h. die benötigten Mittel werden jeweils durch die laufenden Einnahmen aufgebracht. Die Pflegeversicherung betrifft alle Bürger der Bundesrepublik Deutschland. Die Leistungen der Pflegeversicherung sind unabhängig von der wirtschaftlichen Lage des Betroffenen und werden als Geld- oder Sachleistungen gewährt. Pflegebedürftigkeit wird in drei Stufen eingeteilt. Je nach Pflegestufe entstehen unterschiedlich hohe Leistungsansprüche.

Pflichtkasse

→ Primärkasse

PHAGRO

→ Bundesverband des Pharmazeutischen Großhandels

Pharmaceutical Benefit Management (PBM)

en *Pharmaceutical Benefit Management (PBM)*
fr *Pharmaceutical Benefit Management (PBM)*

Pharmaceutical Benefit Manage-

Pflegestufe	1	2	3	Härtefall
Mindestzeitbedarf/Min./täglich	> 90 Min.	> 180 Min.	> 270 Min.	> 420 Min.
Bedingungen des Hilfebedarfs	Bei der Körperpflege, der Ernährung oder der Mobilität ...			
	Mindestens ein Mal täglich mit mindestens zwei Verrichtungen aus einem der drei o. g. Breichen	Mindestens drei Mal täglich zu verschiedenen Tageszeiten	Täglich rund um die Uhr, auch regelmäßig nachts	Täglich rund um die Uhr, auch regelmäßig nachts; nachts mind. 120 Min.
Max. Zeitanteil Hauswirtschaft	44 Min.	60 Min.		
Mögliche Pflegeperson(en)	Laie und Fachkraft			Nur Pflegefachkraft

Pflegeversicherung. Voraussetzungen für die Zuordnung zu einer Pflegestufe.

ment oder Prescription Benefit Management (PBM) sind – innerhalb von ➲Managed Care Strukturen in den USA – Spezialunternehmen, die ➲Arzneimittel in großen Mengen kostengünstig einkaufen und sich um den rationellen Einsatz bemühen. PBM entstanden ursprünglich als Einkaufsorganisationen; sie erzielen bei Arzneimittelherstellern aufgrund ihrer großen Nachfragemacht hohe Rabatte. Neben der Einkaufsfunktion nehmen PBM andere Funktionen wahr. Die pharmakologische und qualitative Beurteilung von Arzneimitteln und die Auswertung von Verschreibungen zur Optimierung von Therapieplänen haben in der jüngeren Vergangenheit erheblich an Bedeutung gewonnen. PBM führen Formularies, d. h. Arzneimittellisten, die sich an Wirksamkeitsparametern ebenso orientieren wie an Kosten-Nutzen-Gesichtspunkten.

Pharmaceutical Care

en *Pharmaceutical Care*
fr *Pharmaceutical Care*

Als Pharmaceutical Care bezeichnet man unterstützende und komplementäre Maßnahmen von ➲Apothekern im Rahmen der ambulanten Gesundheitsversorgung. Ziel des Pharmaceutical Care ist die Optimierung der Arzneimitteltherapie und die sinnvolle Ergänzung des bestehenden ärztlichen Versorgungsangebots zum ➲Nutzen der Patienten. Die Aktivitäten der Apotheker sollen im Rahmen der pharmazeutischen Betreuung die Arzneimittelanwendung zwischen den Arztbesuchen begleiten und dazu beitragen, frühzeitig arzneimittelbezogene Probleme zu erkennen, zu lösen und zu vermeiden, sowie insgesamt die ➲Compliance zu verbessern. Eine Grundvoraussetzung für die Umsetzung der pharmazeutischen Betreuung ist die kollegiale Zusammenarbeit zwischen ➲Arzt und Apotheker.

Pharmakoökonomie

en *pharmaco-economics*
fr *pharmaco économie*

Als Pharmakoökonomie bezeichnet man in der Regel ein Teilgebiet der ➲Gesundheitsökonomie. Gegenstand der Pharmakoökonomie ist die ökonomische Evaluation (➲gesundheitsökonomische Evaluationen) von ➲Arzneimitteln. Dabei werden ganz allgemein in einer vergleichenden Analyse von unterschiedlichen Medikamenten der bewertete Verbrauch an Gesundheitsgütern und -dienstleistungen ➲Kosten den Ergebnissen der Behandlung oder Versorgung gegenübergestellt (➲Outcome). Diese Vorgehensweise dient der Entscheidungsunterstützung bei der Auswahl von Arzneimitteln für die Gesundheitsversorgung. Neben den medizinischen Entscheidungskriterien werden damit auch ökonomische Kriterien in den Entscheidungsprozess eingeführt.

Pharmazentralnummer (PZN)

en *central pharmaceutical number*
fr *codification des produits pharmaceutiques par un numéro central unique*

Die Pharmazentralnummer ist eine eindeutige Nummer für ein bestimmtes ▶Arzneimittel in einer bestimmten Packungsgröße. Die PZN ist ein kennzeichnender Ziffercode eines ▶Fertigarzneimittels. Sie besteht aus einem definierten Strichcode, der eine Identifizierung nach Warenzeichen, Wirkstoffstärke, Darreichungsform, Packungsgröße und pharmazeutischem Hersteller erlaubt. Die Arzneimittelhersteller sind verpflichtet, die Nummer als bundeseinheitliches Arzneimittelkennzeichen so auf der äußeren Umhüllung der Arzneimittel anzugeben, dass sie maschinell erfassbar ist. Die ▶Apotheker müssen die Nummer zur Abrechnung der Arzneimittel maschinenlesbar auf das Verordnungsblatt übertragen.

Pharmazeutische Industrie

en *pharmaceutical industry*
fr *industrie pharmaceutique*

Als pharmazeutische Industrie bezeichnet man die Gruppe der über tausend Arzneimittelhersteller in Deutschland. Zu dieser Gruppe gehören forschende pharmazeutische Unternehmen, Generikahersteller (▶Generikum), aber auch ▶Apotheken, die ▶Arzneimittel unter eigenem Namen verkaufen. Je nach Interessenlage sind die Unternehmen in verschiedenen Verbänden zusammengeschlossen:

- ▶Verband forschender Arzneimittelhersteller (VFA)
- ▶Bundesverband der Pharmazeutischen Industrie (BPI) für mittelständische Unternehmen
- ▶Generikaverband e. V.
- ▶Bundesfachverband der Arzneimittelhersteller (BAH)
- ▶Verband der Arzneimittelimporteure

Deutsche Firmen halten auf dem deutschen ▶Arzneimittelmarkt einen Umsatzanteil von ca. 45,5 %, ausländische Firmen von ca. 54,5 %. Die Hauptabnehmer pharmazeutischer Produkte aus Deutschland sind die USA, Schweiz, Frankreich, Großbritannien, Italien und Japan. Hauptlieferant pharmazeutischer Erzeugnisse nach Deutschland ist Irland, gefolgt von den USA, der Schweiz, Frankreich und Großbritannien. Auch die Bedeutung Italiens als Lieferant nimmt zu.

Die Pharmaindustrie ist eine der forschungsintensivsten Branchen in Deutschland und der EU. Der ordnungsgemäße Betrieb pharmazeutischer Unternehmen und die erforderliche Qualität der herzustellenden Arzneimittel werden durch das ▸Arzneimittelgesetz und entsprechende Betriebsverordnungen sichergestellt.

Pharmazeutischer Unternehmer

en *pharmaceutical entrepreneur*
fr *entrepreneur pharmaceutique*

Pharmazeutischer Unternehmer nach § 4 Arzneimittelgesetz (AMG) ist, wer ▸Arzneimittel unter seinem Namen in den Verkehr bringt. Nach § 9 AMG müssen Arzneimittel, die im Geltungsbereich des ▸Arzneimittelgesetzes in den Verkehr gebracht werden, den Namen oder die Firma und die Anschrift des pharmazeutischen Unternehmers tragen. Außerdem dürfen Arzneimittel nur durch einen pharmazeutischen Unternehmer in den Verkehr gebracht werden, der seinen Sitz im Geltungsbereich des Arzneimittelgesetzes, in einem anderen Mitgliedsstaat der Europäischen Gemeinschaft oder in einem anderen Vertragsstaat des Abkommens über den Europäischen Wirtschaftsraum hat.

Piggy-back

en *Piggy-back*
fr *méthode du «sac à dos»*

Piggy-back (Huckepack) bezeichnet eine Vorgehensweise, bei ▸klinischen Studien, bei der zum Beispiel ökonomische Fragen im „Huckepackverfahren“ an die Datenerhebung zur medizinischen Fragestellung angehängt werden.

PKV

▸Krankenversicherung, private

Placebo(effekt)

en *placebo effect*
fr *effet placebo*

Ein Placebo ist eine Nachbildung eines Präparates ohne pharmakologisch wirksame Stoffe (Scheinpräparat), jedoch mit dem Originalmedikament in Form, Farbe und Geschmack identisch. Um die objektive Wirkung und Wirksamkeit des Originalpräparates zu testen, kommen Placebos in klinischen Studien zum Einsatz. Der Placeboeffekt ist die positive Wirkung eines Medikamentes auf den Gesundheitszustand des Patienten, die unabhängig vom Wirkstoff eintritt, z. B. durch die positive Erwartung an ein ▸Arzneimittel oder die Tatsache, dass der Arzt sich des Patienten annimmt. Um diese Placeboeffekte von den Effekten eines ▸Wirkstoffes zu unterscheiden, wird in klinischen Prüfungen der Wirkungsunterschied zwischen dem Originalpräparat und dem Placebo ermittelt (▸Klinische Forschung).

Plausibilitätsprüfung

en *plausibility testing*

fr *vérification de la plausibilité*

Mit einer Plausibilitätsprüfung soll die Rechtmäßigkeit der von den zugelassenen ➲Leistungserbringern eingereichten vertragsärztlichen Abrechnungen überprüft werden. Die Plausibilitätsprüfungen werden von der jeweils zuständigen ➲Kassenärztlichen Vereinigung (KV) auf der Grundlage von Abrechnungsregelungen wie dem ➲Einheitlichen Bewertungsmaßstab (EBM) durchgeführt. Die KV stellt die sachliche und rechnerische Richtigkeit der Abrechnungen fest. Gegenstand der arztbezogenen Plausibilitätsprüfung ist insbesondere der Umfang der pro Tag abgerechneten Leistungen im Hinblick auf den damit verbundenen Zeitaufwand des jeweiligen ➲Vertragsarztes.

Im Zuge des ➲GKV-Modernisierungsgesetzes wurden seit dem 01.01.2004 die Plausibilitätsprüfungen verschärft, indem auch die Krankenkassen die Abrechnungen der Vertragsärzte prüfen, vor allem hinsichtlich

- des Bestehens und des Umfangs ihrer Leistungspflicht,
- der Plausibilität von Art und Umfang der für die Behandlung eines Versicherten abgerechneten Leistungen in Bezug auf die angegebene Diagnose, bei zahnärztlichen Leistungen in Bezug auf die angegebenen Befunde,
- der Plausibilität der Zahl der vom Versicherten in Anspruch genommenen Vertragsärzte, unter Berücksichtigung ihrer Fachgruppenzugehörigkeit und
- der vom Versicherten an den Arzt zu zahlenden Zuzahlung nach § 28 Abs. 4 SGB V und der Beachtung des damit verbundenen Verfahrens nach § 43b Abs. 2 SGB V.

Sofern nach dieser Prüfung Veranlassung besteht, können die Krankenkassen (➲Krankenkasse, gesetzliche) oder ihre Verbände bzw. die Kassenärztlichen Vereinigungen eine ➲Wirtschaftlichkeitsprüfung des ➲Arztes verlangen.

Die ➲Kassenärztliche Bundesvereinigung und die ➲Spitzenverbände der Krankenkassen vereinbaren gemeinsam und einheitlich Richtlinien zum Inhalt und zur Durchführung der Plausibilitätsprüfungen. Die Richtlinien sind dem ➲Bundesministerium für Gesundheit und Soziale Sicherung (BMGS) vorzulegen. Sollten Beanstandungen des Bundesministeriums nicht behoben werden, kann das BMGS selbst die Richtlinien erlassen.

Poliklinik

en *policlinic; outpatient-depart-*

ment
fr *polyclinique; service de soins externes*
Als Poliklinik werden einerseits die poliklinischen Institutsambulanzen der Hochschulen mit Ermächtigung zur ambulanten ärztlichen Behandlung bezeichnet, andererseits die ambulant behandelnden Kliniken der ehemaligen DDR, die nach 1990 Bestandsschutz hatten. In der DDR wurde ein großer Teil der ambulanten Versorgung durch Polikliniken erbracht.

Positivliste

en *(drug) positive list*
fr *liste des médicaments remboursés*
Als Positivliste bezeichnet man eine Liste verordnungsfähiger ▶Arzneimittel in der gesetzlichen Krankenversicherung (▶Krankenversicherung, gesetzliche, GKV). Arzneimittel, die auf der Positivliste erfasst sind, können von ▶Vertragsärzten zu Lasten der gesetzlichen Krankenversicherung den gesetzlich krankenversicherten Patienten verordnet werden. Positivlisten sollen den Vertragsärzten die Auswahl von Arzneimitteln erleichtern. Kriterien, nach denen Positivlisten gebildet werden, können ▶Kosten, ▶Wirksamkeit oder andere gesundheitsökonomische Kriterien sein. Positivlisten gibt es bereits in den meisten (west-) europäischen Ländern, z. B. Belgien, Niederlande, Frankreich.
Für Deutschland ist aufgrund eines gesetzlichen Auftrags vom ▶Institut für die Arzneimittelverordnung in der GKV im Jahr 2001 der Vorschlag einer Liste verordnungsfähiger Arzneimittel zu Lasten der GKV vorgelegt und diskutiert worden. In der Vorbereitung des ▶GKV-Modernisierungsgesetzes wurde eine Aktualisierung der Positivliste vorgenommen. Allerdings wurde vom Gesetzgeber nach Widerstand der Opposition darauf verzichtet, diese Positivliste über das GKV-Modernisierungsgesetz in Kraft zu setzen.

PPO

▶Preferred Provider Organisation

Präklinische Prüfung

▶klinische Forschung

Prävalenz

en *prevalence*
fr *prévalence*
Die Prävalenz ist im Gegensatz zur ▶Inzidenz das Maß für die Häufigkeit des Auftretens einer bestimmten Erkrankung in einer Bevölkerungsgruppe zu einem bestimmten Zeitpunkt.

Prävention

en *prevention*
fr *prévention*

Als Prävention werden alle Maßnahmen zur Verhütung, Abmilderung oder Früherkennung von Krankheiten und zur Ausschaltung gesundheitsschädlicher Faktoren bezeichnet. So werden im § 20 SGB V alle Leistungen zur Primärprävention gezählt, die den allgemeinen Gesundheitszustand verbessern und insbesondere einen Beitrag zur Verminderung sozial bedingter Ungleichheit von Gesundheitschancen erbringen sollen. Ferner werden zur Prävention den Arbeitsschutz ergänzende Maßnahmen der betrieblichen Gesundheitsförderung zugerechnet. Außerdem zählen zur Prävention auch ärztliche Vorsorgeuntersuchungen.

- Als Primärprävention werden Maßnahmen bezeichnet, die der Gesunderhaltung z. B. durch Schutzimpfungen und bestimmte Prophylaxe-Maßnahmen dienen.
- Als Sekundärprävention bezeichnet man Maßnahmen, die bei bereits vorhandenen, aber noch symptomlosen oder nicht mehr symptomatischen Krankheiten ergriffen werden (z. B. Vorsorgeuntersuchungen).
- Als Tertiärprävention werden Maßnahmen bezeichnet, die Rückfälle und Folgeschäden eingetretener Krankheiten verhindern oder abmildern.

Zur Förderung der Prävention plant das Ministerium für Gesundheit und Soziale Sicherung (BMGS), alle Sozialversicherungsträger (Sozialversicherung) an einer bundesweiten Stiftung für Prävention zu beteiligen. Hierzu soll noch im Jahr 2004 ein Präventionsgesetz beschlossen werden. Demnach müssten sich die gesetzlichen Krankenkassen (Krankenkassen, gesetzliche) ebenso wie die Rentenversicherung, Pflegeversicherung und Unfallversicherung (Unfallversicherung, gesetzliche) und auch die privaten Krankenversicherer (Krankenversicherung, private) an übergeordneten nationalen Initiativen beteiligen.

Praxisbesonderheiten

en *practice peculiarities*
fr *particularités d'un cabinet*

Praxisbesonderheiten sind Merkmale und Eigenheiten einer Arztpraxis, die die Vergleichbarkeit der Praxis mit dem Durchschnitt aller anderen Arztpraxen der gleichen Fachgruppe erschweren oder unmöglich machen. Es handelt sich bei diesen Eigenheiten um Durchschnitts- oder Normabweichungen, die möglicherweise zu höheren Arzneimittelausgaben oder häufigerer Abrechnung bestimmter Ziffern des Einheitlichen Bewertungsmaßstabs (EBM) führen können. Im Zusammenhang mit der Wirtschaftlichkeitsprüfung sind Praxisbesonderheiten für die Ermittlung der Überschreitung von Ausgabenvolumina wichtig. Praxisbesonderheiten können z. B. dann vorliegen, wenn in einer Praxis der Anteil von Patienten, die einen besonders hohen Bedarf an Arzneimitteln oder Heilmitteln haben oder besonders teure Arzneimittel benötigen, überdurchschnittlich hoch ist. Die Kassenärztliche Bundesvereinigung hat ihren Mitgliedern im Zusammenhang mit der Vereinbarung von Richtgrößen im Jahr 2000 erstmals eine gemeinsame Empfehlung mit den Spitzenverbänden der Krankenkassen gegeben. Die Empfehlung zählt in der "Anlage 3" Indikationsgebiete auf, die bei Wirtschaftlichkeitsprüfungen als Praxisbesonderheiten anerkannt werden sollen.

Praxisbudgets

en *practice budget*
fr *budget d'un cabinet*

Die Praxisbudgets wurden zum 01.07.1997 als Instrument zur Mengenbegrenzung ärztlicher Leistungen eingeführt und im Einheitlichen Bewertungsmaßstab (EBM) festgelegt. Nach dieser Regelung ist ein Praxisbudget die arztgruppenspezifische und fallzahlabhängige Obergrenze für die insgesamt von einem Vertrags(zahn)arzt abrechenbaren Leistungen. Das Praxisbudget ergibt sich aus dem Produkt der Fallpunktzahl mit der Anzahl der Patienten: Fallpunktzahl x Fallzahl = Praxisbudget. Diese Obergrenze wird in Punkten ausgedrückt und ist der Höchstbetrag für die Vergütung der in der Praxis erbrachten Leistungen. Diese Regelung ergab, dass alle abgerechneten Punkte nur bis zu dieser Budgetgrenze berücksichtigt wurden. Für jede Facharztgruppe wurden unterschiedliche Budgets festgelegt, um den unterschiedlich hohen Praxiskosten Rechnung zu tragen. Zudem wurden die Praxisbudgets fallzahlabhängig ausgestaltet, um auch unterschiedliche Praxisgrößen zu berücksichtigen, so dass Praxen mit hohen Fallzahlen ein größeres Budget erhielten als Praxen mit geringen Fallzahlen. Praxisbudgets hatten nur für die so genannten Standardleistungen Gültigkeit, die mit einer gewissen Regelmäßigkeit von fast allen Ärzten einer Fachgruppe erbracht wurden. Alle anderen Leistungen wurden entweder über Zusatzbudgets oder ohne Budget vergütet.

Aufgrund eines Urteils des Bundessozialgerichts (BSG) wurden Praxisbudgets zum 01.07.2003 abgeschafft. Gegenstandslos wurden damit auch die auf der Einführung von Praxisbudgets beruhenden Zusatzbudgets. Das BSG hatte am 09.05.2002 entschieden, dass die Kostensätze, die bei der Kalkulation der Praxisbudgets 1997 zu Grunde gelegt wurden, nicht mehr der Wirklichkeit in vielen Fachgruppen entsprachen. Als Folge wurde auch der EBM überarbeitet. Als neue Gebührenordnung wird der EBM 2000 plus voraussichtlich zum 01.01.2005 veröffentlicht.

Im Ergebnis bedeutet der Wegfall von Praxis- und Zusatzbudgets, dass auf der Ebene des EBM eine Begrenzung der Abrechnung aufgrund einer fallzahlabhängigen Budgetierung nicht mehr stattfindet. Allerdings unterliegen viele ▶ Ärzte im Bereich ihrer ▶ Kassenärztlichen Vereinigung (KV) dem so genannten Individualbudget. Danach ist die Abrechnung quartalsweise durch ein maximal abrechenbares individuelles Punktzahlvolumen begrenzt. Lediglich Ärzte, die das Individualbudget unterschreiten, jedoch wegen Überschreitung der Praxisbudgets auf der Ebene des EBM Begrenzungen erfahren hatten, können von dem Wegfall der Praxisbudgets profitieren. Zudem werden die Honorarleistungen zusätzlich über den ▶ Honorarverteilungsmaßstab (HVM) der Kassenärztlichen Vereinigungen gesteuert. Das ▶ GKV-Modernisierungsgesetz sieht vor, dass die Kassenärztlichen Vereinigungen gemeinsam mit den Verbänden der Krankenkassen bis zum 30.04.2004 einen neuen HVM zu vereinbaren haben. Der neue HVM ist ab dem 01.07.2004 der Vergütung der vertragsärztlichen Leistungen zugrunde zu legen. In diesem neuen HVM müssen arztgruppenspezifische Grenzwerte, d. h. ▶ Regelleistungsvolumina, festgelegt werden (§ 85 SGB V). Bis zu diesen Grenzwerten erbrachte Leistungen werden mit festen Punktwerten vergütet. Leistungsmengen, die die Regelleistungsvolumina überschreiben, werden mit abgestaffelten Punktwerten vergütet. In diesem Sinne wirken die Regelleistungsvolumina auch als „persönliches Budget" der Ärzte. Ab 01.01.2007 werden auf der Ebene der Honorarverteilung zwischen Krankenkassen (▶ Krankenkassen, gesetzliche) und Kassenärztlichen Vereinigungen ausschließlich arztbezogene Regelleistungsvolumina (▶ Regelleistungsvolumina, arztgruppenbezogene) zugrunde gelegt. Die Honorarverteilungsmaßstäbe der Kassenärztlichen Vereinigungen entfallen vollständig.

Praxisgebühr

en *consultation fee*

fr *taxe pour la consultation*

Für die ärztliche Behandlung bei einem ⮞Arzt, ⮞Zahnarzt oder Psychotherapeuten müssen Erwachsene aufgrund des ⮞GKV-Modernisierungsgesetzes seit dem 01.01.2004 eine Zuzahlung in Höhe von 10 Euro leisten (§§ 28, 61 SGB V). Kinder und Jugendliche sind hiervon ausgenommen. Diese Zuzahlung wird allgemein „Praxisgebühr" genannt. Fällig wird die Praxisgebühr bei jeder ersten Inanspruchnahme eines Arztes in einem Quartal. Die Praxisgebühr entfällt bei Überweisung durch einen anderen Arzt innerhalb des laufenden Quartals. Dies gilt als Übergangsregelung bis zum 30.06.2004 auch für die Überweisung zum Psychotherapeuten. ⮞Ärztliche Vorsorgeuntersuchungen, Schutzimpfungen und zwei jährliche Zahnvorsorge-Untersuchungen sind zuzahlungsfrei.

Praxisgemeinschaft

en *practice-sharing/group of consultants' surgeries*
fr *regroupement de cabinets de médicins*

Eine Praxisgemeinschaft ist der räumliche Zusammenschluss von mindestens zwei Arztpraxen. Deren wirtschaftliche Unabhängigkeit bleibt aber im Gegensatz zur ⮞Gemeinschaftspraxis gewahrt.

Praxisklinik

en *practice clinic/doctor's surgery and beds*
fr *cabinet faisant office de clinique*

Praxiskliniken sind Einrichtungen, in denen Patienten durch Zusammenarbeit mehrerer ⮞Vertragsärzte ambulant und stationär versorgt werden. Die Zulassungsvoraussetzung für eine Praxisklinik ist ein Versorgungsvertrag (⮞Krankenhausversorgungsvertrag) nach § 115 SGB V.

Praxisnetz

en *practitioners' network*
fr *réseau de médecins*

Ein Praxisnetz ist ein Zusammenschluss bereits bestehender Arztpraxen mit den folgenden Zielen: Steigerung der Behandlungsqualität z. B. durch Zusammenarbeit mit ambulanten Pflegediensten und ⮞Apotheken, verbesserte ⮞Qualitätskontrolle und -sicherung z. B. durch ⮞Qualitätszirkel, erhöhte Praxiseffizienz durch gemeinsame Nutzung medizinischer Geräte und Kosteneinsparung durch gemeinsamen Praxiseinkauf, Ausweitung der ambulanten Versorgung und Präsenz z. B. durch erweiterte Praxisöffnungszeiten und Bereitschaftsdienste (Grundsatz „ambulant vor stationär"). Zur Erreichung dieser Ziele kooperieren vernetzte Praxen auch mit ⮞Krankenhäusern, Selbsthilfegruppen (⮞Selbsthilfe) und nichtmedizinischen ➤Heilberufen und betreiben Einkaufsmanagement bei ➤Arznei-, Verband- und ➤Hilfsmitteln.

Preferred Provider Organisation (PPO)

en *Preferred Provider Organisation (PPO)*

fr *réseau préférentiel de prestataires de services de santé*

Die PPO ist ein Zusammenschluss von ➤Leistungserbringern, der überwiegend in den USA aufgrund des dortigen Gesundheitssystems vorkommt. Mitglieder einer PPO können Arztnetze (➤Praxisnetz), ➤Krankenhäuser und andere Leistungsanbieter sein. Ziel dieser Organisationsform ist eine möglichst kostengünstige und qualitativ gute medizinische Versorgung für die Versicherten. Versicherungsträger sind häufig die Arbeitgeber selbst. Aufgrund ihrer Nachfragemacht können die Arbeitgeber Rabatte für die medizinischen Leistungen aushandeln. Die kostengünstige und gute medizinische Versorgung soll durch drei Mechanismen erreicht werden:

- Aufbau eines Ärztenetzwerkes,
- Einkaufsorganisation von Spezialleistungen,
- Kontrollsystem der Ärzte, die bezüglich ➤Kosten, Leistungen und ➤Qualität regelmäßig kontrolliert werden.

Die Patienten sind nicht wie bei den ➤Health Maintenance Organizations (HMO) auf einen bestimmten ➤Arzt beschränkt, sondern haben

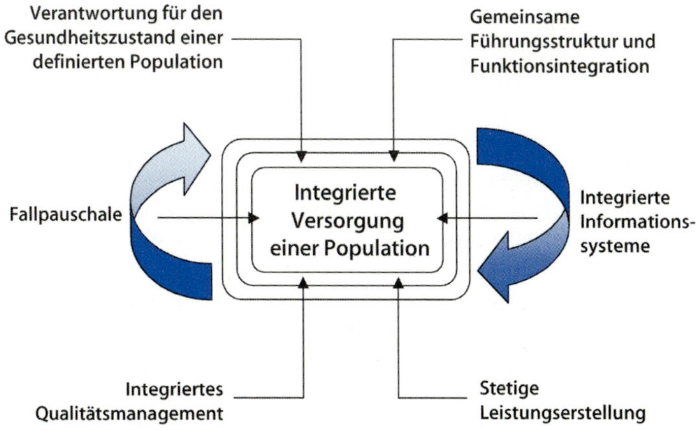

Praxisnetz. Strukturkomponenten von integrierten Versorgungssystemen.

Einfluss auf die Wahl ihres Arztes. Die Mitglieder (Versicherte) der PPO wählen ihren Primärarzt unter den Vertragsärzten der PPO. Der direkte Zugang zu Spezialisten bleibt meist erhalten. Die Selbstbeteiligung der Patienten innerhalb der PPO ist gering. Wählt der Versicherte einen Arzt außerhalb der PPO, übernimmt er die Kosten selbst.

Preisvergleichsliste

en *price comparison list*
fr *liste de la comparaison des prix*
Die Preisvergleichsliste ist eine Liste nach § 92 Abs. 2 SGB V, die dem ▶Arzt den Preisvergleich und die Auswahl therapiegerechter Verordnungsmengen ermöglichen soll. Die Zusammenstellung der ▶Arzneimittel ist nach Indikationsgebieten und Stoffgruppen zu gliedern. Für die einzelnen Indikationsgebiete können die Arzneimittel in folgenden Gruppen zusammengefasst werden:

1. Mittel, die allgemein zur Behandlung geeignet sind,
2. Mittel, die nur bei einem Teil der Patienten oder in besonderen Fällen zur Behandlung geeignet sind sowie
3. Mittel, bei deren Verordnung wegen bekannter Risiken oder zweifelhafter therapeutischer Zweckmäßigkeit besondere Aufmerksamkeit geboten ist.

Der ▶Vertragsarzt soll bei der Verordnung von Arzneimitteln im Rahmen der Wirtschaftlichkeit auch den Preis des Arzneimittels berücksichtigen. Dies bedeutet nicht, dass nur preisgünstigere Arzneimittel verordnet werden dürfen. Auch teurere Arzneimittel können nach ärztlichem Ermessen im Hinblick auf die Art der Erkrankung und die Umstände des Krankheitsfalls erforderlich sein. Andererseits soll der Vertragsarzt auch unterhalb von ▶Festbeträgen Preisvergleiche vornehmen. Die nach § 92 Abs. 2 SGB V vorgeschriebene Zusammenstellung von Arzneimitteln erfolgt auf der Basis eines Musters der Preisvergleichsliste mit Vorbemerkungen und Grundsätzen für deren Aufstellung. Das Muster beschließt der ▶Gemeinsame Bundesausschuss.

Primärarzt

en *primary physician*
fr *médecin primaire*
Ein Primärarzt ist ein ▶Arzt, der in einem ▶Primärarztsystem die Steuerung des Versorgungsprozesses des Patienten übernimmt. Primärärzte sind in der Regel hausärztlich tätige Ärzte wie Allgemeinärzte, praktische Ärzte, hausärztlich tätige Internisten und Kinderärzte. Der Primärarzt leistet die Grundversorgung der Patienten und steuert die fachärztliche Ver-

sorgung (Facharzt). Er hat die Funktion eines „Lotsen“ oder „Gatekeepers“ (Hausarztmodell).

Primärarztsystem

en *primary care controlled system*
fr *système de santé basé sur la gestion des soins médicaux par le médecin primaire*

Als Primärarztsystem bezeichnet man ein Gesundheitssystem, in dem die Steuerung des Versorgungsprozesses des Patienten durch eine bestimmte Arztgruppe erfolgt, zumeist durch einen niedergelassenen Allgemeinmediziner. Die Versicherten sind im Regelfall gezwungen, zuerst den Primärarzt aufzusuchen. Dieser kann den Patienten dann zur fachärztlichen Versorgung an einen niedergelassenen Spezialisten (Facharzt) überweisen. Die Budgetverantwortung für die Patientenversorgung kann – dies ist aber nicht zwingend der Fall – beim Primärarzt liegen. Primärarztsysteme sind z. B. in den Niederlanden und in Großbritannien etabliert. Durch ein Primärarztsystem soll die Koordinierung der Patientenversorgung verbessert, unnötige Untersuchungen verhindert und der Versicherte auf der angemessenen Versorgungsstufe behandelt werden. Bei freier Arztwahl (Patientenrechte) ist ein obligatorisches Primärarztsystem nicht ohne weitere Maßnahmen möglich.

Primärkasse

en *primary fund*
fr *caisse primaire*

Der Name Primärkasse resultierte aus dem ersten Zweig der Sozialversicherung, der gesetzlichen Krankenversicherung (Krankenversicherung, gesetzliche) der Arbeiter (15.06.1883). Dieser Begriff galt bis zur Einführung der „freien Kassenwahl“ (Kassenwahl, freie) am 01.01.1996 für alle gesetzlichen Krankenkassen (Krankenkasse, gesetzliche, Kassenarten), ausgenommen der Ersatzkassen (Angestellten- und Arbeiterersatzkassen).

Primärprävention

Prävention

Private Krankenversicherung (PKV)

Krankenversicherung, private

Prophylaxe

en *prophylaxis*
fr *prophylaxie*

Konkrete krankheitsvorbeugende Maßnahmen, wie z. B. Impfungen (Prävention).

Prospektive Studie

en *prospective study*
fr *étude de suivi*

Prospektive Studien sind Studien, in denen Patientendaten mit Hilfe eines Erhebungsbogens auf der Basis eines Studienprotokolls über einen festgelegten Zeitraum in der Zukunft erhoben werden. Der Zeitraum, der für die Datenbeschaffung benötigt wird, ist abhängig von der Studiendauer, er kann wenige Wochen bis zu mehrere Jahre umfassen, entsprechend aufwändig ist die Datenerhebung (▶Klinische Forschung).

Provider

▶Leistungserbringer

Provider Network

en *Provider Network*
fr *réseau de prestataires de services de santé*

Ein Provider Network besteht aus ▶Leistungserbringern, die für Versicherte unter einem Managed Care Plan (▶Managed Care, ▶Health Maintenance Organization, ▶Preferred Provider Organization) ▶Gesundheitsleistungen erbringen.

Prozedur

▶DRGs

Prozedurenschlüssel

▶DRGs

Prozessqualität

▶Qualität

Prüfungs- und Beschwerdeausschuss

en *audit and appeal commission*
fr *commission de contrôle et de plainte*

Die Krankenkassen (▶Krankenkasse, gesetzliche) und ▶Kassenärztlichen Vereinigungen (KVen) haben die Wirtschaftlichkeit der vertragsärztlichen Versorgung (▶Versorgung, vertrags(zahn)ärztliche) durch Beratungen und Überprüfungen zu überwachen. Nach § 106 Abs. 4 SGB V bilden sie hierzu einen gemeinsamen Prüf- sowie einen gemeinsamen Beschwerdeausschuss. Sie sind jeweils paritätisch durch Vertreter von KVen und Krankenkassen sowie einen unparteiischen Vorsitzenden besetzt. Die Ausschüsse werden bei der Wahrnehmung ihrer Aufgaben durch eine Geschäftsstelle unterstützt, die bei der KV oder einem der ▶Landesverbände der Krankenkassen oder bei einer bereits bestehenden Arbeitsgemeinschaft eines Landes eingerichtet wird. Mit Zustimmung der zuständigen Aufsichtsbehörde können die Vertragspartner die gemeinsame Bildung von Prüfungs- und Beschwerdeausschüssen über einen Landesbereich oder eine andere KV hinaus vereinbaren.

Psychotherapeutengesetz

en *Psychotherapists Act*
fr *loi sur les psychothérapeutes*

Das Psychotherapeutengesetz (PsychThG) regelt seit Januar 1999 die Voraussetzungen, die diejenigen erfüllen müssen, die psychotherapeutisch tätig sind oder werden wollen, deren ▸Approbation, die Ausbildung und die Gebührenordnung bei Privatbehandlung. Ohne Approbation darf sich künftig niemand mehr Psychotherapeut nennen. Mit dem Psychotherapeutengesetz werden erstmals die Berufsbezeichnungen „psychologischer Psychotherapeut" sowie „Kinder- und Jugendlichenpsychotherapeut" gesetzlich geschützt. Die Psychotherapeuten werden gleichberechtigt mit ▸Vertragsärzten in die ▸Kassenärztlichen Vereinigungen integriert.

Public Health

en *Public Health*
fr *santé publique*

Public Health ist Theorie und Praxis der auf Gruppen bzw. Bevölkerungen bezogenen Maßnahmen und Strategien der Verminderung von Erkrankungs- und Sterbewahrscheinlichkeiten durch Senkung von (pathogenen) Belastungen und Förderung von (salutogenen) Ressourcen. Public Health untersucht und beeinflusst epidemiologisch fassbare Verursachungszusammenhänge und Bewältigungsmöglichkeiten. Da solche Interventionen sowohl vor als auch nach Eintritt von Erkrankungen bzw. Behinderungen von gesundheitlichem Nutzen sind, erstreckt sich der Gegenstandsbereich von Public Health sowohl auf ▸Prävention als auch auf Krankenversorgung. Public Health heißt wörtlich übersetzt „öffentliche Gesundheit". Auf den Erkenntnissen der Public Health-Forschung beruhen verschiedene Maßnahmen zur Förderung und zum Erhalt der öffentlichen Gesundheit:

- der Erhalt/die Schaffung einer gesunden Umwelt,
- die Überwachung von übertragbaren Krankheiten und
- die „Erziehung" des Einzelnen zu gesundheitsbewußtem Verhalten.

Weiter gehören dazu die Sicherstellung der ärztlichen und pflegerischen Betreuung einschließlich der ▸Früherkennung und Vorsorge von Krankheiten und die Entwicklung sozialer Einrichtungen, die dem Einzelnen gesundheitserhaltende Lebensumstände gewährleisten können.

Punkt

en *point*
fr *point*

Ein Punkt ist eine Abrechnungseinheit für alle abrechnungsfähigen vertragsärztlichen Leistungen nach dem ▸Einheitlichen Bewertungsmaßstab (EBM). Die tatsächliche Vergütungshöhe einer Leistung in Euro ergibt sich in einem zweiten Schritt: Die Punkte werden mit dem ▸Punktwert multipliziert (▸Bewertungszahl für vertragsärztliche Leistungen).

Punktwert

en *point value/monetary conversion factor/points rating*

fr *valeur de points dans le régime d'assurance sociale allemand*

Jeder vertragsärztlich erbrachten Leistung werden mit Hilfe des ▸Einheitlichen Bewertungsmaßstabs (EBM) ▸Punkte zugeordnet. Sie stellen das Wertverhältnis der Leistungen untereinander dar. Für die zu erbringenden Leistungen zahlen die gesetzlichen Krankenkassen (▸Krankenkasse, gesetzliche) an die ▸Kassenärztlichen Vereinigungen ein Gesamthonorar mit befreiender Wirkung.
Dieses Honorar wird mit Hilfe des ▸Honorarverteilungsmaßstabs (HVM) und des EBM auf die ▸Vertragsärzte verteilt. Die Zuordnung des Honorars über Punkte bei festem Gesamthonorar hat zur Folge, dass der Wert des einzelnen Punktes variiert und erst nach Abschluss einer Rechnungsperiode und nach Abrechnung aller erbrachten Leistungen durch die Vertragsärzte gegenüber der KV feststeht. Das Honorar in Euro für den Vertragsarzt für die erbrachte Leistung variiert daher je nach aktuellem Punktwert bzw. der Menge der Punkte, die alle Vertragsärzte abgerechnet haben.

Punktwertabstaffelung

en *point value depreciation*

fr *diminution de la valeur des points*

Als Punktwertabstaffelung bezeichnet man die Verringerung des ▸Punktwerts in Abhängigkeit von einer definierten Fallzahl oder Punktsumme. Hierdurch verringert sich die Vergütung pro erbrachter Leistung. Die Punktwertabstaffelung wird eingesetzt, um eine Mengenbegrenzung bei der ärztlichen Leistungserbringung zu erzielen.

PZN

▸Pharmazentralnummer

Q

QALY
➤ Qualitätskorrigiertes Lebensjahr

QM
➤ Qualitätsmanagement

Qualität
en *quality*
fr *qualité*

Qualität ist die Gesamtheit der Merkmale und Merkmalswerte eines Produktes oder einer Dienstleistung, bezüglich ihrer Eignung, festgelegte und vorausgesetzte Erfordernisse zu erfüllen. Diese Definition von Qualität lässt sich aus der deutschen Norm DIN 55350, der internationalen Norm ISO 8402 sowie weiteren Normen der 'European Organisation for Quality Control (EOQC)' und auch der 'American Society for Quality Control (ASQC)' ableiten. Die Unterscheidung zwischen guter und schlechter Qualität wird aufgrund von Kriterien vorgenommen. Die Messung der Qualität kann nach den gemäß Kriterien erstellten objektiven Standards vorgenommen werden, wenn solche festgelegt worden sind. Die subjektive Qualität wird aus der subjektiven Wahrnehmung heraus durch einen Einzelnen beurteilt. So wird etwa die Qualität der Leistungen in Klinik oder Arztpraxis durch die Wahrnehmung des Patienten und der Informationen bestimmt, die der Pati-

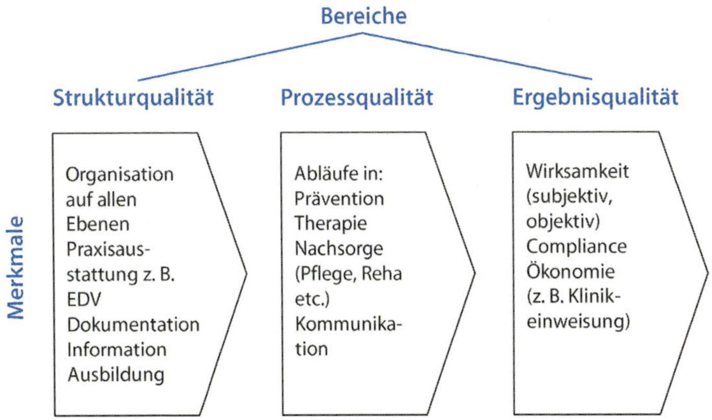

Qualität. Qualitätsdimension nach Donabedian.

ent erhalten hat. Die Qualitätsbeurteilung wird nach subjektiven Kriterien vorgenommen, da jeder Patient für sich selbst ein individuelles Qualitätsniveau festlegt, d. h. ein bestimmtes Erwartungs- bzw. Anspruchsniveau hat. Diese subjektiven Qualitätsniveaus werden jedoch grundsätzlich durch die gleichen Kriterien geprägt, die beim objektiven Qualitätsbegriff eine Rolle spielen. Dabei sollen im ➲ Gesundheitswesen gerade die wichtigsten der so unterschiedlichen subjektiven Ansprüche der Patienten in messbare Kriterien umgesetzt werden. So ist die Qualität der Leistungen in Praxis und Klinik abhängig von der Kompetenz, der Einstellung, der Qualifikation und der Weiterbildung der Mitarbeiter/innen in Medizin, Pflege, Assistenz, Management etc. (Strukturqualität), vom Ablauf des Diagnose- und Behandlungsprozesses (Prozessqualität) und von der Heilung oder Besserung des Krankheitszustandes (Ergebnisqualität). Diese Kategorisierung vereinfacht und ordnet die Einführung des ➲ Qualitätsmanagements. Qualität wird im Rahmen des Qualitätsmanagements gemessen, bewertet und in einem kontinuierlichen Verbesserungsprozess laufend bearbeitet.

Qualitätsinstitut

➲ Institut für Qualität und Wirtschaftlichkeit im Gesundheitswesen

Qualitätskontrolle

en *quality control*
fr *assurance qualité*

Qualitätskontrollen und Qualitätsüberprüfungen dienen der Überwachung der Qualität von in Massen produzierten Gütern und in Massen erbrachten Dienstleistungen mittels statistischer Methoden. Anhand der Qualitätskontrolle wird ermittelt, inwieweit gegebenenfalls aufgefallene Abweichungen der Güter- oder Leistungsqualität von der Norm zufällig entstanden sind, oder einem (systematischen) Fehler zugeschrieben werden können. Bei letzterem Verhalten muss den Ursachen für das Fehlverhalten nachgegangen werden, und in einem weiteren Schritt eine Fehlerbeseitigung erfolgen. Qualitätskontrollen und Qualitätsüberprüfung, gemeinsam mit Qualitätsplanung und Qualitätslenkung, sind mithin als Methoden eines übergeordneten ➲ Qualitätssicherungssystems im Rahmen eines ➲ Qualitätsmanagements zu verstehen.

Qualitätskorrigiertes Lebensjahr (QALY)

en *quality adjusted life year*
fr *années de vie ajustées par esti-*

mation de la qualité de vie
Qualitätskorrigierte Lebensjahre sind ein Instrument aus der Lebensqualitätsforschung (▸Lebensqualität), das auch in der ▸ökonomischen Evaluation eingesetzt wird. QALYs dienen in der ökonomischen Evaluation dem Vergleich der ▸Kosten von Prozeduren und Technologien im ▸Gesundheitswesen mit ihren Ergebnissen. Zentrale Annahme bei der Ermittlung von QALYs ist, dass Lebensjahre mit einer chronischen Krankheit oder einer bleibenden Behinderung nicht den gleichen Wert wie Lebensjahre in Gesundheit haben. Ein QALY resultiert aus der Gewichtung der durch eine medizinische Therapie gewonnenen (Rest)Lebenszeit (Quantität) eines Patienten mit einem ▸Nutzwert für diese Restlebenszeit (Qualität): QALY = (Rest)Lebenszeit x Nutzwert. Die Kosten pro QALY können zu Verfahren aus verschiedenen medizinischen Bereichen ermittelt werden. Anschließend werden die Verfahren anhand der Kosten pro QALY in eine Rangfolge gebracht und miteinander verglichen. Dabei sind jedoch erhebliche methodische Probleme und Kritikpunkte zu berücksichtigen. Der Vergleich führt zu so genannten „league tables“ (▸Ranglisten).
Ein QALY entspricht einem Jahr, das in vollständiger Gesundheit verbracht wird. Über QALYs kann die ▸Wirksamkeit einer therapeutischen Intervention gemessen werden. In die Wirksamkeitsbemessung fließen qualitative Aspekte (Verbesserung der Lebensqualität) und quantitative Aspekte (Verlängerung des Lebens) ein. QUALYs erlauben auch den Vergleich verschiedener Interventionen. In sog. QALY-Tabellen werden verschiedene Interventionen im Hinblick auf die Kosten pro gewonnenem QALY vergleichend zusammengestellt.

Qualitätsmanagement (QM)

en *Quality Management*
fr *gestion de la qualité*
Unter Qualitätsmanagement versteht man „alle Tätigkeiten der Unternehmensführung, welche die Qualitätspolitik, die Qualitätsziele und -verantwortungen festlegen, soweit diese durch Mittel wie Qualitätsplanung, Qualitätslenkung geeignet sind, Qualitätssicherung/Qualitätsmanagement-Darlegung und Qualitätsverbesserung zu verwirklichen“ (nach DIN EN ISO 8402). Qualitätsmanagement heißt also, systematisch die Unterschiede zwischen angestrebten (Soll) und tatsächlich erreichten Leistungsresultaten (Ist) aufzuzeigen, die Ursachen dafür zu analysieren und Verbesserungen einzuleiten. Die traditionellen Maßnah-

men der Qualitätssicherung in der Medizin wie etwa ⊡Qualitätszirkel haben nicht selten einen eher unsystematischen Charakter. Es fehlte und fehlt häufig an einer geeigneten Systematik, passenden organisatorischen und methodischen Voraussetzungen, angemessenen Zielen und einer ergebnisorientierten Evaluation qualitätssichernder Maßnahmen, wie sie etwa unter dem Begriff des „Qualitätsmanagements" bzw. des „Umfassenden Qualitätsmanagements" aus der industriellen Produktion bekannt sind. In der Industrie ist Qualitätsmanagement seit vielen Jahren zu einem ausdifferenzierten Verfahren, einem Teil der Produktion geworden, das nicht nur das Endprodukt der Fertigung, sondern sämtliche Schritte des Produktionsablaufs im Rahmen eines ⊡Qualitätsmanagement-Systems einbezieht, kontrolliert und beurteilt.

Qualitätsmanagement-System

en *Quality Management System*
fr *système de gestion de la qualité*

Als Qualitätsmanagement-System bezeichnet man die Gesamtheit der aufbau- und ablauforganisatorischen Gestaltung, sowohl zur Verknüpfung der qualitätsbezogenen Aktivitäten untereinander als auch im Hinblick auf eine einheitliche, gezielte Planung, Umsetzung und Steuerung der Maßnahmen des ⊡Qualitätsmanagements in einem Unternehmen. Das Qualitätsmanagement-System dient somit der Ordnung und der gezielten Umsetzung von Qualitätsaufgaben im Unternehmen. Aufbau, Umfang und Einführung eines Qualitätsmanagement-Systems hängen von den speziellen Zielsetzungen des jeweiligen Unternehmens ab. Hinzu kommen interne und externe Einflüsse und Festlegungen, besondere organisatorische Abläufe sowie die unterschiedliche Größe der Organisa-

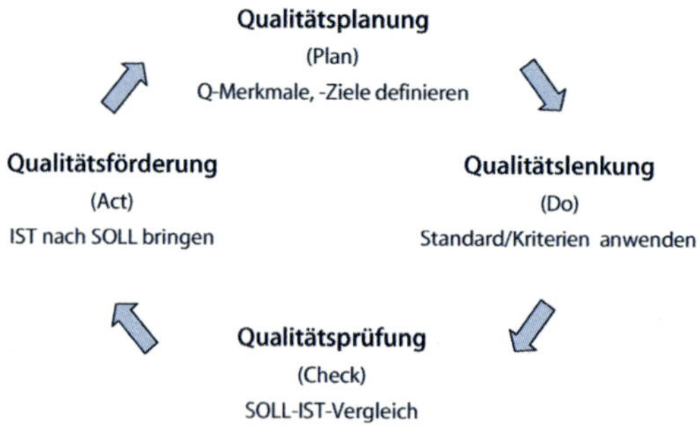
Qualitätsplanung
(Plan)
Q-Merkmale, -Ziele definieren
Qualitätsförderung
(Act)
IST nach SOLL bringen
Qualitätslenkung
(Do)
Standard/Kriterien anwenden
Qualitätsprüfung
(Check)
SOLL-IST-Vergleich

Qualitätsmanagement (QM). Der "Plan-Do-Check-Act Zyklus" als integraler Bestandteil von Qualitätsmanagement.

tion. Aus diesem Grund kann es kein einheitliches Qualitätsmanagement-System geben.

Qualitätssicherung

en *quality assurance*
fr *assurance qualité*

Mit „Qualitätssicherung" werden alle Instrumente im Fertigungs- oder Dienstleistungsprozess bezeichnet, die geeignet sind, die Beschaffenheit von Gütern und Dienstleistungen zur Erfüllung der in sie gesetzten funktionalen Erwartungen zu stabilisieren oder zu verbessern. Alle qualitätssichernden Tätigkeiten unterliegen einem geplanten, systematischen Ansatz. ▸Qualitätskontrollen, Qualitätsüberwachung und Qualitätsüberprüfung, gemeinsam mit Qualitätsplanung und Qualitätslenkung, sind mithin als Methoden eines übergeordneten Qualitätssicherungssystems im Rahmen eines ▸Qualitätsmanagements zu verstehen. Dabei ist Dokumentation Voraussetzung für eine Qualitätssicherung. Ausschlaggebende Elemente einer Qualitätssicherung sind Zielsetzung, Analyse, Rückschluss und Lösungsumsetzung. Qualitätssicherung impliziert mithin Beurteilung und Intervention.

Qualitätssicherung im ▸Gesundheitswesen verfolgt das Ziel, die medizinisch erreichbare ▸Qualität der ärztlichen Leistungserbringung tatsächlich auch zu erreichen bzw. zu sichern. Maßnahmen der Qualitätssicherung bezwecken für den einzelnen Behandlungsfall, dass unter Berücksichtigung des jeweiligen Standes der Medizin und ihrer erprobten Standards einerseits und der begrenzten Finanzmittel andererseits der Patient eine ausreichende, zweckmäßige und wirtschaftliche Versorgung erhält. Nach § 135a SGB V sind die Leistungserbringer gemäß §§ 136a, 136b, 137 und 137d SGB V verpflichtet, sich an einrichtungsüber-

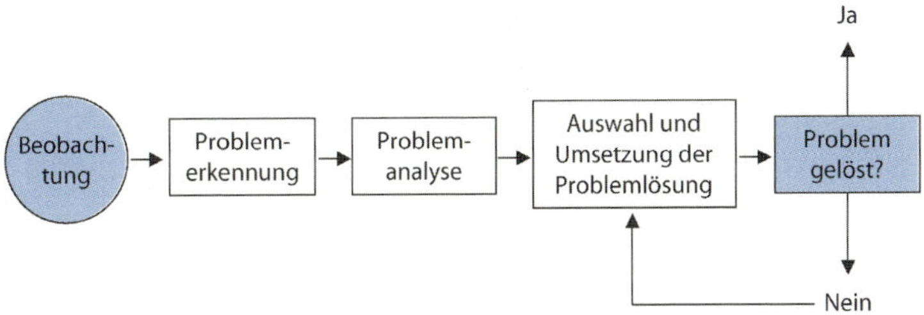

Qualitätsmanagement-System.

greifenden Maßnahmen der Qualitätssicherung zu beteiligen, die insbesondere zum Ziel haben, die Ergebnisqualität (Qualität) zu verbessern. Sie sind auch verpflichtet, einrichtungsintern ein Qualitätsmanagement einzuführen und weiterzuentwickeln. Diese Verpflichtung besteht für die Vertragsärzte, medizinische Versorgungszentren, zugelassene Krankenhäuser sowie Erbringer von Vorsorgeleistungen (Vorsorge) oder Rehabilitationsmaßnahmen (Rehabilitation).

Die Teilnahme an Maßnahmen der Qualitätssicherung ist nach der ärztlichen Berufsordnung eine allgemeine ärztliche Berufspflicht. Alle Leistungserbringer haben die Möglichkeit, im Rahmen von Qualitätsmanagement eine Zertifizierung zu erhalten. Das Zertifizierungsverfahren für Krankenhäuser wird unter anderem über die Kooperation für Transparenz

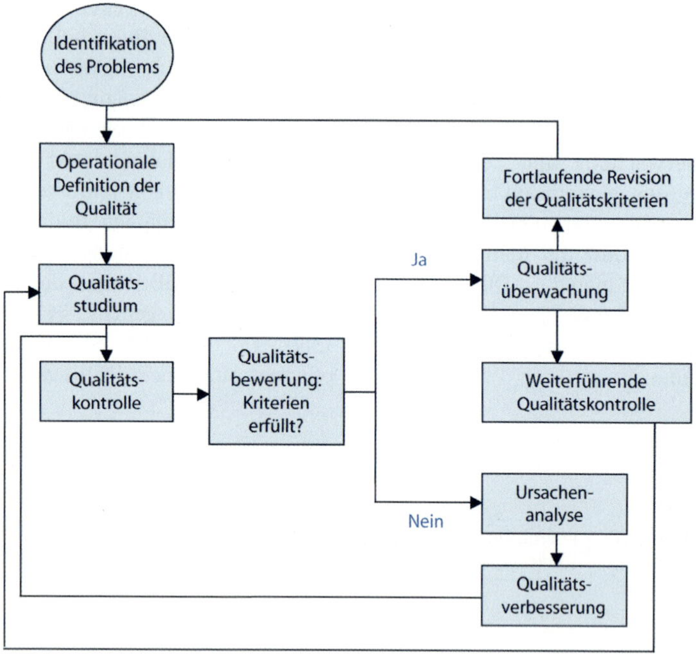

Qualitätssicherung. Prozess der Qualitätssicherung in der medizinischen Versorgung.

und Qualität im Krankenhaus (KTQ) veranlasst. Die KTQ ist Träger eines Qualitätszertifikats, das speziell für die Zertifizierung deutscher Krankenhäuser entwickelt wurde.

Qualitätszirkel

en *quality circle/loop*
fr *cercle de qualité*

Qualitätszirkel stellen eine aus Japan importierte Form der Gruppenarbeit zur Steigerung der ➲Qualität des Produktes, der Arbeitsbedingungen, der Arbeitsverfahren sowie der sozialen Integration dar. Qualitätszirkel sind zentrale und integrale Bestandteile eines umfassenden ➲Qualitätsmanagements, denn in ihnen wird das Paradigma des problemorientierten und kontinuierlichen Qualitätsverbesserungsprozesses umgesetzt. Ein Qualitätszirkel stellt eine kleine Gruppe von etwa fünf bis zehn Personen dar, die sich freiwillig zusammenfindet und sich in regelmäßigem Turnus (z. B. jeden ersten Mittwoch im Monat) trifft. Der Arbeitsbereich der Teilnehmer sollte nicht zu heterogen sein. Geleitet durch einen Moderator analysiert diese Gruppe in regelmäßigen Sitzungen selbst gewählte Probleme und Schwachstellen aus ihrem Arbeitsbereich, mit dem Ziel, Problemlösungen zu erarbeiten, Verbesserungsvorschläge zu verwirklichen, die dabei erzielten Ergebnisse selbst zu kontrollieren und effektiver als bisher die Arbeit zu erfüllen. Qualitätszirkel können sowohl im ➲Krankenhaus (abteilungsintern oder abteilungsübergreifend) als auch in der ambulanten Versorgung (praxisübergreifend) gebildet werden. Qualitätszirkel können fachgruppenbezogen (➲Fachgruppe), aber auch interdisziplinär zusammengesetzt sein. Qualitätszirkel sind seit 1993 – mit In-Kraft-Treten der Qualitätssicherungsrichtlinien der ➲Kassenärztlichen Bundesvereinigung (KBV) – ein anerkanntes, auf ärztliche Eigeninitiative aufgebautes Instrument zur ➲Qualitätssicherung in der ambulanten ➲vertragsärztlichen Versorgung. Darüber hinaus dienen sie der Weiterqualifizierung der Vertragsärzte/Psychotherapeuten/Kinder- und Jugendlichenpsychotherapeuten.

R

Randomisierung

en *randomization*
fr *randomisation*

Unter Randomisierung (als Kontrolltechnik) versteht man die zufällige Zuteilung von Versuchspersonen zu den experimentellen Gruppen. Die Repräsentativität der Untersuchungsstichprobe spielt dabei keine Rolle. Jede beliebige (auch extreme) Untersuchungsstichprobe lässt sich randomisieren. Die Zuteilung der Versuchspersonen zu den experimentellen Gruppen muss strikt nach dem Zufallsprinzip erfolgen, was durch ein systematisches Zufallszuteilungsverfahren vor Beginn des Versuchs sichergestellt werden muss. Sinn der Zufallszuteilung ist es, die experimentellen Gruppen hinsichtlich aller personenbedingten Unterschiede sowie aller versuchsirrelevanten Umwelteinflüsse, denen sie ausgesetzt sind, vergleichbar zu machen. Die Randomisierung garantiert keine absolute Vergleichbarkeit und ist insbesondere bei kleinen Gruppengrößen nicht hinreichend. Die Effizienz der Randomisierung steigt mit wachsender Anzahl der Versuchspersonen pro Gruppe. Nach Möglichkeit sollte der Erfolg der Randomisierung anhand von verfügbaren Kontrollvariablen überprüft werden. Angewandt auf die ▸klinische Forschung bedeutet dies, dass die Patienten einer klinischen Studie zufällig der Behandlungs- oder der Kontrollgruppe zugewiesen werden.

Ranglisten

en *league tables*
fr *listes de classification*

Ranglisten sind Zusammenstellungen medizinischer Interventionen, die nach ihrem relativen Kosten-Nutzwert-Quotienten (▸Kosten, ▸Nutzwert) geordnet werden. Ranglisten dienen der Auswahl von ▸Gesundheitsleistungen, die aus ökonomischer Sicht bei allgemeiner Mittelknappheit zuerst angeboten werden sollen. Umgekehrt lassen sich in Ranglisten aufgrund der Mittelknappheit auch solche Gesundheitsleistungen identifizieren, die aus ökonomischer Sicht zuerst aus dem Leistungsprogramm gestrichen werden sollten. Allerdings ist die Konstruktion von Ranglisten weder theoretisch noch empirisch einfach und problemlos möglich. Schon theoretisch ergeben sich eine Reihe von Konstruktionsproblemen, die dazu führen sollten, dass die Ergebnisse der Ranglistenbildung sehr vorsichtig bewertet werden.

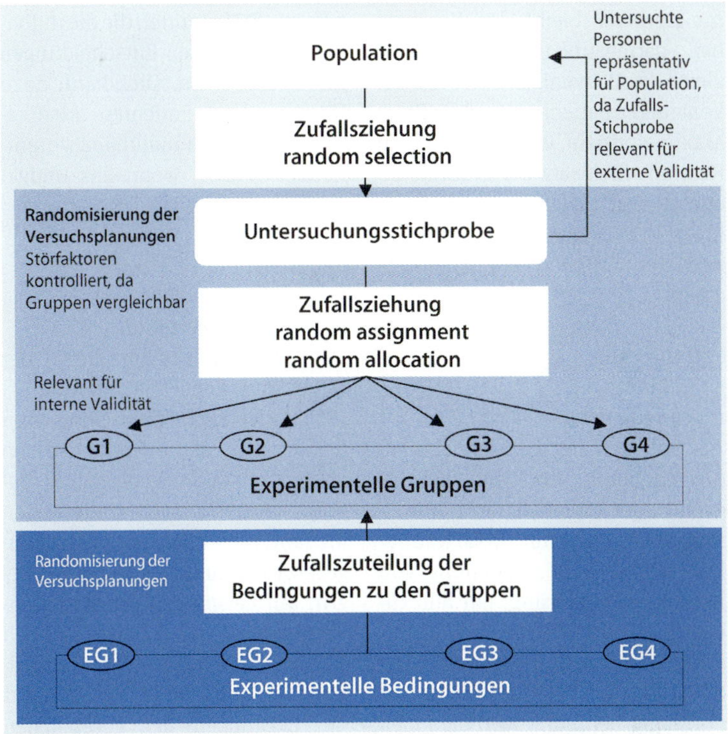

Randomisierung. Verfahren zur Randomisierung im Rahmen einer Untersuchung.

Rationalisierung

en *rationalisation*
fr *rationalisation*

Als Rationalisierung bezeichnet man die gezielte Verbesserung des Verhältnisses der eingesetzten Güter und Dienstleistungen zu den damit erzielten Ergebnissen. Der ökonomische Wirkungsgrad der eingesetzten ➲Ressourcen wird verbessert. Angewandt auf das ➲Gesundheitswesen bedeutet dies, dass durch Anwendung technischer und organisatorischer Methoden die vorhandenen Ressourcen im Gesundheitswesen besser genutzt werden. Generelle Orientierung für Rationalisierungsmaßnahmen bietet das ökonomische Prinzip in seinen Ausprägungen als Minimalprinzip (➲Effizienz) oder als Maximalprinzip (➲Effizienz). Beim Minimalprinzip bleibt das Ergebnis bei geringstmöglichem Einsatz gleich (z. B. weniger Personal bei konstanter Patientenanzahl). Beim Maximalprinzip, wird mit gleichem Ressourceneinsatz der größtmögliche Output erzielt (z. B. Aufstockung von Bettenanzahl im Krankenhaus ohne Personalaufstockung).

Rationierung

en *rationing*
fr *rationnement*

Als Rationierung bezeichnet man die Zuteilung von Mitteln. Aufgrund der allgemeinen Mittelknappheit, nicht nur im ▶ Gesundheitswesen, ist die Zuteilung von Mitteln, Rationierung, ein alltäglicher Sachverhalt. Jede Familie entscheidet entweder verdeckt oder offen darüber, welche Bedürfnisse vorrangig befriedigt werden sollen und verteilt das verfügbare Familieneinkommen auf diese Bedürfnisse nach ihrem Rang in der Bedürfnisskala. Auch in der Gesundheitsversorgung sind die Mittel knapp. Allerdings greifen in der Gesundheitsversorgung neben den individuellen Einkommensverwendungsentscheidungen auch Zuteilungsmechanismen, die nicht der individuellen Verfügungsmacht unterliegen. So gelten in der ▶ vertragsärztlichen Versorgung ▶ Budgets für ▶ Arzthonorare oder ▶ Arznei- und ▶ Heilmittel, die die individuellen ärztlichen Entscheidungen mit beeinflussen. Dies kann dazu führen, dass Patienten Medikamente oder Behandlungen vorenthalten werden, wenn das Budget ausgeschöpft ist.

Regelleistung

en *standard benefit*
fr *prestation standard*

Der Begriff wurde für die in der ▶ Reichsversicherungsordnung (RVO) gesetzlich vorgeschriebenen Leistungen der Krankenkassen (▶ Krankenkasse, gesetzliche) geprägt. Nach Gesetzesänderungen im Jahr 1989 (Gesundheitsreformgesetz) beschränkt sich dieser Begriff auf Leistungen der ▶ Rentenversicherung der Arbeiter in Buch 4 der Reichsversicherungsordnung. Er wird aber oft synonym für die Leistungen der gesetzlichen Krankenversicherung (▶ Krankenversicherung, gesetzliche, GKV) verwandt, zu denen die Kassen per Gesetz verpflichtet sind. Im Krankenhausbereich sind Regelleistungen die allgemeinen Krankenhausleistungen, die auch von der GKV getragen werden.

Regelleistungsvolumina, arztgruppenbezogene

en *volumes of standard benefits, physician-specific*
fr *volume pour les prestations*

standard, spécific aux groupes de médecins

Ab dem Jahr 2007, so die Regelung des GKV-Modernisierungsgesetzes, wird das Vergütungssystem für kassenärztliche Leistungen grundlegend geändert. Nach dem bisherigen System der Honorarverteilung wird der Wert einer ärztlichen Leistung nach dem Einheitlichen Bewertungsmaßstab (EBM) mit Punkten bewertet. Der Punktwert für eine bestimmte ärztliche Behandlung ist veränderlich. Man spricht auch von einem floatenden Punktwert. So sinkt der Punktwert für die einzelne Leistung, wenn zum Beispiel die Ärzte einer bestimmten Fachgruppe in einem Quartal mehr Leistungen erbringen als erwartet. Künftig wird für jede Arztgruppe eine Menge vertragsärztlicher Leistungen definiert. Die damit verbundenen Punktsummen werden festgelegt. Diese Punktsummen bezeichnet man als arztgruppenbezogene Regelleistungsvolumina. Innerhalb der jeweiligen Fachgruppe werden diese Regelleistungsvolumina auf die einzelnen Vertragsärzte der Gruppe verteilt (arztbezogenes Regelleistungsvolumen). Bleibt die abgerechnete Leistungsmenge eines Vertragsarztes der Fachgruppe innerhalb dieses definierten Rahmens, wird dem jeweiligen Vertragsarzt diese Leistungsmenge zu einem festen Punktwert vergütet.

Regelversorgung

en *standard care*
fr *soins standard*

Als Regelversorgung wird diejenige Versorgung bezeichnet, die der Versicherte in der gesetzlichen Krankenversicherung (Krankenversicherung, gesetzliche) erwarten kann. Die Regelversorgung unterliegt damit ständigen Veränderungen aufgrund des medizinischen Fortschritts und der allgemeinen Wohlstandsentwicklung, die es möglicherweise erlaubt, Versorgungselemente zum Regelfall werden zu lassen, die bei ihrer Neueinführung nur einigen wenigen zugänglich waren.

Regress

en *recourse*
fr *recours*

Regress ist der „Rückgriff" auf den Vertragsarzt, für den Fall, dass sein ärztliches Handeln gegen sozialrechtliche Bestimmungen verstoßen hat. Der Regress ist ein häufig wiederkehrender Begriff im Zusammenhang mit dem Wirtschaftlichkeitsgebot. Ärztliches Handeln unterliegt dem Gebot, wirtschaftlich zu behandeln und zu verordnen. Im Rahmen der Wirtschaftlichkeitsprüfung kann durch die Prüfgremien bei unwirtschaftlicher Verordnung von Arzneimitteln, ▶ Heilmitteln, etc. ein Regress gegen den Arzt verhängt werden. Festgestellte Unwirtschaftlichkeit kann dann zum Regress und damit zu Honorarkürzung oder zu Rückzahlungsforderungen durch die Krankenkassen (▶ Krankenkasse, gesetzliche) führen. Im Streitfall entscheiden letztendlich die Sozialgerichte über die Unwirtschaftlichkeit.

Regressanspruch

en *claim for/right of recourse*
fr *droit de recours*
▶ Ersatzanspruch

Rehabilitation(REHA)

en *rehabilitation*
fr *réadaptation*

Unter Rehabilitation versteht man alle medizinischen und berufsfördernden Leistungen, die der Besserung oder Wiederherstellung der Erwerbsfähigkeit (▶ Erwerbsunfähigkeit) dient. Bevor eine Rente wegen Erwerbsminderung bewilligt wird, ist immer zu prüfen, ob durch eine Rehabilitation die Leistungsfähigkeit des Versicherten gebessert oder wiederhergestellt werden kann („Reha vor Rente“).

Reichsversicherungsordnung (RVO)

en *Reich Insurance Code*
fr *code d'assurance sociale du Reich (de 1911)*

Die Reichsversicherungsordnung war die allgemeine gesetzliche Grundlage für die Regelung der ▶ Sozialversicherung. Nachdem 1883 das Krankenversicherungsgesetz, 1884 die gesetzliche Unfallversicherung und 1889 das Invaliditäts- und Altersversicherungsgesetz in Kraft traten, wurden diese drei klassischen Zweige der Sozialversicherung 1911 reformiert und in einem Gesetz zusammengefasst, der Reichsversicherungsordnung (RVO). Die RVO enthielt 1.754 Paragraphen und umfasste sechs Bücher. Mit diesem Gesetzeswerk hat die deutsche Sozialversicherung auch einen spürbaren Einfluss auf die soziale Entwicklung in anderen Staaten ausgeübt. Die RVO ist inzwischen weitgehend durch das ▶ Sozialgesetzbuch abgelöst. Heute regelt die RVO im wesentlichen noch Leistungen bei Schwangerschaft und Mutterschaft.

Reimporte

▶ Import-Arzneimittel

Reliabilität

en *reliability*
fr *reliabilité*

Die Reliabilität ist das Maß zur Bestimmung der Zuverlässigkeit von wissenschaftlichen Untersuchungen. Sie wird gemessen, indem getestet wird, ob die Wiederholung einer Untersuchung unter gleichen

Bedingungen zum gleichen Ergebnis führt.

Rentenversicherung

en *(statutory) pension insurance*
fr *assurance retraite*

Die Rentenversicherung ist ein Zweig der ➤Sozialversicherung. Sie schützt ihre Versicherten vor finanziellen Einbußen durch Gefährdung oder Minderung der Erwerbsfähigkeit (➤Erwerbsunfähigkeit), im Alter, sowie bei Tod deren Hinterbliebene. Die Aufgaben der Rentenversicherung sind:

- Leistungen zur ➤Rehabilitation,
- Zahlung von Renten und Zusatzleistungen,
- Zahlung von Beiträgen zur ➤Krankenversicherung der Rentner und zu deren Pflegeversicherung,
- Aufklären und Beraten der Versicherten, Rentner und Arbeitgeber sowie
- Information der Allgemeinheit.

Die Rentenversicherung gliedert sich organisatorisch in

- die Rentenversicherung der Arbeiter,
- die Rentenversicherung der Angestellten,
- die knappschaftliche Rentenversicherung.

Die Beitragshöhe richtet sich nach dem Bruttoeinkommen. Der festgelegte Prozentsatz ist für alle Versicherten gleich. Versicherungspflichtig sind alle unselbstständig Beschäftigten sowie bestimmte Selbstständige. Außerdem gibt es die Möglichkeit der freiwilligen Versicherung. Versicherungsträger sind für die Arbeiterrentenversicherung die ➤Landesversicherungsanstalten (LVA) und Sonderanstalten, z. B. Bundesbahn-Versicherungsanstalt und Seekasse. Träger der Angestelltenrentenversicherung ist die ➤Bundesversicherungsanstalt für Angestellte (BfA), Träger der Knappschaftsrentenversicherung ist die ➤Bundesknappschaft. Die Rentenversicherung wird unter anderem im Falle der ➤Berufsunfähigkeit und ➤Erwerbsunfähigkeit sowie beim Erreichen der vorgegebenen Altersgrenze beansprucht. Nach dem Tod eines Versicherten haben unter bestimmten Voraussetzungen auch Hinterbliebene einen Anspruch auf Zahlungen aus der Rentenversicherung. Neben der regulären Rentenversicherung gibt es Sondersysteme. Dies sind die berufsständischen Versorgungswerke, die für Angehörige bestimmter Berufsgruppen (der sog. freien Berufe wie ➤Ärzte, ➤Apotheker, Rechtsanwälte) die Pflichtversorgung bezüglich der Alters-, Invaliditäts- und Hinterbliebenenversorgung sicher stellen und selbstständig neben den anderen „klassischen" Rentensystemen stehen.

Ressourcen

en *resources*

fr *ressources*

Ressourcen sind Güter und Dienstleistungen, die zur Leistungserbringung (▶Leistungserbringer) zur Verfügung stehen oder kurzfristig verfügbar sind. Ressourcen werden während der Leistungserbringung verbraucht oder umgewandelt und stehen danach nicht mehr für andere Zwecke zur Verfügung. Im ▶Gesundheitswesen sind z. B. Personal, ▶Arzneimittel, medizintechnische Geräte oder Krankenhausbetten Ressourcen.

Retrospektive Studie

en *retrospective study*

fr *étude rétrospective*

Retrospektive Studien sind Studien, bei denen bereits vorliegendes, also historisches, Datenmaterial untersucht wird. Der Zeitraum, der für die Datenbeschaffung benötigt wird, ist dadurch relativ kurz und die Erhebung der Daten meist weniger aufwändig (▶klinische Forschung).

Rettungsdienst

en *rescue service*

fr *service de secours*

Der Rettungsdienst ist ein Notfalldienst (▶Notdienst). Er leistet in Notfällen lebensrettende Maßnahmen und den Transport kranker und verletzter Personen zur Weiterbehandlung in ▶Krankenhäuser. Notfalleinsätze werden häufig von besonders ausgebildeten ▶Notärzten geleitet. Die Planung des Rettungsdienstes erfolgt durch die Rettungsdienstgesetze auf Länderebene. Hierin wird auch die Zulassung der Rettungsdienstträger geregelt. Die ▶Kosten der Rettungsdienst- und Transportleistungen werden von den Krankenkassen (▶Krankenkasse, gesetzliche) übernommen.

Rezept

en *prescription*

fr *ordonnance*

Das Rezept ist eine ärztliche Anweisung (▶Arzt) oder ▶Verordnung an eine ▶Apotheke oder einen juristisch gleichgestellten Betrieb, ein ▶Arzneimittel oder ein ▶Heilmittel herzustellen und dem Patienten oder einem Überbringer zu übergeben oder ein ▶Fertigarzneimittel dem Patienten oder einem Überbringer abzugeben. Einige Arzneimittelgruppen und alle neuen Arzneistoffe sind rezeptpflichtig (▶Verschreibungspflichtig), weil Ihre Anwendung von ärztlicher Seite kontrolliert werden muss. Der Grund hierfür ist das hohe Risiko, welches eine unkontrollierte Anwendung durch den Patienten darstellt. Die Risiken von ▶Nebenwirkungen, Wechselwirkungen und Gegenanzeigen können für den Patienten lebensbedrohend sein oder zumindest schwere Nebenwirkungen auslösen. Ein Rezept muss ferner bei Krankentransporten und medizinischen Rehabilitationsleistungen (Rehabilitation) vorliegen. Die Krankenkasse (Krankenkasse, gesetzliche) übernimmt dann die Kosten der Leistung teilweise oder insgesamt.

Rezeptfrei

Over-the-Counter (OTC)-Arzneimittel

Rezeptgebühr

en *prescription fee*
fr *frais d'ordonnance*
Zuzahlung

Richtgrößen

en *average prescription limits*
fr *limites de prescription de médicaments*

Richtgrößen für Arzneimittel sind nach § 84 SGB V rechnerische Durchschnittsbeträge, die sich auf alle von einem Arzt in einem Kalenderjahr behandelten Patienten beziehen. Es handelt sich um Orientierungspunkte, abgeleitet aus den Arzneimittelbudgets als "Obergrenze für die insgesamt von den Vertragsärzten veranlassten Ausgaben für Arznei-, Verband- und Heilmittel" (§ 84 SGB V). Richtgrößen dienen nach dem Gesetzgeber der Ermittlung von Unwirtschaftlichkeit in der Arzneimittelverordnung. Bei einer Überschreitung der Richtgrößen um mehr als 25 % hat der Vertragsarzt den Mehraufwand, der sich aus der Überschreitung der Richtgrößen ergibt, zu erstatten, soweit er keine Praxisbesonderheiten geltend machen kann. Es wird also von vornherein Unwirtschaftlichkeit unterstellt und der Arzt muss antreten, das Gegenteil zu beweisen. Bei einer Überschreitung der Richtgrößen um mehr als 15 % wird grundsätzlich eine Beratung durchgeführt (§§ 84 und 106 SGB V).

Was Praxisbesonderheiten sind, regeln häufig Richtgrößenvereinbarungen in den Kassenärztlichen Vereinigungen. Auch Arzneimittel, die bei der Ermittlung von Richtgrößen außer Betracht bleiben, werden dort genannt. Diese Ausnahmen sind teilweise in den Anhängen zu den Vereinbarungen aufgelistet. Abgeleitet werden die Richtgrößen aus den jeweils zur Verfügung stehenden Arzneimittelbudgets unter Berücksichtigung von Versichertenzuzahlungen, Apothekenrabatt (Apothekenabschlag) und weiteren Korrekturfaktoren, die je nach Budgetregion unterschiedlich ermittelt werden.

Mit Einführung des GKV-Modernisierungsgesetzes sieht der Gesetzgeber Einsparanreize vor. So können im Rahmen der Arznei-

und Heilmittelvereinbarungen Bonuszahlungen an die Ärzte ergehen, die das vorgegebene Richtgrößenvolumen nicht überschreiten. Auch kann ein prozentualer Anteil der vertraglich vereinbarten Vergütung auf Maßnahmen verwendet werden, die der Information und Beratung der ▸Vertragsärzte im Hinblick auf Qualität und Wirtschaftlichkeit der Arzneimittelversorgung dienen. Gleichzeitig verschärft der Gesetzgeber die Gewährleistungspflicht für die Vertragspartner. Danach haften die Vorstände der Krankenkassenverbände (▸Landesverbände der Krankenkassen) und der Kassenärztlichen Vereinigungen für eine ordnungsgemäße Umsetzung der im Rahmen der Arznei- und Heilmittelvereinbarungen nach § 84 SGB V zu treffenden Maßnahmen.

Richtlinien

en *directives*
fr *directives*

Richtlinien sind Handlungsregeln einer gesetzlich, berufsrechtlich, standesrechtlich oder satzungsrechtlich legitimierten Institution, die für den Rechtsraum dieser Institution verbindlich sind und deren Nichtbeachtung definierte Sanktionen nach sich ziehen kann.

Richtlinien unterscheiden sich im Hinblick auf diese Verbindlichkeit deutlich von ▸Leitlinien. Diese Unterscheidung ist spezifisch für den deutschen und europäischen Sprachraum. Im Sprachgebrauch der USA werden in der Regel sowohl Richtlinien als auch Leitlinien als „guidelines“ bezeichnet und nicht hinsichtlich der Verbindlichkeit differenziert. Im europäischen Sprachraum (insbesondere in der Amtssprache der EU) gilt: „guideline“ = „Leitlinie“, „directive“ = „Richtlinie“.

Richtlinien im Sinne des § 92 SGB V werden vom ▸Gemeinsamen Bundesausschuss erlassen und dienen der Sicherung der ärztlichen Versorgung und einer ausreichenden, zweckmäßigen und wirtschaftlichen Versorgung der Versicherten. Diese Richtlinien gelten für niedergelassene ▸Vertragsärzte, ermächtigte ▸Ärzte und ▸Krankenhäuser; aber auch für die Krankenkassen (▸Krankenkasse, gesetzliche) und die Versicherten. Der Gemeinsame Bundesausschuss beschließt insbesondere Richtlinien über ärztliche Behandlung, zahnärztliche Behandlung, Maßnahmen zur ▸Früherkennung von Krankheiten, ärztliche Betreuung bei Schwangerschaft und Mutterschaft, Einführung neuer Untersuchungs- und Behandlungsmethoden, ▸Verordnung von ▸Arznei-, Verband-, ▸Heil- und ▸Hilfsmitteln, ▸Krankenhausbehandlung, häuslicher Pflege und Soziotherapie sowie weitere Leistungen und Aufgaben Vertragsärzte. Richtlinien des Gemeinsamen Bundesausschusses konkretisieren mit Bindungswirkung für Leistungserbringer und Krankenkassen das Wirtschaftlichkeitsgebot und präzisieren die Leistungsansprüche der Versicherten. Die Richtlinien müssen den allgemein anerkannten Stand der medizinischen Erkenntnisse und das Prinzip einer humanen Krankenbehandlung berücksichtigen.

Risiko-Nutzen-Analyse

en *Risk-Benefit-Analysis*
fr *analyse risque bénéfice*

Als Risiko-Nutzen-Analyse bezeichnet man die Gegenüberstellung der Risiken und der Nutzen eines Verfahrens, eines Instruments oder einer medizinischen Intervention. Für den Einsatz eines Arzneimittels enthielte die Risiko-Nutzen-Analyse die Betrachtung der positiven Wirkungen für den Patienten, wie etwa die Lebensverlängerung oder die Verbesserung der Lebensqualität, und die Betrachtung der negativen Wirkungen, der Nebenwirkungen des Medikaments.

Risikostrukturausgleich (RSA)

en *risk structure compensation scheme*
fr *compensation de la structure du risque*

Der Risikostrukturausgleich ist ein System von Ausgleichszahlungen zwischen den Krankenkassen (Krankenkasse, gesetzliche) der gesetzlichen Krankenversicherung (Krankenversicherung, gesetzliche), mit dem Unterschiede in der Häufigkeit und Qualität von Krankheitsrisiken der Versicherten einzelner Kassen und gleichzeitig Unterschiede im Beitragsaufkommen aufgrund von Unterschieden in den Einkommensverhältnissen der Mitglieder der jeweiligen Kassen ausgeglichen werden sollen. Eingeführt wurde der RSA 1994. Er sollte bei der Kassenwahlfreiheit (Kassenwahl, freie) für die Versicherten gleiche Wettbewerbschancen unter den Krankenkassen sicherstellen. Aufgrund der Geschichte der einzelnen Krankenkassen waren von Anfang an Unterschiede in der Häufigkeit und Qualität von Krankheitsrisiken der Versicherten der Kassen und Unterschiede im Beitragsaufkommen vorhanden. Dieser Unterschied wirkte sich auf die Beitragssätze aus. Die Beitragssatzunterschiede, die auf diese strukturell historischen Unterschiede zwischen den Krankenkassen zurückzuführen sind, sollen durch den RSA vermindert werden. Die Ausgleichszahlungen zwischen den Krankenkassen im RSA richten sich nach den Faktoren: Alter, Geschlecht, Berufs- und Erwerbsfähigkeits-Status und Zahl der beitragsfrei mitversicherten Familienangehörigen. Damit war eine differenzierte Erfassung der Morbiditätsunterschiede (Morbidität) zwischen den Kassen nicht möglich und Anreize gesetzt, Gesunde zu versichern und Kranke möglichst nicht neu aufzunehmen. Dies hat den Gesetzgeber im Jahr 2001 dazu veranlasst, den Risikostrukturausgleich gesetzlich neu zu regeln und langfristig an weitergehenden Morbiditätskriterien auszurichten.

In diesem Sinn soll das Gesetz zur Reform des Risikostrukturausgleichs in der gesetzlichen Krankenversicherung Mängel in der Behandlung chronisch Kranker beseitigen. Gleichzeitig soll sichergestellt werden, dass eine qualitativ hochwertige Versorgung chronisch Kranker für die Kassen finanzierbar ist (§ 266 SGB V). Dies betrifft u. a. Krankenkassen, die Disease Management Programme durchführen, da für Patienten, die in zugelassenen DMPs eingeschrieben sind, ein höherer Leistungsbedarf besteht. Zu diesem Zweck werden im Risikostrukturausgleich für chronisch Kranke, die in zugelassenen DMPs eingeschrieben sind, besondere Versichertengruppen gebildet. Für jede dieser Gruppen werden getrennte standardisierte Leistungsausgaben ermittelt. Diese werden bei der Ermittlung der Ausgleichsansprüche und -verpflichtungen der Krankenkassen im Risikostrukturausgleich zu Grunde gelegt. So kann eine Krankenkasse über den RSA für einen eingeschriebenen Versicherten mehr Mittel „erhalten“ als für einen Versicherten mit der gleichen, DMP-fähigen Erkrankung, der nicht in ein DMP eingeschrieben ist.

Risk-Sharing-Contract

en *Risk-Sharing-Contract*

fr *contrat de division des risques*

Ein Risk-Sharing-Contract ist ein Vertrag zwischen zwei oder mehreren Parteien, mit dem Risiken und die daraus entstehenden Lasten zwischen den Vertragspartnern verteilt werden. In der Gesundheitsversorgung sind dies in der Regel pauschale Honorare, mit denen die Versorgung von Versicherten oder Versichertengruppen unabhängig von deren Leistungsinanspruchnahme abgegolten werden. Übersteigen die Kosten der Leistungen die vorher vereinbarte Zahlung, trägt der Empfänger der Pauschale die Differenz.

Robert Koch Institut, Bundesinstitut für Infektionskrankheiten und nicht übertragbare Krankheiten (RKI)

en *Robert-Koch-Institute, Federal Institute for Infectious Diseases and non-transmittable Diseases*

fr *Institut Robert-Koch, institut fédéral pour les maladies infectionales et les maladies intransmissibles*

Das Robert Koch-Institut (RKI) ist die zentrale Einrichtung der Bundesregierung auf dem Gebiet der Krankheitskontrolle und -prävention. Sie ist damit auch die zentrale Referenzeinrichtung des Bundes auf dem Gebiet der anwendungs- und maßnahmenorientierten Forschung und des ▸Öffentlichen Gesundheitsdienstes.

Die Aufgaben des Robert Koch-Institutes umfassen:

- das Erkennen von politisch wichtigen gesundheitlichen Problemen und damit verbundenen wissenschaftlichen Fragestellungen,
- die anwendungs- und maßnahmenorientierte Forschung zu diesen Problemen,
- das Bewerten von Forschungsergebnissen durch Analyse der aktuellen internationalen Entwicklungen auf den entsprechenden Wissenschaftsgebieten,
- die Information und Beratung der politischen Entscheidungsträger und der Fachöffentlichkeit,
- spezialgesetzlich zugewiesene Vollzugsaufgaben, vor allem im Bereich des Infektionsschutzes, des ▸Gentechnikgesetzes und des Stammzellgesetzes sowie bei Angriffen und Anschlägen mit biologischen Agenzien und
- die inhaltliche Durchführung und Koordinierung der ▸Gesundheitsberichterstattung des Bundes.

RSA

▸Risikostrukturausgleich

Rückerstattung

en *reimbursement*

fr *remboursement*

▸Krankenversicherung, private

RVO

▸Reichsversicherungsordnung

RVO-Kassen

▸Kassenarten

S

Sachleistungsprinzip

en *principle of benefits in kind*

fr *principe du tiers payant*

Als Sachleistungsprinzip bezeichnet man die Tatsache, dass in der gesetzlichen Krankenversicherung (▸ Krankenversicherung, gesetzliche, GKV) die Versicherten im Krankheitsfall gemäß § 2 SGB V die erforderlichen medizinischen Gesundheitsleistungen als Sachleistungen erhalten. Der Versicherte muss keine Geldmittel (bis auf ▸ Selbstbeteiligungen, sofern diese nicht ausgeschlossen sind) aufwenden. Das Sachleistungsprinzip ist ein Grundprinzip der GKV.

Sachverständigenrat zur Begutachtung der Entwicklung im Gesundheitswesen

en *Council of Experts for the Assessment of Developments in Health Care*

fr *conseil d'experts pour l'évaluation des développements dans le domaine de la santé publique*

Der Sachverständigenrat ist nach § 142 SGB V ein ▸ vom Bundesministerium für Gesundheit und Soziale Sicherung berufenes Gremium von Sachverständigen. Der Sachverständigenrat hat die Aufgabe, im Abstand von zwei Jahren Gutachten zur Entwicklung der Versorgung in der gesetzlichen Krankenversicherung (▸ Krankenversicherung, gesetzliche) zu erstellen; er hat dabei im Hinblick auf eine bedarfsgerechte Versorgung Bereiche mit Über-, Unter- und Fehlversorgungen und Möglichkeiten zur Ausschöpfung von Wirtschaftlichkeitsreserven aufzuzeigen und zu bewerten. Der Rat besteht aus bis zu sieben Vertretern unterschiedlicher wissenschaftlicher Fachrichtungen, insbesondere Medizinern und Ökonomen.

Schiedsverfahren

en *arbitration procedure*

fr *jugement des réclamations/procédure d'arbitrage*

Schiedsverfahren sind außergerichtliche Verfahren, die zur Entscheidung von Vertragsstreitigkeiten eingeleitet werden. In der Regel wird das Schiedsverfahren durch Antrag einer Vertragspartei ausgelöst. Ziel des außergerichtlichen Verfahrens ist ein zeitsparender und flexibler Interessenausgleich. Im ▸ Gesundheitswesen, im Rahmen der ▸ vertrags(zahn)ärztlichen Versorgung werden wesentliche Inhalte der Versorgung durch Verträge zwischen den Krankenkassen (▸ Krankenkasse, gesetzliche) und ➤Kassen(zahn)ärztliche Vereinigungen (KVen/KZVen) bestimmt. Hierzu zählen z. B. die ➤Bundesmantelverträge oder die ➤Gesamtverträge und Vereinbarungen zu ➤Wirtschaftlichkeitsprüfungen. Gemäß § 89 SGB V werden die erforderlichen Schiedsverfahren vor Schiedsämtern geführt. Sie sind paritätisch mit Vertretern der ➤Ärzte und Krankenkassen besetzt. Drei unparteiische Mitglieder bilden einen Vorstand. Schiedsämter werden auf Landesebene und auf Bundesebene als Bundesschiedsämter gebildet. Wie die Vertragsparteien können Schiedsämter im Bedarfsfall die gesamten Vertragsinhalte festsetzen. Sie unterstehen der Aufsicht der Länder. Die Bundesschiedsämter sind der Aufsicht des ➤Bundesministeriums für Gesundheit und Soziale Sicherung (BMGS) unterstellt. Auch in der stationären Versorgung greift ein Schiedsverfahren in Problemfällen. So entscheidet die zuständige Schiedsstelle, wenn Pflegesatzvereinbarungen (➤Pflegesatz) innerhalb einer bestimmten Frist nicht gemeinschaftlich getroffen werden.

Schrittinnovationen

➤Me-Too-Präparate

Schulmedizin

en *conventional medicine*

fr *médecine traditionnelle*

Als Schulmedizin bezeichnet man die an Universitäten gelehrte, allgemein anerkannte und angewandte Medizin. Die Schulmedizin, die ursprünglich überwiegend naturwissenschaftlich orientiert war (Biomedizin), wurde in den letzten Jahrzehnten durch die Aufnahme der medizinischen Soziologie und medizinischen Psychologie sowie der Psychosomatik, Psychotherapie, Sozial- und Arbeitsmedizin um geisteswissenschaftliche Sichtweisen erweitert. Außerdem finden zahlreiche Elemente der alternativen Heilverfahren (➤Alternativmedizin) zunehmend Anerkennung und Anwendung in der Schulmedizin, zum Beispiel die Akupunktur und das autogene Training.

Schwerpunkt

en *main focus*

fr *spécialisation additionnelle*

Ein Schwerpunkt ist eine weitere Spezialisierung innerhalb eines medizinischen Fachgebiets, zum Beispiel Kardiologie in der Inneren Medizin. Der Arzt erwirbt die entsprechenden Kenntnisse zusätzlich zur Weiterbildung zum ➤Facharzt. Nach der Muster-Weiterbildungsordnung für ➤Ärzte werden vier Qualifikationsebenen unterschie-

den:
- Facharzt
- Schwerpunkt
- Bereich
- Befähigungsnachweis

Schwerpunktpraxen

en *specialized practices*
fr *cabinets spécialisés*
Schwerpunktpraxen sind Praxen mit einem Arbeitsschwerpunkt. Sie versorgen Patientengruppen mit bestimmten Krankheitsbildern (z. B. diabetologische und onkologische Schwerpunktpraxen). Im Rahmen von integrierten Versorgungsformen (▶ Integrationsversorgung) können Schwerpunktpraxen Versorgung auf einer höheren ambulanten Versorgungsstufe leisten.

Second Opinion

▶ Zweitmeinung

See-Krankenkasse

en *Seamen's Health Insurance*
fr *caisse d'assurance maladie des employés maritimes*
Die See-Krankenkasse ist die zuständige Krankenkasse (▶ Krankenkasse, gesetzliche) für alle Seeleute und ihre mitversicherten Familienangehörigen. Seeleute sind Kapitäne, Besatzungsmitglieder und sonstige im Rahmen des Schiffsbetriebs beschäftigte Arbeitnehmer einschließlich der Auszubildenden. Sie sind bei der See-Krankenkasse pflichtversichert, solange sie auf einem Schiff fahren, das die deutsche Flagge führt.

Sektorale Budgets

en *sectoral budgets*
fr *budgets par secteur*
Sektorale Budgets sind Ausgabenobergrenzen, die sich nur auf einzelne Sektoren oder Leistungsarten der Gesundheitsversorgung beziehen. Dazu zählen etwa ▶ Arzneimittelbudgets, Heil- und Hilfsmittelbudgets (▶ Heilmittel, ▶ Hilfsmittel) oder Honorarbudgets. Das Ziel sektoraler Budgets ist, die Ausgaben für die jeweiligen Leistungsarten nach oben zu begrenzen und auf diese Weise einen Beitrag dazu zu leisten, dass in der gesetzlichen Krankenversicherung (▶ Krankenversicherung, gesetzliche) nicht mehr ausgegeben wird als eingenommen.

Sekundärprävention

▶ Prävention

Selbstbehalt

en *participation*
fr *franchise*
Ein Selbstbehalt ist der Teil der ▶ Gesundheitsausgaben eines privat Versicherten, der nicht von der privaten Krankenversicherung (▶ Krankenversicherung, private) erstattet wird. Selbstbehalte wer-

den vom Versicherten mit seiner Krankenversicherung vereinbart. Höhere Selbstbehalte führen zu niedrigeren Versicherungsbeiträgen und umgekehrt.
Infolge des ▸GKV-Modernisierungsgesetzes können auch freiwillige Mitglieder der gesetzlichen Krankenversicherung (▸Krankenversicherung, gesetzliche, GKV), die das ▸Kostenerstattungsprinzip gewählt haben, einen Selbstbehalt vereinbaren, sofern die Satzung ihrer Krankenkasse (▸Krankenkasse, gesetzliche) diese Möglichkeit vorsieht (§ 53 SGB V). Die Satzung regelt die Höhe des Selbstbehalts und eine damit verbundene Beitragsrückerstattung.

Selbstbeteiligung

en *co-payment*
fr *participation aux frais médicaux/franchise*
▸Zuzahlung

Selbsthilfe

en *self-help*
fr *auto-assistance/groupes d'entraide*
Mit Selbsthilfe wird der Tatbestand bezeichnet, dass viele Kranke und/oder ihre Angehörigen sich selbst helfen und sich in Selbsthilfegruppen engagieren, um Unterstützung von „Leidensgenossen" bei der Bewältigung von Krankheiten oder Behinderungen sowie psychischen oder sozialen Problemen zu erhalten. Selbsthilfegruppen werden meist auf lokaler Ebene gegründet. Neben einer Veränderung der persönlichen Lebensumstände setzen sich die Mitglieder dieser Selbsthilfegruppen häufig auch dafür ein, dass ihre Belange durch das jeweilige soziale und politische Umfeld wahrgenommen werden. Im Bemühen des Gesetzgebers, die Interessen der Patienten im ▸Gesundheitswesen durch Patientenbeteiligung zu stärken, erhalten Selbsthilfegruppen und ihre Organisationen zunehmend gesundheitspolitische Bedeutung.

Selbstmedikation

en *self-medication*
fr *auto-médication*
Als Selbstmedikation bezeichnet man die Eigenbehandlung eines Patienten mit einem nicht-verschreibungspflichtigen Medikament, ohne dass vorher ein ▸Arzt konsultiert wurde. Die hierbei eingesetzten Präparate werden auch als ▸OTC- Arzneimittel bezeichnet.

Selbstverwaltung

en *self-administration*
fr *autogestion*
Die Selbstverwaltung ist ein Grundprinzip der ▸Sozialversicherung und bedeutet die eigenverantwortliche Wahrnehmung eigener Ange-

legenheiten im Rahmen der Gesetze. Das Recht zur Selbstverwaltung ist den Sozialversicherungsträgern und den ▶Kassenärztlichen Vereinigungen eingeräumt. Im Rahmen der Selbstverwaltung erfüllen diese Stellen die ihnen per Gesetz übertragenen Aufgaben in eigener Verantwortung. Sie bedienen sich daher selbst gewählter Organe, in der Regel ▶Vertreterversammlung und Vorstand (▶KBV-Vorstand) oder Verwaltungsrat und hauptamtlicher Vorstand und haben Rechtsetzungsbefugnis gegenüber ihren Mitgliedern. Krankenkassen (▶Krankenkasse, gesetzliche) als Sozialversicherungsträger, und Kassenärztliche Vereinigungen als Körperschaften des öffentlichen Rechts werden daher auch als Selbstverwaltungskörperschaften bezeichnet.

Daneben gibt es speziell im Vertragsarztrecht (▶Vertrags(zahn)arzt) die so genannte Gemeinsame Selbstverwaltung, bei der Krankenkassen und Kassenärztliche Vereinigungen in verschiedenen Bereichen zur Sicherstellung der ▶vertragsärztlichen Versorgung zusammenwirken, z. B. bei der Zulassung (▶Zulassung (als Vertragsarzt)), der ▶Wirtschaftlichkeitsprüfung oder im ▶Länderausschuss bzw. im ▶Gemeinsamen Bundesausschuss.

Weite Teile der ärztlichen und stationären Versorgung (▶Versorgung, vertrags(zahn)ärztliche (ambulante, stationäre)) werden durch die Selbstverwaltung über Verträge mit den ▶Leistungserbringern gestaltet, z. B. ▶Bundesmantelverträge, ▶Gesamtverträge oder Vereinbarungen mit Heil- und Hilfsmittelerbringern (▶Heilmittelerbringer). Zentrales Gremium der so genannten Gemeinsamen Selbstverwaltung mit den Kassen(zahn)ärztliche Vereinigungen (KVen/KZVen) ist der Gemeinsame Bundesausschuss, der unter anderem Detailentscheidungen über den ▶Leistungskatalog der gesetzlichen Krankenversicherung (▶Krankenversicherung, gesetzliche) trifft.

Selbstverwaltung der Krankenkassen

▶Selbstverwaltung

Selbstverwaltung, ärztliche und zahnärztliche

▶Selbstverwaltung

Selbstverwaltungsorgane

en *self administration body*
fr *organismes d'autogestion*

Selbstverwaltungsorgane sind die Organe von Versicherungsträgern, ▶Kassenärztlichen Vereinigungen (KVen) und ▶Kassenärztlicher Bundesvereinigung (KBV), die nach § 31 SGB IV und § 79 SGB V die ▸ Selbstverwaltung auszuüben haben. In der Regel handelt es sich bei den Organen um die ▸ Vertreterversammlung und den Vorstand (▸ KBV-Vorstand). Der Gesetzgeber hat durch das ▸ GKV-Modernisierungsgesetz festgelegt, dass der Vorstand zum 01.01.2005 hauptamtlich besetzt sein muss. Ziel dieser Regelung ist, die Arbeit der KVen bzw. der KBV zu professionalisieren.

Bei ▸ allgemeinen Ortskrankenkassen, ▸ Betriebskrankenkassen und ▸ Innungskrankenkassen sowie den ▸ Ersatzkassen wird gemäß § 35a SGB IV ein Verwaltungsrat als Selbstverwaltungsorgan sowie ein hauptamtlicher Vorstand gebildet.

Infolge des ▸ GKV-Modernisierungsgesetzes sind die Kassenärztlichen Vereinigungen und die gesetzlichen Krankenkassen (▸ Krankenkasse, gesetzliche) dazu verpflichtet, die Gehälter ihrer Vorstände im Bundesanzeiger und in den ärztlichen Mitteilungen der Kassenärztlichen Bundesvereinigung zu veröffentlichen. Dabei sind auch Nebenleistungen anzugeben. Darüber hinaus müssen Vorstandsmitglieder dem Vorsitzenden der Vertreterversammlung und seinen Stellvertretern die Art und Höhe von finanziellen Zuwendungen mitteilen, die sie im Zusammenhang mit ihrer Vorstandstätigkeit von Dritten erhalten (§ 79 SGB V). Hiermit will der Gesetzgeber für mehr Kostentransparenz sorgen. Die Versicherten der gesetzlichen Krankenversicherungen (▸ Krankenversicherung, gesetzliche) sollen größeren Einblick in die Verwendung ihrer Beiträge erhalten und nachvollziehen können, in welcher Höhe Gelder in den Verwaltungsbereich fließen.

Sensitivitätsanalyse

en *sensitivity analysis*
fr *analyse de sensibilité*

Sensitivitätsanalysen dienen der Überprüfung von Studienergebnissen auf ihre Abhängigkeit von den getroffenen Annahmen und anderen Studienparametern, die als situationsabhängig, unsicher bzw. veränderlich eingeschätzt werden. Dies ist vor allem dann erforderlich, wenn im Rahmen modelltheoretischer Analysen, Annahmen und Parameter auf Schätzungen oder Literaturangaben beruhen und somit nicht direkt empirisch im konkreten Studienzusammenhang erhoben werden können. So gehört etwa zur gesundheitsökonomischen Modellbetrachtung (▸ Gesundheitsökonomie) regelmäßig auch die Sensitivitätsanalyse dazu, um beurteilen zu können, ob das Ergebnis der Modellbetrachtung auch dann erhalten bleibt, wenn die unsicheren Annahmen und Parameter sich innerhalb bestimmter Grenzen verändern.

SGB

▸Sozialgesetzbuch

Short Form 12

▸Lebensqualität

Short Form 36

▸Lebensqualität

Sicherstellungsauftrag

en *service guarantee*
fr *mandat de soin*

Als Sicherstellungsauftrag nach §§ 72 ff. SGB V bezeichnet man den Auftrag des Gesetzgebers an die ▸Kassen(zahn)ärztlichen Vereinigungen (KVen/KZVen), die ärztliche Versorgung der Versicherten sicherzustellen. Hierfür halten ▸Ärzte, ermächtigte Ärzte und ärztlich geleitete Einrichtungen im Einzugsgebiet der KV ein qualitativ angemessenes, bedarfsdeckendes und wirtschaftliches Versorgungsangebot bereit. Dies umfasst auch den ▸Notdienst/Notfalldienst, jedoch nicht den ▸Rettungsdienst. Gegenüber den Krankenkassen (▸Krankenkasse, gesetzliche) und ihren Verbänden ist auch zu gewährleisten, dass die Versorgung mit den gesetzlichen und vertraglichen Erfordernissen übereinstimmt. Verstöße gegen diese Gewährleistungspflicht führen zu Disziplinarverfahren der Kassen(zahn)ärztlichen Vereinigung. Die KVen sind durch den Sicherstellungsauftrag ferner dazu verpflichtet, ▸Qualitätssicherung durchzuführen, die ▸Gesamtvergütung für die ärztliche Versorgung zu verteilen und an ▸Wirtschaftlichkeitsprüfungen teilzunehmen.

Sicherstellungszuschlag

en *additional service guarantee fee*
fr *supplément pour le mandat de soin*

Ein Sicherstellungszuschlag ist ein finanzieller Anreiz für ▸Leistungserbringer, die sich an Maßnahmen zur Verbesserung der Gesundheitsversorgung in unterversorgten Gebieten beteiligen. Nach § 105 SGB V haben die ▸Kassenärztlichen Vereinigungen (KVen) zusammen mit der ▸Kassenärztlichen Bundesvereinigung (KBV) alle Maßnahmen zu ergreifen, die zur Sicherstellung der ▸vertragsärztlichen Versorgung führen oder diese fördern und verbessern. Die Feststellung unterversorgter Gebiete, die Gewährung der Zuschläge und die Festlegung der Anforderungen an den berechtigten Personenkreis obliegen dem Landesausschuss der Ärzte und Krankenkassen. Nach § 90 SGB V wird er in jedem Bundesland durch Vertreter der Kassenärztlichen Vereinigung und der Krankenkassen (▶ Krankenkasse, gesetzliche) gebildet.

Solidaritätsprinzip

▶ Solidarprinzip

Solidarprinzip

en *principle of solidarity*
fr *principe de solidarité*

Als Solidarprinzip bezeichnet man den Grundsatz in der gesetzlichen Krankenversicherung (▶ Krankenversicherung, gesetzliche), nachdem grundsätzlich allen Versicherten die gleichen Leistungen zustehen, unabhängig vom jeweiligen Beitrag, persönlichen gesundheitlichen Risiko, Eintrittsalter und Familienstand. Solidarprinzip bedeutet, dass die Sachleistungen der Krankenversicherungen (▶ Sachleistungsprinzip) nach den medizinischen Erfordernissen erbracht werden, der Versicherungsbeitrag jedoch nicht vom individuellen Risiko und den gewünschten Leistungen (wie bei den privaten Krankenversicherungen, ▶ Krankenversicherung, private) abhängt, sondern sich nach der wirtschaftlichen Leistungsfähigkeit des Mitglieds richtet. Einkommensstärkere und „gesündere" Gruppen finanzieren dabei Leistungen für Einkommensschwächere und weniger Gesunde mit. Das Solidarprinzip ist ein Grundpfeiler der gesetzlichen Krankenversicherung (GKV). Hierdurch unterscheidet sich die GKV wesentlich von der privaten Krankenversicherung (PKV).

Sonderentgelt

en *procedural rate in hospitals*
fr *honoraires hospitaliers particuliers*

Als Sonderentgelt wird ein Entgelt bezeichnet, mit dem Leistungen eines ▶ Krankenhauses vergütet werden, die das Krankenhaus nicht im Rahmen des ▶ Pflegesatzes von der Krankenkasse (▶ Krankenkasse, gesetzliche) vergütet bekommt. Sonderentgelte sind Bestandteil eines tagebezogenen Entgeltsystems, wie es in Deutschland vor Einführung der ▶ DRGs vorherrschte. Mit einem Sonderentgelt wurden sämtliche Leistungen vergütet, die im Rahmen eines definierten Eingriffs (Operation) oder einer therapeutischen beziehungsweise diagnostischen Maßnahme anfielen. Zusätzlich zu einem Sonderentgelt durften tagesgleiche Pflegesätze abgerechnet werden. Bis zur Einführung der DRGs waren mehr als 140 Sonderentgelte definiert.

Sozialgericht

en *social court*
fr *tribunal du contentieux social*

Ein Sozialgericht ist ein Gericht, das juristische Streitfälle in sozialrechtlichen Streitfragen zu prüfen und zu beurteilen hat. Im Rahmen der ▶Sozialgerichtsbarkeit ist das Sozialgericht die Eingangsstufe für ein Sozialgerichtsverfahren.

Sozialgerichtsbarkeit

en *social jurisdiction*
fr *juridiction sociale*

Mit Sozialgerichtsbarkeit wird die Zuständigkeit der ▶Sozialgerichte bezeichnet. Sozialgerichte sind vor allem auf den Sachgebieten zuständig, die zusammengefasst als „Angelegenheiten der sozialen Sicherheit" bezeichnet werden können. Hierzu zählen:

- gesetzliche ▶Rentenversicherung für Arbeiter und Angestellte; Handwerkerversicherung, Alterssicherung der Landwirte u. a.
- gesetzliche Unfallversicherung (▶Unfallversicherung, gesetzliche)
- gesetzliche Krankenversicherung (▶Krankenversicherung, gesetzliche)
- soziale ▶Pflegeversicherung
- Künstlersozialversicherung
- Vertrags-(Kassen-)arztrecht und -zahnarztrecht
- Aufgaben der Bundesanstalt für Arbeit (neben der Arbeitslosenversicherung z. B. auch Insolvenzgeld)
- soziale Entschädigung bei Gesundheitsschäden, u. a. Kriegsopferversorgung, Soldatenversorgung, Impfschadensrecht, Gewaltopferentschädigung und bestimmte Angelegenheiten nach dem Schwerbehindertengesetz
- sonstige staatliche Transferleistungen (Erziehungsgeld)

Die sachliche Zuständigkeit der Gerichte der Sozialgerichtsbarkeit deckt damit fast den gesamten Bereich des Systems der sozialen Sicherheit in der Bundesrepublik Deutschland ab. Ausgenommen ist vor allem das Recht der ▶Sozialhilfe. Somit können Sozialgerichte bei allen öffentlich-rechtlichen Streitfällen in Angelegenheiten der ▶Sozialversicherung angerufen werden, z. B. bei Streitigkeiten zwischen Versicherten und Krankenkassen (▶Krankenkasse, gesetzliche), ▶Vertrags(zahn)ärzten oder ▶Krankenhäusern. Auch die Entscheidungen der gemeinsamen Gremien von Krankenkassen und ▶Leistungserbringern fallen unter die Sozialgerichtsbarkeit. Die Gerichtsverfahren sind für Versicherte grundsätzlich kostenfrei, Körperschaften des öffentlichen Rechts bezahlen eine Gebühr.

Die Gerichte sind unabhängig und insbesondere von den Verwaltungsbehörden organisatorisch getrennt. Die Sozialgerichtsbarkeit ist dreistufig gegliedert. Gerichte der Sozialgerichtsbarkeit sind in den Ländern die Sozialgerichte (im gesamten Bundesgebiet 69) und die Landessozialgerichte (je Bundesland eines; in Bayern besteht neben dem Landessozialgericht in München eine Zweigstelle in Schweinfurt). Als oberster Gerichtshof des Bundes besteht das Bundessozialgericht.

Sozialgesetzbuch (SGB)

en *Social Security Code*
fr *Code Social*

Das SGB soll „zur Verwirklichung sozialer Gerechtigkeit und sozialer Sicherheit Sozialleistungen gestalten" (§ 1 SGB I). Es fasst die wichtigsten Sozialgesetze zusammen. Die schriftliche Zusammenfassung und Vereinheitlichung des deutschen Sozialrechts begann Anfang der 70er Jahre des letzten Jahrhunderts und wird vom Gesetzgeber stufenweise umgesetzt. Bisher sind in Kraft getreten:

- SGB I und X: allgemeiner Teil, Aufgaben des SGB und soziale Rechte, Datenschutz, Verwaltungsverfahren; diese Regelungen gelten für alle Sozialleistungsbereiche
- SGB III: Arbeitsförderungsrecht
- SGB IV: gemeinsame Vorschriften für die ➔ Sozialversicherung wie Meldewesen, Sozialversicherungsträger, Sozialwahlen
- SGB V: gesetzliche Krankenversicherung (➔ Krankenversicherung, gesetzliche)
- SGB VI: gesetzliche ➔ Rentenversicherung
- SGB VII: gesetzliche Unfallversicherung (➔ Unfallversicherung, gesetzliche)
- SGB VIII: Kinder- und Jugendhilfe
- SGB IX: ➔ Rehabilitation und Teilhabe behinderter Menschen
- SGB XI: soziale ➔ Pflegeversicherung

Das SGB V enthält die Bestimmungen zur gesetzlichen Krankenversicherung, z. B. Regelungen zum versicherten Personenkreis, Leistungen, die Beziehungen der Kassen zu den ➔ Leistungserbringern, die Organisation und Finanzierung der Krankenkassen, Aufgaben und Organisation des ➔ Medizinischen Dienstes der Krankenversicherung sowie die Erhebung von Versicherten- und Leistungsdaten.

Sozialgesetzgebung

en *social legislation*
fr *législation sociale*

Als Sozialgesetzgebung bezeichnet man die Gesetzgebung zur sozialen Sicherung der Einwohner der Bundesrepublik Deutschland. Sozialgesetze bilden die gesetzliche Grundlage für alle Maßnahmen der sozialen Sicherung. Das ➔ Sozialgesetzbuch enthält wichtige Rechtsnormen im Rahmen der Sozialgesetzgebung.

Sozialhilfe

en *welfare benefits*
fr *aide sociale*

Die Sozialhilfe umfasst nach § 1 Bundessozialhilfegesetz (BSHG) Hilfe zum Lebensunterhalt und Hilfe in besonderen Lebenslagen. Aufgabe der Sozialhilfe ist es, dem Empfänger der Hilfe die Führung eines Lebens zu ermöglichen, das der Würde des Menschen entspricht. Die Hilfe soll ihn soweit wie möglich dazu befähigen, unabhängig von der Sozialhilfe zu leben; hierbei muss der Sozialhilfeempfänger nach seinen Kräften mitwirken. Art, Form und Maß der Sozialhilfe richten sich nach der Besonderheit des Einzelfalles, vor allem nach der Person des Hilfeempfängers, der Art seines Bedarfs und den örtlichen Verhältnissen. Formen der Sozialhilfe sind persönliche Hilfe, Geldleistung oder Sachleistung.

Benötigte nach der bisherigen Rechtslage ein nicht-krankenversicherter Sozialhilfeempfänger medizinische Versorgung, waren die Kosten hierfür von den Sozialhilfeträgern im Rahmen der so genannten Krankenhilfe nach dem BSHG zu tragen. In der Praxis stellten die Sozialämter hierfür bislang quartalsweise Kostenübernahmebescheinigungen aus. Für den behandelnden Arzt ergaben sich daraus zwei Besonderheiten: die erbrachten Leistungen wurden nicht direkt mit einer Krankenkasse (▸Krankenkasse, gesetzliche) abgerechnet und unterlagen nicht der ▸Budgetierung.

Mit In-Kraft-Treten des ▸GKV-Modernisierungsgesetzes zum 01.01.2004 werden die nicht-krankenversicherten Sozialhilfeempfänger leistungsrechtlich den Krankenversicherten gleichgestellt (§ 264 SGB V). Ausnahmen gelten für Sozialhilfeempfänger, die weniger als einen Monat Sozialhilfe beziehen oder im Ausland leben sowie für Personen, denen Sozialhilfe nur gewährt wird, um einen Anspruch auf Altersrente zu erhalten (§ 14 BSHG) oder für Personen, denen lediglich Hilfe in Form von Beratung und Unterstützung gewährt wird (§ 17 BSHG).

Die Kosten der Krankenbehandlung werden zunächst von den Krankenkassen übernommen und anschließend von den Sozialhilfeträgern erstattet. Die Sozialhilfeempfänger sind deshalb gehalten, eine Krankenkasse im Bereich des zuständigen Sozialträgers zu wählen, andernfalls übernimmt der Sozialträger die Wahl. Demnach rechnet der ▸Vertragsarzt im Behandlungsfall seine erbrachten Leistungen nunmehr mit der Krankenkasse ab. Somit werden die Leistungen für den Arzt budgetrelevant.

Sozialklausel

en *hardship clause*
fr *clause sociale*

Als Sozialklausel bezeichnet man die ▸Härtefallregelungen in der gesetzlichen Krankenversicherung (▸Krankenversicherung, gesetzliche). Diese sorgen dafür, dass die Kranken und Behinderten die medizinisch notwendige Versorgung in vollem Umfang erhalten und durch gesetzliche ▸Zuzahlungen nicht unzumutbar belastet werden. Versicherte mit geringem Einkommen sind deshalb von Zuzahlungen vollständig befreit. Zuzahlungen sind nicht nur die im Gesetz festgelegten Beträge der Zuzahlung zu einzelnen Leistungen der gesetzlichen Krankenversicherung, sondern auch die vom Versicherten zu übernehmenden tatsächlichen Kosten eines verordneten Mittels, dessen Preis unterhalb dieser Beträge liegt. Unter eine ▸Härtefallregelung fallen nach den Schätzungen der Bundesregierung rund 8–9 Millionen Versicherte, wie Empfänger von Sozialhilfe, Arbeitslosenhilfe, Leistungen nach dem Bundesausbildungsförderungsgesetz (BAfÖG) und Kriegsopferfürsorge. Generell sind alle Kinder und Jugendlichen unter 18 Jahren von Zuzahlungen befreit. Ebenso Personen mit einem definierten geringen Einkommen.

Sozialversicherung (SV)

en *social insurance security*
fr *sécurité sociale*

Die Sozialversicherung nach § 4 SGB I ist ein vom Staat geschaffenes, auf Versicherungspflicht beruhendes Vorsorgesystem. Es hat die Aufgabe, dem Eintritt bestimmter Risiken vorzubeugen und bei Eintritt solcher Risiken Ausgaben und Verluste an Arbeitseinkommen unter Beachtung sozialer Ziele ganz oder teilweise auszugleichen. Die „Kaiserliche Botschaft" von 1881 und die Bismarckschen Sozialgesetze zur Krankenversicherung (1883), Unfallversicherung (1884) und zur Invaliden- und Alterssicherung (1889) haben die Sozialversicherung in ihrer heutigen Form entscheidend geprägt. Im Zuge der Industrialisierung wurden mit der Arbeitslosen- und ▸Pflegeversicherung neue Zweige der Sozialversicherung geschaffen. In der Sozialversicherung werden Leistungen durch Beiträge finanziert, in der Regel von Versicherten und Arbeitgebern. Der Anspruch auf Leistungen besteht, ohne dass individuelle Bedürftigkeit geprüft wird. Für die Bürger besteht eine gesetzliche ▸Versicherungspflicht (Versicherungszwang). Die Sozialversicherung ist nach dem Prinzip der ▸Selbstverwaltung organisiert.

Sozialversicherungsabkommen

en *social insurance security agreements*

fr *conventions de sécurité sociale*

Sozialversicherungsabkommen sind Verträge zwischen Staaten, in denen die Sozialversicherungsleistungen für deutsche Staatsbürger im Ausland und ausländische Staatsbürger in Deutschland geregelt werden. Sie werden vor allem im Bereich der gesetzlichen Krankenversicherung (➢ Krankenversicherung, gesetzliche), der Unfallversicherung (➢ Unfallversicherung, gesetzliche) und der ➢ Rentenversicherung getroffen. Ziel ist es, die Gleichbehandlung der Staatsangehörigen wechselseitig sicherzustellen (Prinzip der Gegenseitigkeit).

Sozialwahl

en *social security election*

fr *élections à la sécurité sociale*

In der Sozialwahl nach § 43 SGB IV ermitteln die Sozialversicherungsträger ihre ➢ Selbstverwaltungsorgane nach § 31 SGB IV. Die freien, gleichen und geheimen Wahlen finden alle sechs Jahre statt, zuletzt am 26.5.1999. Anhand von Vorschlagslisten wählen Versicherte und Arbeitgeber getrennt die Vertreter ihrer Gruppe nach den Grundsätzen der Verhältniswahl. Diese Vorschlagslisten können Gewerkschaften, selbständige Arbeitnehmervereinigungen mit sozial- oder berufspolitischer Zielsetzung, Arbeitgebervereinigungen sowie die jeweiligen Verbände erstellen. Daneben sind unter bestimmten Voraussetzungen auch Versicherte und Arbeitgeber vorschlagsberechtigt. Sie können so genannte "freie Listen" einreichen.

Soziotherapie

en *socio-therapy*

fr *sociothérapie*

Soziotherapie ist begleitende Unterstützung und Handlungsanleitung von chronisch psychisch Kranken zur Überwindung von krankheitsbedingten Grundstörungen, die zu Beeinträchtigungen im Umgang mit der sozialen Umwelt führen. Mit Gesetzesänderungen im Jahr 2000 ist die Soziotherapie als neue Betreuungsleistung in die gesetzliche Krankenversicherung (➢ Krankenversicherung, gesetzliche) eingeführt worden. Gemäß § 37a SGB V haben gesetzlich Krankenversicherte, die wegen schwerer psychischer Erkrankung nicht in der Lage sind, ärztliche oder ärztlich verordnete Leistungen selbständig in Anspruch zu nehmen, Anspruch auf Soziotherapie, wenn dadurch ➢ Krankenhausbehandlung vermieden oder verkürzt wird oder wenn diese geboten, aber nicht ausführbar ist.

Spitzenverbände der Krankenkassen

en *National Associations of Health Insurance Funds*

fr *organisations centrales des caisses d'assurance-maladie*

Spitzenverbände der Krankenkassen sind gemäß § 213 SGB V

- die ⊡Bundesverbände der Krankenkassen,
- die ⊡Bundesknappschaft,
- die Verbände der ⊡Ersatzkassen und
- die ⊡See-Krankenkasse.

Die Spitzenverbände sind kassenartenübergreifend u. a. für folgende Aufgabenfelder zuständig:

- Rahmenempfehlungen für zahnmedizinische Gruppenprophylaxe,
- Indikationskatalog für medizinische Rehabilitationsleistungen (⊡Rehabilitation),
- Zulassungsempfehlungen für ⊡Heil- und ⊡Hilfsmittel,
- Qualitätsstandards von Hilfsmitteln,
- Fortschreibung des Hilfsmittelverzeichnisses,
- Koordinierungsrichtlinien für den ⊡Medizinischen Dienst der Krankenversicherung (MDK/MDS).

Für den Fall, dass sich die Spitzenverbände nicht auf ein gemeinsames Vorgehen einigen können, sieht der Gesetzgeber ⊡Ersatzvornahme vor. Hierbei wird eine entsprechende Entscheidung durch das ⊡Bundesministerium für Gesundheit und Soziale Sicherung (BMGS) im Einvernehmen mit dem Bundesministerium für Wirtschaft und Arbeit getroffen.

Sprechstundenbedarf

en *consultation overhead*

fr *matériel de consultation*

Als Sprechstundenbedarf gelten solche Mittel, die bei mehr als einem Patienten im Rahmen der ärztlichen Behandlung angewendet werden oder bei Notfällen zur Verfügung stehen müssen. Mittel, die nur für einen Kranken bestimmt sind, stellen keinen Sprechstundenbedarf dar. Mittel, die für Vorsorgeuntersuchungen verwendet werden, sind mit der Gebühr abgegolten und damit kein Sprechstundenbedarf. Der Sprechstundenbedarf soll grundsätzlich kalendervierteljährlich bezogen werden. Nach den Bestimmungen der ⊡Gebührenordnung für Ärzte (GOÄ) sowie des ⊡Einheitlichen Bewertungsmaßstabs (EBM) und der ⊡Ersatzkassen Gebührenordnung (E-GO) haben niedergelassene Ärzte Anspruch auf Ersatz der Kosten auch für ⊡Arzneimittel, Verbandmittel und Materialien, die in der Praxis bei der Behandlung eingesetzt worden sind. Vereinbarungen über die Verordnung von Sprechstundenbedarf werden zwischen ▶ Kassenärztlichen Vereinigungen und Kassenverbänden abgeschlossen.

Standard Gamble-Methode

en *Standard Gamble Method*

fr *méthode «standard gamble» pour évaluer la valeur utile de différents états de santé*

Standard Gamble ist ein Verfahren, mit dem ▶ Nutzwerte für einzelne Gesundheitszustände ermittelt werden können. Einem Probanden werden zwei Alternativen angeboten.

Alternative 1 ist eine Behandlung mit zwei möglichen Folgen: die Wahrscheinlichkeit p, wieder ganz gesund zu werden und noch t Jahre zu leben, oder die Wahrscheinlichkeit (1-p), sofort zu sterben.

Alternative 2 ist die sichere Alternative, mit einem bestimmten Gesundheitszustand i noch t Jahre zu leben. Die Wahrscheinlichkeit p wird so lange variiert, bis der Proband in seiner Wahl zwischen den beiden Alternativen unsicher wird. An diesem Punkt entspricht die Wahrscheinlichkeit p dem Gewicht der Präferenz für den Gesundheitszustand i.

Standardtarif, brancheneinheitlicher

en *standard rate*

fr *tarif standard par branche*

Der Standardtarif ist ein brancheneinheitlicher Tarif in der privaten Krankenversicherung (▶ Kranken-

Kernfrage:

Nehmen Sie an, Sie hätten eine Krankheit, die Sie ohne Behandlung permanent in Zustand GH versetzt. Die einzig mögliche Behandlung ist für Sie kostenlos und würde Sie mit Wahrscheinlichkeit p vollständig heilen, mit Wahrscheinlichkeit 1-p jedoch zum sofortigen Tod führen.

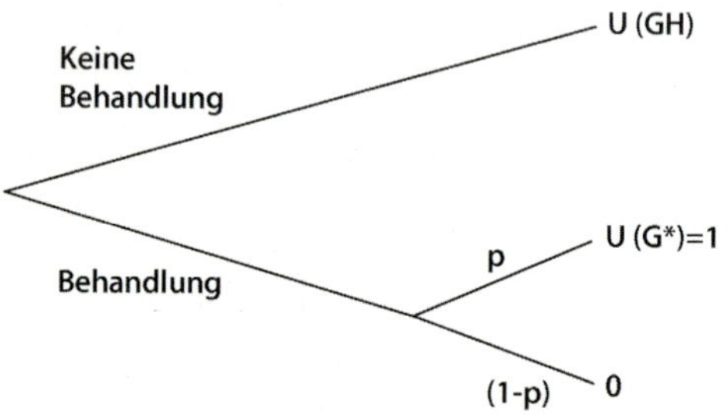

Variation der Wahrscheinlichkeit, bis Alternativen indifferent sind

Standard Gamble-Methode. Methodischer Ansatz Standard Gamble.

versicherung, private, PKV) mit einem gesetzlich begrenzten Höchstbeitrag, dessen Versicherungsschutz vergleichbar ist mit demjenigen der gesetzlichen Krankenversicherung (➲ Krankenversicherung, gesetzliche, GKV). Dieser Tarif erfüllt in der PKV vor allem eine soziale Schutzfunktion. Er richtet sich insbesondere an Versicherte, die aus finanziellen Gründen einen besonders preiswerten Tarif benötigen. Deshalb ist der Standardtarif nur für bestimmte, vom Gesetzgeber definierte Personengruppen geöffnet. § 257 Abs. 2a SGB V legt fest, dass der Standardtarif Leistungen enthält, die mit denjenigen der GKV vergleichbar sind. Der Standardtarif wurde zum 01.01.1993 eingeführt.

Standardzulassung

en *standard marketing authorization*

fr *autorisation standard de mise sur le marché*

Das herzustellende ➲ Arzneimittel ist von der Pflicht zur Zulassung freigestellt (Standardzulassung). Aufgrund des § 36 AMG (➲ Arzneimittelgesetz) wurde 1982 eine Verordnung über Standardzulassungen von Arzneimitteln erlassen. Sie dient dazu, die in aktualisierten Auflistungen bezeichneten ➲ Fertigarzneimittel von der Pflicht der Einzelzulassung (➲ Arzneimittelzulassung) nach § 21 AMG freizustellen, soweit sie den in den dazu erstellten Monographien festgelegten Anforderungen erfüllen. Die ➲ Apotheke darf somit alle standardzugelassenen Arzneimittel herstellen und unter ihrem Namen in den Verkehr bringen. Allerdings sind die Vorgaben der Standardzulassungsmonographien hinsichtlich Herstellung und Kennzeichnung genau einzuhalten. Überdies ist die Herstellung dem ➲ BfArM anzuzeigen, wenn das Arzneimittel apothekenpflichtig (➲ Apothekenpflicht) ist. Diese Regelung gilt grundsätzlich nur für solche Arzneimittel, bei denen eine unmittelbare oder mittelbare Gefährdung durch unsachgemäßen Gebrauch für die menschliche Gesundheit ausgeschlossen werden kann.

Stationäre Behandlung

➲ Krankenhausbehandlung

Statistisches Bundesamt (StBA)

en *Federal Statistics Office*

fr *Office fédéral de la statistique*

Das statistische Bundesamt ist eine dem Bundesministerium des Innern unterstehende Bundesoberbehörde mit Sitz in Wiesbaden, deren statistisch aufbereitete Daten (➲ Gesundheitsausgaben, demographische Entwicklung) neben den Daten der Selbstverwaltungspartner (➲ Selbstverwaltung) wichtige Aussagen zu Standort und Weiterentwicklung unseres Gesundheitswesens liefern.

Strukturkomponente

➤Komponenten der Arzneimittelausgaben

Strukturqualität

➤Qualität

Strukturverträge

en *group contracts*
fr *contrats sur les structures de soin et de rémunération*

Durch neue Versorgungsstrukturen erhoffen sich die Akteure im ➤Gesundheitswesen eine qualitativ bessere Versorgung der Kranken und gleichzeitig Kosteneinsparungen.

Strukturverträge sind Teil der ➤Gesamtverträge zwischen ➤Kassenärztlichen Vereinigungen (KVen) und den ➤Landesverbänden der Krankenkassen und den Verbänden der ➤Ersatzkassen (§ 73a SGB V). Hier können die Vertragspartner neue Versorgungs- und Vergütungsstrukturen vereinbaren, die z. B. die Funktion des Hausarztes stärken und Ärztenetze (➤Praxisnetz) fördern sollen. Die Teilnahme von Versicherten und ➤Vertragsärzten an den neuen Versorgungsstrukturen ist dabei freiwillig.

Die beteiligten ➤Ärzte erhalten die Verantwortung für die Gewährleistung der ➤Qualität und Wirtschaftlichkeit der medizinischen Versorgung ihrer Patienten. Das kann die gesamte Versorgung betreffen oder inhaltlich definierte Teilbereiche der ärztlichen Leistungserbringung. Die Honorierungssysteme können dabei auch von den festgelegten Leistungsbewertungen, z. B. dem ➤Einheitlichen Bewertungsmaßstab (EBM), abweichen.

Studenten-Krankenversicherung

en *students' health insurance*
fr *assurance-maladie des étudiants*

Studenten sind bis zum vollendeten 25. Lebensjahr beitragsfrei bei den Eltern mitversichert. Es gibt aber auch die Möglichkeit der freiwilligen Selbstversicherung für Studenten, deren Eltern nicht der gesetzlichen Krankenversicherung (➤Krankenversicherung, gesetzliche) angehören. In diesem Fall haben Studierende Anspruch auf gesetzliche Versicherung zu dem niedrigsten monatlichen Beitragssatz inklusive der ➤Pflegeversicherung. Ausgenommen von der "gesetzlichen Studenten-Krankenversicherung" (SKV) sind Studierende, die mehr als 14 Fachsemester studiert und/oder das 30. Lebensjahr vollendet haben. Arbeiten Studenten neben dem Studium mehr als 20 Stunden pro Woche, besteht meist eine ▶ Versicherungspflicht.

Subsidiarität

en *subsidiarity*
fr *subsidiarité*

Subsidiarität bedeutet innerhalb des EU-Sprachraumes, dass die nationale Sozialgesetzgebung Vorrang vor EU-Regelungen hat. Das Subsidiaritätsprinzip verfolgt dabei zwei gegenläufige Ziele.

- Einerseits erlaubt es der Gemeinschaft, tätig zu werden, wenn ein Problem durch eigene Maßnahmen der Mitgliedsstaaten nicht ausreichend gelöst werden kann.
- Andererseits will es die Zuständigkeit der Mitgliedsstaaten in den Bereichen wahren, die durch ein gemeinschaftliches Vorgehen nicht besser geregelt werden können.

Die europäischen Gesundheitssysteme unterliegen generell dem Subsidiaritätsprinzip, dennoch kommt es immer wieder zu Überschneidungen mit anderen Regelungen (▶ Kohll/Decker-Urteil).

Innerhalb des deutschen Gesundheitssystems gelten allerdings Eigenverantwortung, Subsidiarität und Solidarität als Kernprinzipien wirkungsvoller Gesundheitspolitik. Subsidiarität im ▶ Gesundheitswesen bedeutet eine abgestufte Verantwortung des einzelnen vor der Verantwortlichkeit des Staates. Nicht jede Aufgabe, die das Vermögen des Einzelnen übersteigt, ist sogleich eine Aufgabe des Staates. Zahlreiche Gemeinschaften und gesellschaftliche Gruppen – von der Familie bis zu kirchlichen Organisationen und Versichertengemeinschaften – müssen hier je nach ihren verschiedenen Aufgaben und Möglichkeiten wesentliche gesundheitspolitische Verantwortungsbereiche übernehmen.

Die Abstufung solcher Verantwortungsbereiche stellt sich dar in der

- persönlichen Verantwortung,
- sozialen, d. h. mitmenschlichen oder Gruppenverantwortung,
- staatlichen Verantwortung.

Subsidiarität heißt damit, dass staatliche Hilfe erst dann gewährt wird, wenn andere vorrangige private Hilfen ausscheiden (= Nachrangigkeitsprinzip). Im Gegensatz zur ▶ Solidarität („alle für einen") soll zunächst Selbsthilfe stattfinden, wenn die Bedingungen dafür geschaffen wurden.

Surrogatparameter

en *substitutional parameter*
fr *paramètres de remplacement*

Ein Surrogatparameter ist ein Hilfs- und Ersatzparameter, der als Zielparameter für eine klinische Studie gewählt wird, wenn das eigentliche Ziel nicht direkt gemessen werden kann, da es z. B. erst in ferner Zukunft relevant wird.So geht man davon aus, dass man bei Pateineten mit hohem Blutdruck einen Schlaganfall verhindern kann, indem man eine Blutdrucksenkung durchführt (Surrogatparameter) (➲Klinische Forschung).

T

Tagestherapiekosten

en *daily treatment costs*
fr *coûts journaliers de traitement*

Tagestherapiekosten stellen einen Teil der direkten ➤Kosten einer medizinischen Behandlung dar. Die Tagestherapiekosten eines ➤Arzneimittels decken nur die reinen Arzneimittelkosten für einen Behandlungstag ab. Alle anderen Kosten, z. B. für Arztbesuche oder ➤unerwünschte Arzneimittelwirkungen werden nicht berücksichtigt.

Die Tagestherapiekosten werden häufig als einziges Wirtschaftlichkeitskriterium einer Therapie verwendet.

Technologiebewertung

➤Health Technology Assessment (HTA)

Telematik

en *telematics*
fr *télématique*

Der Begriff Telematik setzt sich zusammen aus Telekommunikation + Informatik. Telematische Anwendungen sollen helfen, das ➤Gesundheitssystem besser zu steuern. Sie dienen der elektronischen Verarbeitung von Gesundheitsdaten (➤elektronischer Arztausweis, digitale Patientenakte, elektronisches Rezept) und schaffen eine einheitliche technische und organisatorische Plattform. In der medizinischen Versorgung von Patienten leisten sie große Hilfe, z. B. um Ergebnisse der Bilddiagnostik zu übertragen, den Patienten im Vorfeld einer Behandlung ausführlich zu informieren, bei Notfällen über die Patientendaten (➤Versichertenkarte) zu verfügen oder um eine permanente Überwachung von Risikopatienten sicherzustellen.

In Deutschland schränkt das Datenschutzgesetz die Nutzung der Telematik noch ein. Es gibt aber ein „Aktionsforum Telematik im Gesundheitswesen", das Standards für eine Infrastruktur entwickelt und die flächendeckende Einführung der Telematik voranbringen will. Im Zuge des ➤GKV-Modernisierungsgesetzes soll die derzeit eingesetzte ➤Krankenversichertenkarte spätestens zum 01.01.2006 zu einer elektronischen Gesundheitskarte (➤Gesundheitskarte, elektronische) erweitert werden (§ 291a SGB V).

Tertiärprävention

➤Prävention

Therapieempfehlung

en *guidelines*
fr *directives*

Eine Therapieempfehlung ist wie der Name andeutet, die Empfehlung zur Behandlung eines Patienten. Grundsätzlich hat sie den Charakter einer ▸Leitlinie und ist damit auch den Kriterien der Leitlinienentwicklung unterworfen. Wie die Leitlinie hat auch die Therapieempfehlung keinen bindenden Charakter. Allgemeinverbindliche Therapieempfehlungen werden von der ▸Arzneimittelkommission der Deutschen Ärzteschaft (AkdÄ) entwickelt.

Grundlage für die Erarbeitung der Therapieempfehlungen der Arzneimittelkommission sind die ▸Arzneimittel-Richtlinien, in deren Nr. 14 heißt es: „Es wird empfohlen, insbesondere die von der Arzneimittelkommission der deutschen Ärzteschaft erstellten und in ‚Arzneiverordnung in der Praxis' veröffentlichten Therapieempfehlungen in der jeweils aktuellen Fassung zu berücksichtigen."

Ziel der Empfehlungen/Leitlinien ist es, soweit möglich, Transparenz zu schaffen, welche therapeutischen „Endpunkte" (Senkung von Letalität, ▸Morbidität, symptomatische Besserung, Beeinflussung von ▸Surrogatparametern) mit den einzelnen Maßnahmen der Pharmakotherapie nach Aussage klinischer Studien zu erreichen sind. Therapieempfehlungen der Arzneimittelkommission werden von den entsprechenden Fach- und allgemeinmedizinischen Mitgliedern nach einem festgelegten Procedere erarbeitet, wie in der Abbildung dargestellt.

Therapiefreiheit und Patientenanspruch

en *freedom of therapy and patients' right*
fr *libre choix du traitement et droits du patient*

Der Therapeut darf selbst entscheiden, welche Behandlungsmethode angebracht ist. Allerdings muss er beachten, dass der Nutzen der Behandlung die Risiken überwiegt, dass diese Methode dem wissenschaftlichen Erkenntnisstand nach am wirksamsten ist und zum gewünschten Heilerfolg führt sowie dem ▸Wirtschaftlichkeitsgebot entspricht.

Der Patient hat Anspruch auf Aufklärung über die Behandlungsmaßnahme, insbesondere, wenn sie nicht aus der ▸Schulmedizin kommt. Der Patient kann auch eine andere Behandlungsmethode oder ein anderes ▸Arzneimittel verlangen. Auf diesen Wunsch muss der Arzt eingehen, wenn die Methode bzw. das Arzneimittel für eine bestimmte Indikation zugelassen ist und dem Wirtschaftlichkeitsgebot

entspricht.
Verordnet der Arzt ein Medikament der ➲Negativliste oder verstößt er mit der Verordnung gegen die ➲Arzneimittelrichtlinie, muss er die Notwendigkeit dieser Entscheidung klar darlegen und nach Möglichkeit dokumentieren, damit ihm kein ➲Regress droht.

Therapietreue

➲Compliance

Time Trade-Off

➲Methode der zeitlichen Abwägung

Total Quality Management (TQM)

➲Qualitätsmanagement

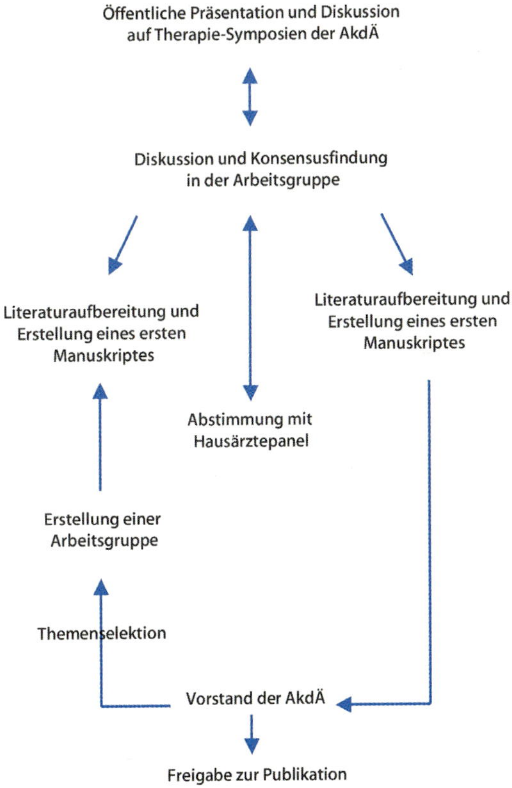

Therapieempfehlung. Vorgehen der Arzneimittelkommission der deutschen Ärzteschaft (AkdÄ) bei der Erstellung von Therapieempfehlungen.

Transferzahlungen

en *transfer payments*

fr *paiements de transfert*

Darunter fallen Zahlungen wie z. B. die Renten und Arbeitslosenhilfe. Ziel dieser Zahlungen soll eine Übertragung von Kaufkraft von einer Gruppe (z. B. Steuerzahler) auf eine andere Gruppe (z. B. Sozialhilfeempfänger) sein. Hierbei werden, außer Verwaltungskosten, keine ▸Ressourcen verbraucht. Üblicherweise gehen diese Zahlungen nicht in eine (gesundheits)-ökonomische Analyse ein, sondern werden in gesonderten Analysen bewertet.

Transparenzkommission

en *transparency commission*

fr *commission de la transparence*

Die Transparenzkommission bestand bis Ende 1992, danach verlor sie durch Gesetzesänderung ihre Rechtsgrundlage. Sie war an das frühere Bundesgesundheitsamt angegliedert. Sie setzte sich aus Vertretern der GKV (▸Krankenversicherung, gesetzliche), PKV (▸Krankenversicherung, private), der Ärzteschaft, der Arzneimittelhersteller, der Apotheker- und der Verbraucherschaft zusammen.
Ihre Aufgabe bestand darin, für einzelne Indikationsgebiete (Krankheiten) Transparenzlisten als Therapieempfehlungen für die vertragsärztliche Verordnung zu erstellen.

Transplantationsgesetz

en *Transplantation Act*

fr *loi sur les transplantations*

Das Transplantationsgesetz ist 1997 in Kraft getreten. Eine Organtransplantation ist definiert als die Spende, Entnahme und Übertragung von menschlichen Organen, Organteilen oder Geweben. Das Transplantationsgesetz gibt die Voraussetzungen für eine freiwillige Organspende vor (Einwilligung des Spenders noch zu Lebzeiten oder des nächsten Angehörigen nach dem Tode). Es legt außerdem fest, welche Kriterien bei der Vermittlung von Spenderorganen berücksichtigt werden müssen. Der Handel mit menschlichen Organen ist verboten.

U

Überforderungsklausel

en *excessive price clause*
fr *clause sur les prix excessifs*
➤Härtefallregelung

Unerwünschte Arzneimittelwirkung (UAW)

➤Nebenwirkung

Unfallversicherung, gesetzliche

en *accident insurance*
fr *assurance accidents*
Die gesetzliche Unfallversicherung ist Teil der ➤Sozialversicherung und wird von den ➤Berufsgenossenschaften, den staatlichen und kommunalen Ausführungsbehörden und den Gemeindeunfallversicherungsverbänden getragen. Hier sind automatisch alle unselbständig Beschäftigten versichert, außerdem Studenten, Schüler, Kinder in Kindergärten, Blutspender, Pflegebedürftige nach dem Pflegeversicherungsgesetz und Personen, die im öffentlichen Interesse Tätigkeiten ausführen (Rotes Kreuz, Feuerwehr). Die Beiträge werden vollständig von den Arbeitgebern gezahlt.

Unsicherheit

en *insecurity*
fr *incertitude*
Zukünftige Ereignisse und Nutzen unterliegen prinzipiell einer Unsicherheit. Im Rahmen von Modellbetrachtungen wird diese Unsicherheit in ➤Sensitivitätsanalysen berücksichtigt.

Urlaubskrankenversicherungsschutz

➤Krankenbehandlung im Ausland

Utilization-Review

en *Utilization-Review*
fr *vérification de l'utilisation des médicaments et des prestations médicales*
Ziel ist die Überprüfung der Angemessenheit und Wirtschaftlichkeit des Einsatzes von ➤Arzneimitteln oder medizinischen Leistungen im Rahmen einer ➤Beobachtungsstudie.
Diese kann auch Grundlage für die Erstellung einer ➤Leitlinie sein oder bei der Überprüfung von deren Umsetzung dienen.

V

Validität

en *validity*
fr *validité*

Validität bezeichnet die Gültigkeit einer wissenschaftlichen Untersuchung bzw. eines Experiments oder Tests. Sie ist ein Qualitätskriterium, das darlegt, inwieweit z. B. ein Test tatsächlich das misst, was er zu messen vorgibt.

Variable Kosten

en *variable costs*
fr *coûts variables*

Darunter fallen alle leistungsabhängigen Kosten, die proportional zum Ressourcenverbrauch ansteigen.

Verband Aktiver Pharmaunternehmen (VAP)

▶ Deutscher Generikaverband e. V.

Verband der Angestellten-Krankenkassen (VdAK)

▶ Ersatzkassen

Verband der Arzneimittel-Importeure

en *Association of Drug Importers*
fr *association des importateurs des produits pharmaceutiques*

Der Bundesverband der Arzneimittel-Importeure Deutschlands (VAD) hat acht Mitglieder, die ca. 80 % des Umsatzes mit parallel- und reimportierten Arzneimitteln in Deutschland repräsentieren (▶ Importarzneimittel). Der Verband vertritt die Interessen seiner Mitglieder gegenüber den anderen Verbänden pharmazeutischer Unternehmen und gegenüber den Akteuren der Gesundheitspolitik.

Verband der Diagnostikindustrie e. V. (VDGH)

en *Association of the Diagnostic Industry*
fr *association de l'industrie des moyens de diagnostic*

Der VDGH dient laut Satzung als Wirtschaftsverband der Vertretung und Förderung der Interessen seiner Mitglieder. Mitglied kann jedes Unternehmen mit Sitz in Deutschland sein, das in industriellem Ausmaß Diagnostika oder Diagnostika-Geräte herstellt oder diese als Importeur exklusiv oder als zu einem Konzern gehörende Vertriebsfirma verkauft und entsprechendes Marketing betreibt.

Verband der niedergelassenen Ärzte Deutschlands NAV-Virchowbund e. V.

en *German Association of Established Physicians*
fr *Association Allemande des Mé-*

decins exerçant en Cabinet

Der NAV wurde 1949 gegründet. 1991 fusionierte der NAV mit dem Virchow-Bund, dem ersten in der ehemaligen DDR frei gewählten Ärzteverband; seither führt er den Namen NAV-Virchowbund. Im gleichen Jahr trat der Deutsche Arbeitskreis für Zahnheilkunde (DAZ) dem Verband bei. Satzungsgemäßer Zweck ist die Sicherung und Förderung der freiberuflichen Tätigkeit, die Sicherung der Niederlassungsfreiheit sowie des freien Zugangs zur vertragsärztlichen Tätigkeit (▶Vertragsarzt) und der freien Arztwahl (▶Arztwahl, freie).

Verband der privaten Krankenversicherung e. V.

en *Association of Private Health Insurance*

fr *Association des Assurances-Maladie privées*

Der Verband vertritt und fördert die Allgemeininteressen der ▶privaten Krankenversicherung (▶Krankenversicherung, private, PKV) und seiner Mitgliedsunternehmen auf nationaler und europäischer Ebene, z. B. durch fachliche Stellungnahmen bei sozialpolitischen Entscheidungen und Anhörungen im nationalen und europäischen Gesetzgebungsverfahren.

Verband Forschender Arzneimittelhersteller (VFA)

en *German Association of Research-based Pharmaceutical Companies*

fr *Association des Fabricants de Produits Pharmaceutiques Engagés dans la Recherche et le Développement*

Der VFA vertritt die Interessen der Arzneimittelhersteller, die in Forschung und Entwicklung tätig sind. Ihm gehören 41 Pharmaunternehmen an. Seine Ziele sind

- den therapeutischen Fortschritt voranzubringen,
- den Pharmastandort Deutschland zu stärken und zu sichern,
- das ▶Gesundheitswesen zu deregulieren und
- zur sozialen Sicherheit beizutragen.

Vergütungsformen, ambulante

en *types of renumeration*

fr *formes de rémunération*

▶Vertragsärzte werden durch ihre zuständige ▶Kassen(zahn)ärztliche Vereinigung (KV) vergütet, die eine ▶Gesamtvergütung jeder beteiligten gesetzlichen Krankenversicherung (▶Krankenversicherung, gesetzliche) für alle an ihren Versicherten erbrachten Leistungen erhält. Die Höhe der Gesamtvergütung richtet sich nach den Vergütungsformen. Mögliche Formen sind die ▶Kopfpauschale, die

▶ Einzelleistungsvergütung, die ▶ Fallpauschale oder eine Kombination der Formen.

Verhältniszahl
▶ Bedarfszulassung

Vernetzte Praxen
en *networked practices*
fr *cabinets médicaux en réseau*
▶ Praxisnetz

Verordnung
en *prescription*
fr *ordonnance*
▶ Rezept

Verordnungsregress
▶ Wirtschaftlichkeitsprüfung

Verordnungsverhalten
en *prescribing pattern*
fr *comportement de prescription*
Das Verordnungsverhalten eines ▶ Arztes wird danach beurteilt, wie häufig und in welchem Umfang ein Arzt ▶ Arzneimittel, ▶ Heil- oder ▶ Hilfsmittel verschreibt, aus welchen Gründen und nach welchen Kriterien er verschreibt oder aber auch, warum er Patienten Behandlungsmaßnahmen vorenthält.
Gesteuert wird das Verordnungsverhalten z. B. durch ▶ Richtgrößen, durch Verordnungsrichtlinien (▶ Richtlinien), durch die ▶ Negativliste, ▶ Budgets oder Statistiken.
Das Ziel dieser Maßnahmen ist, das Verordnungsverhalten des Arztes dahingehend zu beeinflussen, dass er ausreichend, zweckmäßig und wirtschaftlich verordnet, ohne das Maß des Notwendigen zu überschreiten.

Verrechnungsstellen, privatärztliche
en *chambers of compensation in private healthcare*
fr *chambres de compensation des assurances privées*
Die privatärztlichen Verrechnungsstellen sind für die Leistungsabrechnung der Ärzte und anderen ▶ Leistungserbringern zuständig, die Patienten der privaten Krankenversicherung (▶ Krankenversicherung, private) und Patienten der gesetzlichen Krankenversicherung (▶ Krankenversicherung, gesetzliche), die das ▶ Kostenerstattungsprinzip gewählt haben, behandelt haben.

Versandapotheke
en *mail-order pharmacy*
fr *pharmacie expédiant des médicaments à distance*
Die Versandapotheke ist eine ▶ Apotheke, die ▶ Arzneimittel direkt an Patienten (v. a. chronisch Kranke) verschickt.

Versandhandel mit Arzneimitteln
en *mail-order selling of*

pharmaceuticals
fr *vente par correspondance des médicaments*
In Deutschland war der Versandhandel mit apothekenpflichtigen (➔ Apothekenpflicht) ➔ Arzneimitteln allgemein und über das Internet bis zum 31.12.2003 verboten. Mit In-Kraft-Treten des ➔ GKV-Modernisierungsgesetzes zum 01.01.2004 gibt es durch die Änderung des Apothekengesetzes eine Rechtsgrundlage für den Versand über das Internet (§ 11 Apothekengesetz). Nachdem ausländischen Apotheken schon längere Zeit die Möglichkeit gegeben war, in Deutschland Medikamente über das Internet zu verkaufen, ist es nun auch dem deutschen ➔ Apotheker gestattet, bei Vorliegen einer behördlichen Erlaubnis Arzneimittel auf dem Weg des Versands in den Verkehr zu bringen. Diese Erlaubnis wird allerdings nur Apothekern erteilt, die eine Offizin-Apotheke führen, d. h. eine Apotheke vor Ort. Der Versandhandel muss somit neben dem Apothekenbetrieb erfolgen, reine Versandapotheken sind nicht gestattet. Die Versanderlaubnis wird zudem von der Einhaltung eines Qualitätssicherungssystems abhängig gemacht. So müssen die Apotheken über die zum Versandhandel notwendigen Einrichtungen und Geräte verfügen. Es dürfen nur die Medikamente geliefert werden, die im Geltungsbereich des ➔ Arzneimittelgesetzes in den Verkehr gebracht werden können und verfügbar sind. Die Medikamente müssen adäquat verpackt sein und innerhalb von zwei Tagen nach Eingang der Bestellung versandt werden. Bei Verzögerungen ist der Besteller zu informieren. Der Besteller muss zudem die Möglichkeit erhalten, Beratung durch pharmazeutisches Personal in deutscher Sprache zu erhalten.

Verschreibungsgebühr/Verordnungs(blatt)gebühr

en *prescription charge*
fr *redevance sur les ordonnances*
Die Verschreibungsgebühr ist ein anderer Begriff für die ➔ Selbstbeteiligung bzw. ➔ Zuzahlung der Patienten bei der Arzneimittelversorgung.

Verschreibungspflichtig

en *(available on) prescription only*
fr *médicaments vendus uniquement sur ordonnance*
Ein Arzneimittel ist verschreibungspflichtig (darf nur gegen ein vom Arzt ausgestelltes ➔ Rezept abgegeben werden), wenn es mindestens eines der folgenden Kriterien erfüllt (Arzneimittelgesetz (AMG) §§ 48 f.):

- Es enthält Bestandteile/Stoffe, die ohne ärztliche Überwachung auch bei bestimmungsgemäßem Gebrauch Umwelt und Gesundheit gefährden können.

- Es wird häufig in erheblichem Umfang nicht bestimmungsgemäß gebraucht und gefährdet dadurch die Umwelt und Gesundheit.
- Es enthält Stoffe, deren Wirkungen in der medizinischen Wissenschaft nicht allgemein bekannt sind.
- Es ist ein Betäubungsmittel.

Die Verschreibungspflicht gilt mindestens für einen Zeitrahmen von fünf Jahren nach Zulassung des Arzneimittels (Arzneimittelzulassung).

Versichertenbonus

en *bonus for insured persons*
fr *bonus pour les assurés*

Ein Versichertenbonus ist ein finanzieller Vorteil für die Versicherten. Nehmen Versicherte der gesetzlichen Krankenversicherung (Krankenversicherung, gesetzliche) an Vorsorge- und Früherkennungsuntersuchungen teil, oder lassen sie sich in ein Modell der hausarztzentrierten Versorgung einschreiben, können sie für ihr Verhalten von ihrer Krankenkasse einen Versichertenbonus erhalten. Über die Art des Bonus kann jede Kasse individuell entscheiden. Möglich ist beispielsweise eine Ermäßigung bei Zuzahlungen wie beispielsweise der Praxisgebühr.

Versichertenkarte

en *chip card; electronic patient card*
fr *carte d'assuré électronique*
Krankenversichertenkarte

Versicherter

en *insured person*
fr *assuré*
Krankenkassenversicherter

Versicherungsberechtigte

en *insurance beneficiary*
fr *personnes autorisées à s'assurer volontairement*

Versicherungsberechtigte sind freiwillig krankenversicherte Mitglieder einer gesetzlichen Krankenversicherung (Krankenversicherung, gesetzliche). Ihr Einkommen liegt oberhalb der Beitragsbemessungsgrenze. Sie können deshalb wählen, ob sie von einer Krankenkasse oder einer privaten Krankenversicherung versichert werden wollen.

Versicherungsfall

en *insurance case*
fr *cas ouvrant droit aux prestations*

Der Versicherungsfall besteht, wenn die Krankenkassen (Krankenkassen, gesetzliche) in die Leistungspflicht genommen werden.

Die wichtigsten Versicherungsfälle für die Krankenversicherung sind Krankheit, Mutterschaft und Tod.

Versicherungsfreiheit

en *freedom of insurance*
fr *personnes non assujetties à l'assurancemaladie obligatoire*

Von der Versicherungspflicht in der gesetzlichen Krankenversicherung (➤ Krankenversicherung, gesetzliche) befreit sind alle Personen, die aufgrund ihres Einkommens über der ➤ Versicherungspflichtgrenze liegen und Personen, die aufgrund einer anderen Leistung (z. B. Beihilfe) für den Krankheitsfall versorgt sind (§ 6 ff. SGB V). Bei Personen, die laut Steuerrecht selbständig und freiberuflich tätig sind, liegt ebenfalls Versicherungsfreiheit vor.

Versicherungsfremde Leistungen

en *extraneous insurance benefits*
fr *prestations non directement liées à l'assurance-maladie*

Unter versicherungsfremden Leistungen werden Leistungen verstanden, die nicht direkt zu den Kernbereichen der gesetzlichen Krankenversicherung (➤ Krankenversicherung, gesetzliche) gehören, aber gesellschafts- oder sozialpolitisch wünschenswert sind, wie z. B. Mutterschaftsgeld.

Versicherungspflicht(grenze)

en *income threshold for compulsory insurance*
fr *plafond d'assujettissement à l'assurance-maladie obligatoire*

Die Versicherungspflicht ist ein tragendes Prinzip der deutschen ➤ Sozialversicherung. Das Sozialgesetz (➤ Sozialgesetzbuch) bestimmt, wer versicherungspflichtig ist. Damit wird dem einzelnen die Entscheidung abgenommen, in welcher Weise er für Krankheit, Arbeitslosigkeit und Alter vorsorgen will. Er wird dem Versicherungsschutz der Sozialversicherung unterstellt. Versicherungspflicht tritt ein, wenn die im Gesetz genannten Voraussetzungen (z. B. Aufnahme einer Beschäftigung) erfüllt sind. Ob dies auch dem Wunsch von Arbeitnehmern und Arbeitgebern entspricht, spielt keine Rolle. Sie können die Versicherungspflicht nicht vertraglich ausschließen. Allerdings ist die Versicherungspflicht ein Grundsatz, von dem es Ausnahmen gibt. Bestimmte Personengruppen (z. B. geringfügig Beschäftigte oder höherverdienende Arbeitnehmer) werden für versicherungsfrei erklärt. Ab einer bestimmten Verdiensthöhe besteht keine Versicherungspflicht in der gesetzlichen Krankenversicherung (➤ Krankenversicherung, gesetzliche). Diese Versicherungspflichtgrenze lag im Jahr 2004 bei

46.350,00 Euro. Bei einem Verdienst über der Versicherungspflichtgrenze kann man in der bisherigen Krankenkasse freiwillig versichert bleiben. Die Pflichtversicherung wandelt sich dann automatisch in eine freiwillige Versicherung um.

Die Versicherungspflichtgrenze wird dynamisch der Einkommensentwicklung angepasst. Sie liegt bei 75 % der ▸Beitragsbemessungsgrenze der ▸Rentenversicherung.

Versicherungsprinzip

en *principle of insurance*

fr *principe de mutualité*

Das Versicherungsprinzip besagt, dass sich Personenkreise zu einer Versicherten- bzw. Solidargemeinschaft zusammenschließen, um sich für bestimmte Fälle (z. B. Krankheit) gemeinsam abzusichern. Ihr Ziel ist der Risikoausgleich, d. h., dass keiner der Versicherten für den versicherten Schadensfall allein finanziell aufkommen muss, sondern Entschädigungsleistungen unabhängig von der Höhe seiner bis dahin geleisteten Versicherungsbeiträge erhält. Das Versicherungsprinzip als solches gilt sowohl in der Gesetzlichen Krankenversicherung (▸Krankenversicherung, Gesetzliche (GKV)) als auch in der privaten Krankemversicherung (▸Krankenversicherung, private (PKV)). Die Beiträge werden in der GKV nach dem ▸Solidarprinzip und in der PKV nach dem ▸Äquivalenzprinzip festgelegt.

Versicherungsschutz, umfassender

en *universal coverage*

fr *couverture d'assurance étendue*

Ein umfassender Versicherungsschutz wird den Versicherten der gesetzlichen Krankenversicherung (▸Krankenversicherung, gesetzliche) durch den ▸Leistungskatalog gewährleistet.

Versorgung, vertrags(zahn)ärztliche (ambulante, stationäre)

en *medical and dentist care (ambulatory, secondary)*

fr *soins médicaux et dentaires (ambulants et à l'hôpital*

Die ambulante Versorgung wird fast ausschließlich durch niedergelassene Haus- und ▸Fachärzte und ▸Zahnärzte gewährleistet. Patienten können zur ▸vertragsärztlichen Versorgung zugelassene Haus- und Fachärzte frei wählen. Idealerweise soll der Hausarzt die Inanspruchnahme der Fachärzte koordinieren. Viele Patienten konsultieren jedoch direkt die niedergelassenen Fachärzte.

Die ambulante Versorgung wird durch einen ärztlichen ▸Notdienst ergänzt.

Die stationäre Versorgung übernehmen die ➲Krankenhäuser. Zusätzlich gibt es noch Vorsorge- und Rehabilitationseinrichtungen. Im Jahr 2001 wurden in rund 2.240 Krankenhäusern 552.680 Betten vorgehalten und in rund 1.388 präventiven und rehabilitativen Einrichtungen 189.253 Betten.

Die beiden Versorgungssektoren sind relativ streng voneinander getrennt, wenn jedoch der Bedarf vorhanden ist, können niedergelassene Ärzte eine Zulassung zur stationären Behandlung und Krankenhausärzte eine Ermächtigung zur ambulanten Behandlung erhalten.

Neue ➲Versorgungsformen, die zu einer stärkeren Integration (➲Integrationsversorgung) mit sektorübergreifenden Versorgungselementen führen sollen, werden seit In-Kraft-Treten des ➲GKV-Modernisierungsgesetzes gefördert und Zug um Zug in das Versorgungsgeschehen eingegliedert.

Versorgungsformen

➲Integrationsversorgung
➲Praxisnetz
➲Managed Care
➲Disease Management

Versorgungsforschung

en *research on supply*
fr *recherche sur les structures, processus et ressources de soins*

Versorgungsforschung ist ein Anwendungsbereich der ➲Gesundheitssystemforschung. Sie betrachtet Versorgungsstrukturen, -prozesse und -ressourcen. Für Entscheidungsträger in der Gesundheitsversorgung ergeben sich aus der Versorgungsforschung anwendungsorientierte und praxisrelevante Erkenntnisse. Die ➲Spitzenverbände der Krankenkassen haben mit dem Bundesforschungsministerium und dem ➲Bundesministerium für Gesundheit und Soziale Sicherung eine Vereinbarung zur Förderung der Versorgungsforschung geschlossen. Ziel ist es u. a., Hemmnisse beim Transfer von Forschungsergebnissen in den Versorgungsalltag im ➲Gesundheitswesen abzubauen.

Versorgungsvertrag

➲Krankenhaus-Versorgungsvertrag

Versorgungszentren

➲Medizinisches Versorgungszentrum

Vertrags(zahn)arzt

en *panel doctor/sick fund dentist*
fr *médecin/dentiste conventionné*

Vertrags(zahn)arzt ist jeder ➲Allgemeinarzt, ➲Facharzt und ➲Zahnarzt, der eine ➲Zulassung zur ➲vertragsärztlichen Versorgung hat und dadurch zu Lasten der gesetzlichen Krankenversicherung (▶ Krankenversicherung, gesetzliche) Leistungen erbringen kann.

Vertragsärztliche Vereinigungen

en *Associations of SHI-accredited Physicians*

fr *associations de médecins conventionnés*

Vertragsärztliche Vereinigungen sind in vielen Bundesländern als privatrechtliche Organisationen der Vertragsärzte vertreten. Sie fordern eine stärkere Interessensvertretung der niedergelassenen Ärzte durch die ▶ Kassenärztlichen Vereinigungen (KVen) und die ▶ Kassenärztliche Bundesvereinigung (KBV) oder die personelle Erneuerung dieser Körperschaften sowie eine stärkere Einbindung der Berufsverbände in die Standespolitik.

Vertragsärztliche Versorgung

en *SHI-accredited physician services*

fr *soins médicaux conventionnés*

Alle ärztlichen Leistungen, die einem Versicherten der gesetzlichen Krankenversicherung (▶ Krankenversicherung, gesetzliche) gewährt werden. Die Leistungen der Krankenkassen und die Pflichten der Versicherten sind vor allem im Sozialgesetzbuch (SGB) V geregelt. Die Leistungen haben ausreichend, zweckmäßig und wirtschaftlich zu sein und dürfen das Maß des Notwendigen nicht überschreiten (§§ 2,12 SGB V). Laut § 73 SGB V gliedert sich die vertragsärztliche Versorgung in die haus- und fachärztliche Versorgung.

Vertragsarztrecht

en *SHI-accredited physicians' legislation*

fr *droit de médecins conventionnés*

Das Vertragsarztrecht (früher Kassenarztrecht) regelt die Teilnahme des ▶ Vertragsarztes an der ▶ vertragsärztlichen Versorgung, z. B. Fragen der ▶ Zulassung, wirtschaftlichen Überprüfung (▶ Wirtschaftlichkeitsprüfung) und Vergütung (▶ Vergütungsformen, ambulante). Das Vertragsarztrecht unterliegt der ▶ Sozialgerichtsbarkeit.

Vertrauensärztlicher Dienst

▶ Medizinischer Dienst der Krankenversicherung (MDK)

Vertreterversammlung

en *Assembly of Representatives*

fr *assemblée des représentants*

Die Vertreterversammlung ist das oberste Organ der vertragsärztlichen Selbstverwaltung der ▶ Kassenärztlichen Bundesvereinigung (KBV) und besteht derzeit aus 110 Mitgliedern. Die Größe der jeweiligen ▶ Kassenärztlichen Vereinigung (KV) entscheidet über die Anzahl der zu entsendenden Abgeordneten. Im Zuge des ▶GKV-Modernisierungsgesetzes wird die Vertreterversammlung neu strukturiert (§ 80 SGB V).

Verwaltungskosten

en *administrative costs*
fr *coûts administratifs*

Bei den ▶Krankenkassen fallen Verwaltungskosten für Personal, Sachwerte und Werbung an, weiterhin Aufwendungen für die ▶Selbstverwaltung, den ▶Medizinischen Dienst der Krankenversicherung (MDK), Kosten für Rechtsverfolgung und ▶Schiedsverfahren, Beiträge und Vergütungen an Dritte für Verwaltungszwecke und Fusionskosten sowie Kosten für Auflösung und Schließung von Krankenkassen.

Verweildauer

en *length of stay*
fr *durée d'hospitalisation*

Die Verweildauer bezeichnet die Dauer (Pflegetage) der stationären Behandlung in einem ▶Krankenhaus vom Aufnahme- bis zum Entlassungstag, wobei Aufnahme- und Entlassungstag als ein Tag gelten.

Vierte Hürde

en *fourth hurdle*
fr *la quatrième échelle*

Eine vierte Hürde für die Zulassung zum GKV-Markt bzw. für die Erstattungsfähigkeit von Arzneimitteln im GKV-Markt soll in Zukunft die Nutzenbewertung (▶Nutzen) sein. Diese vierte Hürde soll die Prüfungen zu Unbedenklichkeit, Qualität und Wirksamkeit von ▶Arzneimitteln um eine Nutzenbewertung pharmakologischer Neuerungen bzw. um den Aspekt der Wirtschaftlichkeit ergänzen. Der ▶Gemeinsame Bundesausschuss (G-BA) kann das ▶Institut für Qualität und Wirtschaftlichkeit im Gesundheitswesen beauftragen, die Nutzenbewertung eines Arzneimittels vorzunehmen. Der G-BA kann die Ergebnisse dieser Bewertung in die Arzneimittelrichtlinien aufnehmen und damit eine Richtlinie für eine wirtschaftliche Arzneimittelverordnung des Arztes erlassen.

Vor- und nachstationäre Krankenhausbehandlung

en *pre- and after-care of in-patients at hospitals*
fr *soins hospitaliers avant et après hospitalisation*

Vor- und nachstationäre Krankenhausbehandlung erfolgt ohne Unterkunft und Verpflegung des Patienten. Das Krankenhaus hat dazu nur das Recht bei der Überweisung eines medizinisch geeigneten Patienten.

Die vorstationäre Behandlung soll klären, ob eine vollstationäre Behandlung notwendig ist und wenn

ja, den Patienten darauf vorbereiten. Sie ist auf drei Tage (innerhalb von fünf Tagen) begrenzt. Die nachstationäre Behandlung geschieht im Anschluss an den Krankenhausaufenthalt, um den Behandlungserfolg zu sichern oder zu festigen. Sie sollte sieben Behandlungstage (innerhalb von 14 Tagen) nicht überschreiten.
Diese Regelungen sollen helfen, die stationären Kosten zu verringern.

Vorsorge

en *preventive measures*
fr *médecine préventive*
Die Vorsoge dient der ▶Früherkennung von Krankheiten (z. B. Krebs), der Begleitung von Schwangeren, Säuglingen und Kleinkindern sowie Gesundheitschecks bei Jugendlichen.

Vorsorgeuntersuchung

▶Vorsorge

W

Wahlleistungen

Grund-/Wahlleistungen
Regelleistungen

Weiterbildung Allgemeinmedizin

en *postgraduate training in general medicine*
fr *formation continue en médecine générale*

Durch eine erfolgreich abgeschlossene Weiterbildung im Bereich Allgemeinmedizin qualifiziert sich ein Arzt für die primärärztliche Versorgung. Die fünfjährige Weiterbildung erfolgt im Rahmen der ärztlichen Berufstätigkeit unter Anleitung von zur Weiterbildung befugter Ärzte. Sie wird mit einer Prüfung abgeschlossen.

Das Ziel der Weiterbildung Allgemeinmedizin ist der geregelte Erwerb eingehender Kenntnisse, Erfahrungen und Fertigkeiten für die allgemeinmedizinische Tätigkeit nach Abschluss der Berufsausbildung. Ein weiteres Ziel ist auch die Sicherung der Qualität ärztlicher Berufsausübung.

Geregelt wird die Weiterbildung in den jeweiligen Weiterbildungsordnungen der Ärztekammern.

Weiterbildungsordnung

en *regulation on specialist training*
fr *règlement sur la formation continue*

Auf Bundesebene werden die Inhalte und die Dauer der ärztlichen Weiterbildung für die einzelnen Fachgebiete vereinbart. Diese werden auf dem deutschen Ärztetag verabschiedet und den Landesärztekammern (LÄK) zur Umsetzung empfohlen.

Weltgesundheitsorganisation (WHO)

en *World Health Organization*
fr *Organisation Mondiale de la Santé*

Als Organisation der Vereinten Nationen ist die WHO die größte internationale Fachorganisation (über 190 Mitgliedsländer) für Gesundheit. Sie wurde 1948 gegründet. Ihre Zentrale befindet sich in Genf. Durch ihre sechs dezentralen Regionalbüros nimmt sie die Aufgabe wahr, auf die unterschiedlichen regionalen Gesundheitsprobleme und -bedürfnisse einzugehen. Sie verfolgt das Ziel, das „höchstmögliche Maß an Gesundheit für alle“ zu erreichen. Dafür erarbeitet sie Gesundheitsziele, koordiniert die internationale Gesundheitsarbeit und gibt Empfehlungen heraus. Für Deutschland haben die WHO-Empfehlungen z. B. im Bereich Prävention und Therapie von Herz-

Kreislauf-Erkrankungen Bedeutung.

WHO-Gesundheitsziele („Health-For-All"-Strategie)

en *WHO-health targets*

fr *objectifs de l'OMS: stratégie «santé pour tous»*

Die globalen Gesundheitsziele der WHO (▸Weltgesundheitsorganisation) sind

- ein menschenwürdiges Umfeld mit ausreichender Ernährung,
- ein angemessener Bildungsstand,
- stabile Ökologie und
- soziale Gerechtigkeit.

WIDO

▸Wissenschaftliches Institut der AOK

Wirksamkeit

▸Effektivität

Wirkstoff

en *active substance/active ingredient*

fr *principe actif*

Wirkstoff wird im Arzneimittelgesetz (AMG § 4 Abs. 19) wie folgt definiert: „... Stoffe, die dazu bestimmt sind, bei der Herstellung von ▸Arzneimitteln als arzneilich wirksame Bestandteile verwendet zu werden."

Gemäß AMG muss der Wirkstoff auf der Verpackung sowie in der Gebrauchs- und Fachinformation angegeben werden.

Wirkung

▸Effekt

Wirtschaftlichkeitsgebot/Verordnungseinschränkungen

en *cost-effectiveness principle*

fr *principe de rentabilité/limitation des prescriptions*

Nach dem Wirtschaftlichkeitsgebot muss eine ärztliche Verordnung (▸Rezept) zweckmäßig, ausreichend, nicht mehr als notwendig und wirtschaftlich sein (§ 12 Abs. 1 SGB V). Daraus können sich Einschränkungen bei der Verordnung zugelassener ▸Arzneimittel ergeben.

Die Behandlung/das Medikament muss

- verordnungsfähig sein (Ausschluß evtl. durch ▸Negativliste);
- qualitativ und von der Wirksamkeit her dem allgemein anerkannten Stand der medizinischen Erkenntnisse entsprechen und den Fortschritt berücksichtigen,
- das Behandlungsziel erreichen und
- die kostengünstigste Alternative vergleichbarer Maßnahmen sein, wenn der Heilerfolg der Gleiche ist.

Leistungen, die diese Vorausset-

Target Highlights

Target 1 - Solidarity for health between Member States of the European Region:
Health 21 calls for more international help for needy countries, with at least 20% of funding devoted to social activities, and recipients allocating 20% of their national budgets to the social sector.

Target 2 - Equity in health among groups within countries:
Poverty is the biggest risk factor to health. Health 21 calls for public policies to address the root causes of socioeconomic inequities.

Target 3 - A healthy start in life:
Health 21 urges national health policies that will provide not only a safety net for young children but also a springboard for their later lives.

Target 4 - Health of young people:
Children and young people must be enabled to make the healthy choice the easy choice.

Target 5 - Healthy aging:
Older people's health, self-esteem, and independence must be increased, along with their active contribution to society.

Target 6 - Improving mental health:
Suicide rates can be sharply reduced if health care providers are trained in the early detection of depression and appropriate treatment is provided.

Target 7 - Reducing communicable diseases:
Health 21 urges a comprehensive approach that combines health promotion, disease prevention and patient treatment.

Target 8 - Reducing noncommunicable disease:
Integrated programmes to reduce such risk factors as smoking, heavy drinking, unhealthy nutrition and stress are needed.

Target 9 - Reducing injury from violence and accidents:
There is a need for improved emergency services, and stricter enforcement of preventive measures to cut accidents and violence on the roads, at work and in the home.

Target 10 - A healthy and safe physical environment:
Health 21 advocates environmental taxes, which promote health by reducing pollution.

Target 11 - Healthier living:
Cycling and walking, which increase physical activity, reduce fatal accidents, increase social contact and reduce air pollution, should be promoted.

Target 12 - Reducing harm from alcohol, drugs and tobacco:
All Member States should follow the European Action Plan for a Smoke-free Europe and the European Charter on Alcohol.

(Forsetzung siehe nächste Seite)

Target 13 - Settings for health:
Health plans should focus systematically on the places where people live, work and play.

Target 14 - Multisectoral responsibility for health:
Social and economic policies in government and business must be assessed for their likely effects on health.

Target 15 - An integrated health sector:
There should be a much stronger emphasis on primary care.

Target 16 - Managing for quality of care:
The systematic measurement of health outcomes in clinical care is an indispensable new tool for continuous quality development in patient care.

Target 17 - Funding health care and allocating resources:
Equity and sustainability must be ensured.

Target 18 - Developing human resources for health:
Public health professionals must have clear mandates and an adequate infrastructure for their work.

Target 19 - Research and knowledge for health:
The application of what we know about which health approaches work (and which do not) will have a major impact on improving health and protecting the environment.

Target 20 - Mobilizing partners for health:
National policies and programmes should involve those who are meant to implement them.

Target 21 - Policies and strategies for health for all:
Emphasis should be placed on building networks, alliances and partnerships for health and empowering people to take action at the national, regional and local levels.

WHO-Gesundheitsziele („Health-For-All"-Strategie).

zung nicht erfüllen, dürfen von Versicherten nicht gefordert, vom Arzt nicht verschrieben und von der Kasse nicht erstattet werden.

Die Beachtung des Wirtschaftlichkeitsgebotes wird durch die Verbände der Krankenkassen und die ▶Kassenärztlichen Vereinigungen überprüft.

Wirtschaftlichkeitsprüfung

en *utilization review/cost effectiveness control/efficiency audit*

fr *contrôle de la gestion financière*

Die Wirtschaftlichkeitsprüfung ist ein Prüfverfahren vertrags(zahn)ärztlicher Leistungen, zu dem die Krankenkassen (▶Krankenkasse, gesetzliche) und ▶Kassenärztlichen Vereinigungen

(KVen) gemäß § 106 SGB V verpflichtet sind. Sie wird im Bereich ▶Honorar und ▶Arznei-, Verband- und ▶Heilmittel durchgeführt.
Hierfür werden in jeder Kassenärztlichen Vereinigung (KV) ein Prüfungsausschuss und ein Beschwerdeausschuss als Prüfungsgremien eingerichtet. Sie beraten die Ärzte auch zu Fragen der Wirtschaftlichkeit und Qualität der medizinischen Versorgung. Eine unabhängige Geschäftsstelle arbeitet den Prüfungsgremien zu. Die Vorstände der Krankenkassen-Verbände und der KVen haften für eine ordnungsgemäße Durchführung der Wirtschaftlichkeitsprüfungen.
Gesetzlich sind zwei Vorgehensweisen vorgeschrieben:

- Richtgrößenprüfung: Hier werden die durchschnittlichen Fallkosten des Arztes, gemessen an den für diese Fälle geltenden ▶Richtgrößen, überprüft. Als verpflichtender Bestandteil jeder Richtgrößenprüfung wird auch die Richtlinienprüfung vorgenommen. Hier wird festgestellt, ob der Vertragsarzt die Anwendungsempfehlungen des ▶Gemeinsamen Bundesausschusses bei der Arzneimittelverordnung beachtet hat (§ 35 SGB).
- Stichprobenprüfung: Sie wird pro Quartal bei mindestens 2 % der Ärzte durchgeführt.

Überschreitet der Arzt die geltenden Richtgrößen um 15 % findet eine Beratung durch das Prüfungsgremium statt. Bei einer Überschreitung von 25 % hat der ▶Vertragsarzt, den Mehraufwand zu ersetzen, sofern nicht Praxisbesonderheiten bestehen und belegt werden können.
Kommt es zum ▶Regress (▶Arzneimittelregress), wird der entsprechende Betrag von den Krankenkassen unmittelbar von der Gesamtvergütung für alle Ärzte abgezogen. Die KV macht diesen Betrag dann gegenüber dem Vertragsarzt geltend. Falls dies allerdings zu einer Existenzgefährdung des Vertragsarztes führen würde, könnte dieser Betrag gestundet oder auch erlassen werden.

Wirtschaftlichkeitsreserven

en *profitability reserves*
fr *reserves de rentabilité*

Wirtschaftlichkeitsreserven bzw. Einsparmöglichkeiten bei der medizinischen Versorgung finden sich überall dort, wo medizinische Leistungen mit weniger Mitteleinsatz gleich gut oder mit dem gleichen Mitteleinsatz besser erbracht werden könnten (Minimal-, Maximalprinzip, ▶Effizienz). Z. B. könnten durch bessere Organisation und Zusammenarbeit zwischen ambulantem und stationärem Sektor, aber auch innerhalb der Sektoren ▶Ressourcen in erheblichem Umfang eingespart werden.

Wissenschaftliches Institut der AOK (WIdO)

en *Research Institute of the Local Health Care Funds*

fr *institut de recherche des caisses d'assurance locales*

Das WIdO forscht seit 1976 zu den Grundlagen und Problemen der gesetzlichen Krankenversicherung (▸Krankenversicherung, gesetzliche) und der mit ihr zusammenhängenden Gebiete. Die Forschung ist praxisbezogen und steht im Dienste der Politik und der gesamten gesetzlichen Krankenversicherung. Es soll die ▸Krankenkassen bei der Sicherstellung einer qualitativ hochwertigen und wirtschaftlichen Versorgung der Bevölkerung unterstützen. Außer für die gesetzlichen Krankenkassen (▸Krankenkasse, gesetzliche) ist das WIdO auch eine wichtige Informationsquelle für andere Akteure im ▸Gesundheitssystem.

Seine Partner und Auftraggeber sind Verbände der gesetzlichen Krankenkassen und der ▸Leistungserbringer im ▸Gesundheitswesen, Ministerien, einzelne Krankenkassen, wissenschaftliche Institute, Marktforschungsinstitute und Betriebe.

Wohlfahrtspflege, freie (FW)

en *welfare organizations/voluntary welfare*

fr *organisations indépendantes de bienfaisance*

Zur freien Wohlfahrtspflege zählen alle sozialen Hilfen und Selbsthilfeleistungen (▸Selbsthilfe), die auf freigemeinnütziger Grundlage und in organisierter Form geschehen. Die wichtigsten Aufgaben der FW sind die Hilfe bei sozialen und akuten gesundheitlichen Nöten, vorbeugende und nachsorgende Hilfe, Erkennen und Beseitigen gesellschaftlicher Ursachen individueller Not sowie Öffentlichkeitsarbeit, Aus-, Fort- und Weiterbildung.

Zu den Spitzenverbänden zählen u. a. die Arbeiterwohlfahrt (AWO), der Deutsche Caritasverband e. V. (DCV), das Deutsche Rote Kreuz (DRK) und das Diakonische Werk (DW).

Z

Zahlungsbereitschaftsmethode

en *willingness-to-pay*

fr *évaluation de la volonté de payer*

Hierbei handelt es sich um einen Bewertungsansatz, der bestimmen soll, welchen Geldbetrag eine Person gerade noch zu zahlen bereit ist, um einen bestimmten Vorteil zu erlangen (z. B. eine Gesundheitsleistung). Dieses relativ aufwendige Verfahren wird durch geschulte Interviewer oft im Rahmen von ▸Kosten-Nutzen-Analysen eingesetzt.

Zahnarzt/Zahnärztin

en *dentist*

fr *dentiste*

Nach erfolgreich abgeschlossenem zahnmedizinischem Studium und erfolgter ▸Approbation ist man berechtigt, sich Zahnarzt zu nennen. Zahnärzte besitzen wie Ärzte ein Standes- und Kassenrecht, welches die Berufspflichten durch die ▸Zahnärztekammern und die ▸Bundeszahnärztekammer überwacht. Der Zuständigkeitsbereich des Zahnarztes umfasst die Vorbeugung, Erkennung und Behandlung von Erkrankungen der Zähne, des Kiefers und der Mundhöhle sowie die Aufklärung seiner Patienten. Außerdem führt der Zahnarzt kieferorthopädische Maßnahmen zur Zahn- und Kieferregulierung durch und versorgt Patienten mit Zahnersatz (Prothetik).

Zahnärztekammer

en *regional dental chamber/association*

fr *chambres régionales des dentistes*

Die Zahnärztekammern haben für die zahnärztliche Versorgung eine vergleichbare Funktion wie die ▸Ärztekammern für die Vertragsärzte (▸Zahnarzt).

Zentralinstitut für die kassenärztliche Versorgung (ZI)

en *Central Research Institute of Ambulatory Health Care in Germany*

fr *institut central de recherche sur les soins médicaux conventionnés ambulants*

Die Stiftung „ZI" ist eine gemeinsame Forschungseinrichtung der ▸Kassenärztlichen Bundesvereinigung (KBV) und der ▸Kassenärztlichen Vereinigungen (KV) der Länder. Sie wurde 1973 gegründet und unterstützt den gesetzlichen Auftrag der KBV und der KVen der Länder zur Sicherstellung der kassenärztlichen Versorgung. Ihre Aufgabenfelder sind medizinische und gesundheitsökonomische Forschung (Gesundheitsökonomie), vorwiegend im ambulanten Bereich, sowie Aus-, Weiter- und Fortbildung auf dem Gebiet der ärztlichen Versorgung.

Zentralstelle der deutschen Ärzteschaft zur Qualitätssicherung in der Medizin (ÄZQ)

en *German Central Office for Quality Management in Medicine*
fr *office central des médecins allemands pour l'assurance-qualité dans la médecine*

▸Bundesärztekammer und ▸Kassenärztliche Bundesvereinigung gründeten im März 1995 die „Zentralstelle der deutschen Ärzteschaft zur Qualitätssicherung in der Medizin" (Ärztliche Zentralstelle Qualitätssicherung „ÄZQ") als gemeinsame und paritätisch besetzte Einrichtung und wandelten sie im Juli 1997 in eine Gesellschaft bürgerlichen Rechts um. Ziele der ÄZQ sind die Koordination der Arbeit der ärztlichen Spitzenorganisationen auf dem Gebiet der ▸Qualitätssicherung, wirksame und einheitliche Entwicklung und Ausführung der Qualitätssicherung der ärztlichen Berufsausübung, Berücksichtigung der Interessen der Patienten, Kooperation mit Krankenkassen (▸Krankenkasse, gesetzliche) und Krankenhausverbänden. Zweck der ÄZQ ist die Beratung und Unterstützung der Gesellschafter bei ihren gesetzlichen und satzungsgemäßen gemeinsamen Aufgaben der Qualitätssicherung der ärztlichen Berufsausübung. Der Schwerpunkt der Aufgaben liegt in der Vorbereitung gemeinsamer Empfehlungen, Regelungen, Stellungnahmen von BÄK und KBV, Unterstützung von ▸Ärztekammern, ▸Kassenärztlichen Vereinigungen bei Qualitätssicherungsprogrammen, Beurteilung und Vorbereitung von wissenschaftlich begründeten und praktisch anwendbaren ▸Leitlinien und ▸Richtlinien für die ärztliche Tätigkeit in der ambulanten und stationären Versorgung unter Berücksichtigung des ▸Wirtschaftlichkeitsgebotes.

Zulassung für Arzneimittel

▸Arzneimittelzulassung

Zulassung (als Vertragsarzt)

en *approval; allowance*
fr *autorisation d'exercer en tant que médecin conventionné*

Voraussetzungen für die Zulassung als Vertragsarzt sind die Approbation als Arzt, der erfolgreiche Abschluss entweder einer allgemeinmedizinischen Weiterbildung oder einer Weiterbildung in einem anderen Fachgebiet (▸Facharzt) mit der Befugnis zum Führen einer entsprechenden Gebietsbezeichnung oder der Nachweis einer Qualifika-

tion, die gemäß §§ 95a Abs. 4 und 5 SGB V anerkannt ist.
Die Zulassung erfolgt aber nur für den Ort der Niederlassung als Arzt (Vertragsarztsitz). Will der Arzt seine Fachrichtung oder seinen Sitz wechseln, braucht er die Zustimmung des Zulassungsausschusses (▶Bedarfszulassung, Ärzte, Zahnärzte).

Zulassungsbeschränkungen

en *restrictions on the approval of a practice*
fr *limitations de l'autorisation d'exercer*

Zulassungsbeschränkungen für eine Region oder ein Fachgebiet (▶Facharzt) bestehen, wenn bereits genug Ärzte für die Gesundheitsversorgung der Bevölkerung zur Verfügung stehen (▶Bedarfszulassung, Ärzte, Zahnärzte).

Zusatzbezeichnung

en *additional qualification*
fr *qualification supplémentaire*

In der ▶ärztlichen Weiterbildung nach den Vorschriften der Weiterbildungsordnung zu erlangende Qualifikation in einem medizinischen Spezialgebiet. Diese stehen ergänzend neben der Facharztbezeichnung (z. B. Sportmedizin) (▶Facharzt).

Zusatzversicherung

en *additional insurance*
fr *assurance supplémentaire (Mutuelle)*

Alle Versicherten können sich für Leistungen, die die eigene Krankenkasse (▶Krankenkasse, gesetzliche) nicht anbietet, privat zusatzversichern. Versicherte der gesetzlichen Krankenversicherung (▶Krankenversicherung, gesetzliche) können sich zum Beispiel für Sonderleistungen beim Krankenhausaufenthalt versichern. Darunter fallen die Auswahl des Arztes, Ein- und Zweibett-Zimmer und Telefon. Ab 2005 wird aufgrund des ▶GKV-Modernisierungsgesetzes der Zahnersatz (Brücken, Kronen, Prothesen) aus dem ▶Leistungskatalog der gesetzlichen Krankenversicherung gestrichen. Die GKV-Versicherten müssen diese Leistungen somit zusätzlich bei ihrer Krankenkasse versichern. Es wird damit gerechnet, dass mit einem monatlichen Versicherungsbeitrag von unter 10 Euro die Kosten für Zahnersatz abgedeckt werden können, die derzeit noch von den Krankenkassen übernommen werden.

Zuzahlung

en *co-payment*
fr *supplément de paiement*

Zuzahlung stellt die direkte finanzielle Beteiligung der Versicherten in der gesetzlichen Krankenversicherung (Krankenversicherung, gesetzliche, GKV) an den Kosten verschiedener Gesundheitsleistungen dar, es sei denn, die Patienten sind von der Zuzahlung befreit (Kinder bis 18 Jahre und vollständig befreite, so genannte Härtefälle (Härtefallregelung)). Mit der Zuzahlung soll die Selbstverantwortung der Versicherten für ihre Gesundheit gestärkt werden.

Zuzahlungen werden in festen Geldbeträgen oder anteilig an den Gesamtkosten einer Maßnahme geleistet. Durch das GKV-Modernisierungsgesetz werden die GKV-Versicherten stärker als bisher an der Finanzierung von Leistungen beteiligt. Nachstehend einige Zuzahlungsbeispiele:

- Arzneimittel: 10 % des Abgabepreises, mindestens 5 Euro und höchstens 10 Euro , jedoch jeweils nicht mehr als die Kosten des Arzneimittels.
- Zum Verbrauch bestimmte Hilfsmittel, z. B. Spritzen für insulinpflichtige Diabetiker: 10 % je Packung, höchstens jedoch 10 Euro im Monat je Indikation.
- Zum dauerhaften Gebrauch bestimmte Hilfsmittel, z. B. Hörgeräte: bei Anschaffung einmalig 10 % des Abgabepreises, mindestens 5 Euro und höchstens 10 Euro, jedoch nicht mehr als die Kosten des Hilfsmittels.
- Heilmittel und häusliche Krankenpflege: 10 % der Kosten sowie 10 Euro je Verordnung.
- Ambulante Behandlung: 10 Euro Praxisgebühr pro Behandlungsfall pro Quartal.
- Krankenhausbehandlung: je Kalendertag 10 Euro über maximal 28 Tage.

Ab 2005 wird durch Regelung des GKV-Modernisierungsgesetzes der Zahnersatz (Brücken, Kronen, Prothesen) aus dem Leistungskatalog der gesetzlichen Krankenversicherung herausgenommen. Die Mitglieder zahlen dann einen eigenen Versicherungsbeitrag an ihre Krankenkasse (Krankenkasse, gesetzliche), der voraussichtlich unter 10 Euro monatlich liegen wird und auch Versicherungsleistungen für nicht erwerbstätige Familienmitglieder einschließt. Der Betrag soll den Teil der Kosten für Zahnersatz abdecken, den die Kassen bisher übernehmen.

In der privaten Krankenversicherung (Krankenversicherung, private) richtet sich der Zuzahlungssatz nach dem ausgewählten Leistungspaket und der Beitragshöhe. Abgestufte Zuzahlungssätze sind für die einzelnen Leistungsbereiche möglich.

Zweitmeinung

en *second opinion*
fr *deuxième avis*

In ausländischen Versicherungssystemen müssen →Ärzte vor bestimmten Leistungen, wie z. B. einer Operation oder Überweisungen an einen Fachspezialisten (→Facharzt) die Meinung bzw. den Befund eines weiteren Arztes einholen. Dieses Vorgehen dient der Qualitätsverbesserung, denn so können z. B. unnötige Behandlungsmaßnahmen vermieden werden. →Managed Care-Organisationen bieten Versicherungsprodukte an, die mit Hilfe von →Bonus-Malus-Regelungen das Zweitmeinungsverfahren einführen und steuern. In Deutschland wird das Verfahren in →Modellvorhaben und Arztnetzen (→Praxisnetz) erprobt.

Glossar

Französisch-Deutsch-Englisch

Französisch	Englisch	Deutsch
accessoires médicaux	medical devices	Hilfsmittel
action concertée en matière de santé publique	concerted action in the public health sector	Konzertierte Aktion im Gesundheitswesen (KAiG)
actualisation	discounting	Diskontierung
Agence Européenne pour l'Évaluation des Médicaments	European Agency for the Evaluation of Medicinal Products	Europäische Agentur für die Beurteilung von Arzneimitteln (EMEA)
agence fédérale de l'assurance sociale des employés salariés	Federal Agency for the Social Insurance of Salaried Employees	Bundesversicherungsanstalt für Angestellte (BfA)
aide sociale	welfare benefits	Sozialhilfe
ajustement financier au sein de l'assurance-maladie des retraités	financial adjustment within the sickness fund system for retirees	Finanzausgleich in der Krankenversicherung der Rentner
allopathie	allopathy	Allopathie
analyse coût-bénéfice	Cost Benefit Analysis	Kosten-Nutzen-Analyse
analyse coût-efficacité	Cost Effectiveness Analysis	Kosten-Effektivitäts-Analyse
analyse coût-utilité	Cost Utility Analysis	Kosten-Nutzwert-Analyse
analyse de minimisation du coût	Cost Minimisation Analysis	Kosten-Minimierungs-Analyse
analyse de sensibilité	sensitivity analysis	Sensitivitätsanalyse
analyse décisionnelle	decision analysis	Entscheidungsanalyse
analyse des coûts marginaux	marginal costs analysis	Grenzkostenanalyse
analyse du coût	Cost Analysis	Kosten-Analyse

Französisch	Englisch	Deutsch
analyse du coût (et bénéfice)	Cost (Benefit) Analysis	Kosten-(Nutzen)-Analyse
analyse du coût des maladies	cost of illness study	Krankheitskosten- Analyse
analyse risque bénéfice	risk-benefit-analysis	Risiko-Nutzen-Analyse
années de vie ajustées par estimation de la qualité de vie	quality adjusted life year	Qualitätskorrigiertes Lebensjahr (QALY)
arbre de décision	decision tree	Entscheidungsbaum
arrêt Kohll/Decker	Kohll/Decker verdict	Kohll/Decker-Urteil
assemblée des représentants	Assembly of Representatives	Vertreterversammlung
association allemande des grossistes pharmaceutiques	German Association of Pharmaceutical Wholesalers	Bundesverband des pharmazeutischen Großhandels (PHAGRO)
association allemande des hôpitaux	German Hospital Federation	Deutsche Krankenhausgesellschaft e.V. (DKG)
Association Allemande des Médecins exerçant en Cabinet	German Association of the Established Physicians	Verband der niedergelassenen Ärzte Deutschlands NAV – Virchowbund e.V.
association allemande des producteurs de médicaments génériques	German Association of Manufacturers of Generic Drugs	Deutscher Generikaverband e.V.
association allemande pour les assurés et les patients	German Association for Insured Persons and Patients	Deutsche Gesellschaft für Versicherte und Patienten e.V. (DGVP)
association de l'industrie des moyens de diagnostic	Association of the Diagnostic Industry	Verband der Diagnostikindustrie e.V. (VDGH)
Association de l'Industrie Pharmaceutique en Allemagne	German Pharmaceutical Industry Association	Bundesverband der Pharmazeutischen Industrie (BPI)
association de patients	Patient Association	Patientenverband
Association des Assurances-Maladie privées	Association of Private Health Insurance	Verband der privaten Krankenversicherung e.V.

Französisch	Englisch	Deutsch
Association des Fabricants de Produits Pharmaceutiques Engagés dans la Recherche et le Développement	German Association of Research-based Pharmaceutical Companies	Verband Forschender Arzneimittelhersteller(VFA)
association des importateurs des produits pharmaceutiques	Association of Drug Importers	Verband der Arzneimittel-Importeure
association des médecins allemands fondée par le Dr. Hartmann	Hartmann-Union	Hartmannbund, Verband der Ärzte Deutschlands e.V.
association des médecins employés et fonctionnaires	Association of Employed and Civil Service Physicians	Marburger Bund (MB)
association des médecins indépendants	Independent Practice Association (IPA)	Independent Practice Association (IPA)
Association des Sociétés Scientifiques Médicales en Allemagne	Association of the Scientific Medical Societies in Germany	Arbeitsgemeinschaft der Wissenschaftlichen Medizinischen Fachgesellschaften (AWMF)
association fédérale des fabricants de produits pharmaceutiques vendus sans ordonnance	Federal Association of non-prescription Medicines Manufacturers	Bundesfachverband der Arzneimittelhersteller (BAH)
Association Nationale des Médecins (Dentistes) agréés par les Caisses	National Association of Social Health Insurance-accredited Physicians/German National Association of Social Health Insurance-accredited Dentists	Kassen(zahn)ärztliche Bundesvereinigung (KBV/KZBV)
association régionale d'hôpitaux	Regional Hospital Association	Landeskrankenhausgesellschaft
associations de médecins conventionnés	Associations of SHI-accredited Physicians	Vertragsärztliche Vereinigungen
associations régionales des caisses-maladies obligatoires	Regional Associations of Statutory Health Insurances	Landesverbände der Krankenkassen

Französisch	Englisch	Deutsch
associations régionales des médecins (dentistes) agréés par les caisses	Regional Association of Social Health Insurance-accredited Physicians/Regional Association of Social Health Insurance-accredited Dentists	Kassen(zahn)ärztliche Vereinigung (KV/KZV)
associations/groupements des pharmaciens	Association of Pharmacists	Apothekerverein/-verband, (ABDA/ADKA)
assurance accidents	accident insurance	Unfallversicherung, gesetzliche
assurance couvrant les frais de soins de longue durée	long-term care insurance	Pflegeversicherung
assurance des membres de la famille	dependants co-insurance	Familienversicherung
assurance maladie privée	private health insurance	Krankenversicherung, private (PKV)
assurance qualité	quality assurance	Qualitätssicherung
assurance qualité	quality control	Qualitätskontrolle
assurance retraite	(statutory) pension insurance	Rentenversicherung
assurance sociale généralisée	compulsory basic health insurance	Bürgerversicherung
assurance sociale pour les accidents du travail	social insurance for occupational accidents	Berufsgenossenschaft (BG)
assurance supplémentaire (Mutuelle)	additional insurance	Zusatzversicherung
assurance-maladie à l'ètranger	health insurance abroad	Auslandskrankenschutz
assurance-maladie des étudiants	students' health insurance	Studenten-Krankenversicherung
assurance-maladie des retraités	health insurance for pensioners	Krankenversicherung der Rentner (KVdR)
assurance-maladie obligatoire	statutory health insurance	Krankenversicherung, gesetzliche (GKV)
assuré	insured person	Versicherter
assuré d'une caisse d'assurance-maladie	healthcare insurant	Krankenkassenversicherter

Französisch	Englisch	Deutsch
auto-assistance/groupes d'entraide	self-help	Selbsthilfe
autogestion	self-administration	Selbstverwaltung
autogestion commune	joint self administration	Gemeinsame Selbstverwaltung
auto-médication	self-medication	Selbstmedikation
autonomie du patient	patients' autonomy	Patientenautonomie
autorisation d'exercer	license to medical practice	Approbation
autorisation de médecins hospitaliers	authorization of hospital doctors	Ermächtigung von Krankenhausärzten
autorisation de mise sur le marché d'un médicament	market authorisation for drugs	Arzneimittelzulassung
Autorisation des médecins/des dentistes en fonction des besoins	SHI-physician/dentist accreditation	Bedarfszulassung Ärzte, Zahnärzte
autorisation d'exercer en tant que médecin conventionné	approval; allowance	Zulassung(als Vertragsarzt)
autorisation d'institutions médicales	authorization of medical facilities	Ermächtigung ärztlich geleiteter Einrichtungen
autorisation partielle des hôpitaux pour les soins ambulants	partial authorisation of hospitals for outpatient treatment	Krankenhausteilöffnung
autorisation standard de mise sur le marché	standard marketing authorization	Standardzulassung
bénéfice	benefit	Nutzen
bénéfice direct	direct benefit	Nutzen, direkter
bénéfice indirect	indirect benefit	Nutzen, indirekter
bénéfice non mesurable	non-measurable benefit	Nutzen, intangible
bénéficiaire d'une prestation	beneficiary/recipient	Leistungsempfänger
bilan de santé	health check-up	Check-up-Untersuchung
Bonne Pratique Clinique	Good Clinical Practice (GCP)	Good Clinical Practice (GCP)
Bonne Pratique de Fabrication	Good Manufacturing Practice (GMP)	Good Manufacturing Practice (GMP)
bonus pour les assurés	bonus for insured persons	Versichertenbonus

Französisch	Englisch	Deutsch
budget	budget	Budget
budget d'un cabinet	practice budget	Praxisbudgets
budget global	global budget	Globalbudget
budget pour les médicaments et remèdes	drugs and remedy budget	Arznei- und Heilmittelbudget
budgétisation	budgeting	Budgetierung
budgets combinés	combined budgets	Kombinierte Budgets
budgets par secteur	sectoral budgets	Sektorale Budgets
cabinet faisant office de clinique	practice clinic/doctor's surgery and beds	Praxisklinik
cabinet médical de groupe	group practice	Gemeinschaftspraxis
cabinets médicaux en réseau	networked practices	Vernetzte Praxen
cabinets spécialisés	specialized practices	Schwerpunktpraxen
caisse d'assurance maladie des corps de métiers	craft-guild health insurance	Innungskrankenkasse (IKK)
caisse d'assurance maladie des employés maritimes	Seamen's Health Insurance	See-Krankenkasse
caisse libre agrée d'assurance maladie	substitutional health insurance	Ersatzkassen
caisse primaire	primary fund	Primärkasse
caisses d'assurance-maladie des entreprises	company health insurance	Betriebskrankenkassen (BKK)
caisses d'assurance-maladie des travailleurs agricoles	Agricultural Sickness Funds	Landwirtschaftliche Krankenkassen (LKK)
caisses d'assurance-maladie obligatoires	statutory health insurances	Krankenkassen, gesetzliche
caisses locales d'assurance maladie	local health care funds	Allgemeine Ortskrankenkassen (AOK)
capitation	capitation	Capitation (CAP)
Care Manager	Care Manager	Care Manager
carte d'assurance maladie	health insurance card	Krankenversichertenkarte (KV-Karte)
carte d'assurance maladie éléctronique	electronic health insurance card	Gesundheitskarte, elektronische

Französisch	Englisch	Deutsch
carte d'assuré électronique	chip card; electronic patient card	Versichertenkarte
carte d'identification électronique du médecin	electronic medical identification card	Elektronischer Arztausweis
cas ouvrant droit aux prestations	insurance case	Versicherungsfall
Case Manager	Case Manager	Case Manager
catalogue des prestations	catalogue of benefits	Leistungskatalog
centre de soins médicaux	medical care center	Medizinisches Versorgungszentrum
centre fédéral d'éducation pour la santé	Federal Centre for Health Education	Bundeszentrale für Gesundheitliche Aufklärung (BZgA)
centres de facturation des pharmacies	data processing service center for pharmacies	Apothekenrechenzentren
cercle de qualité	quality circle/loop	Qualitätszirkel
chambre des médecins	chamber of physicians	Ärztekammer
chambre fédéral des pharmaciens	Federal Chamber of Pharmacists	Bundesapothekerkammer (BAK)
chambres de compensation des assurances privées	chambers of compensation in private healthcare	Verrechnungsstellen, privatärztliche
chambres régionales des dentistes	regional dental chamber/association	Zahnärztekammer
charge maximale	copayment limit	Belastungsgrenze
charte du patient	patients' charter	Patientencharta
chiffres d'évaluation des prestations des médecins conventionnés	evaluation number for SHI-accredited services	Bewertungszahl für vertragsärztliche Leistungen
Classification Internationale des Maladies	International Classification of Diseases	ICD
clause sociale	hardship clause	Sozialklausel
clause sur les prix excessifs	excessive price clause	Überforderungsklausel
code d'assurance sociale du Reich (de 1911)	Reich Insurance Code	Reichsversicherungsordnung (RVO)
code professionnel des médecins	professional code of conduct for physicians	Ärztliche (Muster-) Berufsordnung

Französisch	Englisch	Deutsch
Code Social	Social Security Code	Sozialgesetzbuch (SGB)
codification des produits pharmaceutiques par un numéro central unique	central pharmaceutical number	Pharmazentralnummer (PZN)
comité de coordination	committee on coordination	Koordinierungsausschuss
comité d'éthique	ethics committee	Ethik-Kommission
comité d'évaluation des prestations des médecins	committee for rating doctors' services	Bewertungsausschuss
comité régional	Regional Committee	Länderausschuss
commission conjointe fédérale	Federal Joint Commission	Gemeinsamer Bundesausschuss (G-BA)
commission de contrôle et de plainte	audit and appeal commission	Prüfungs- und Beschwerdeausschuss
commission de la transparence	transparency commission	Transparenzkommission
commission des médicaments au sein de l'hôpital	Hospital Drug Commission	Arzneimittelkommission im Krankenhaus
Commission des Médicaments de Pharmaciens Allemands	Drug Commission of German Pharmacists	Arzneimittelkommission der Deutschen Apotheker (AMK)
commission des médicaments des médecins allemands	Drug Commission of the German Medical Association	Arzneimittelkommission der Deutschen Ärzteschaft (AkdÄ)
commission des monopoles	Monopoly Commission	Monopolkommission
commission fédérale de l'hôpital	federal hospital committee	Ausschuss Krankenhaus
commission fédérale des médecins et des caisses d'assurance-maladie	Federal Committee of Physicians and Health Insurance Funds	Bundesausschuss der Ärzte und Krankenkassen (BAÄK)
compensation de la structure du risque	risk structure compensation scheme	Risikostrukturausgleich (RSA)
compensation de règlement entre caisses	internal financial compensation between health insurance funds	Fremdkassenausgleich
Compliance	Compliance	Compliance

Französisch	Englisch	Deutsch
comportement de prescription	prescribing pattern	Verordnungsverhalten
composantes des dépenses de pharmaceutiques	components of expenditure	Komponenten der Arzneimittelausgaben
conférence des ministres de la santé	Conference of Health Ministers	Gesundheitsministerkonferenz (GMK)
congrès annuel des médecins allemands	Annual Congress of German Physicians	Deutscher Ärztetag
conseil d'experts pour l'évaluation des développements dans le domaine de la santé publique	Council of Experts for the Assessment of Developments in Health Care	Sachverständigenrat zur Begutachtung der Entwicklung im Gesundheitswesen
conseil de direction de l'Association Nationale des Médecins agréés par les Caisses	Council of the National Association of Social Health Insurance-accredited physicians	KBV-Vorstand
conseil fédéral d'hygiène publique	Council of Federal Health	Bundesgesundheitsrat
consommation de médicaments	drug consumption	Arzneimittelkonsum
contrat de division des risques	Risk-Sharing-Contract	Risk-Sharing-Contract
contrat sur l' approvisionnement de remèdes et thérapies	contract for the supply of remedies	Heilmittelvertrag
contrat sur l'approvisionnement d'accessoires médicaux	contract for the supply of medical devices	Hilfsmittellieferungsvertrag
contrat sur les soins hospitaliers	hospital-supply contract	Krankenhausversorgungsvertrag
contrat-cadre fédéral	Federal Master Agreement	Bundesmantelvertrag (BMV)
contrats sur les structures de soin et de rémunération	group contracts	Strukturverträge
contrôle de la gestion financière	utilization review/cost effectiveness control/efficiency audit	Wirtschaftlichkeitsprüfung
convention collective	general agreement/framework agreement	Gesamtvertrag

Französisch	Englisch	Deutsch
conventions de sécurité sociale	social insurance security agreements	Sozialversicherungsabkommen
coopération pour la transparence et qualité à l'hôpital	cooperation for transparency and quality in hospitals	Kooperation für Transparenz und Qualität im Krankenhaus (KTQ)
coopérative de médicins	physicians' cooperative	Ärztegenossenschaften
cotisation patronale	employer's contribution	Arbeitgeberanteil
cotisation sociale des salariés	employee's contribution	Arbeitnehmeranteil
coût-efficacité	cost-effectiveness	Kosten-Effektivität
coûts	costs	Kosten
coûts administratifs	administrative costs	Verwaltungskosten
coûts d'investissement	investment costs	Investitionskosten
coûts d'opportunité	opportunity cost	Opportunitätskosten (Alternativkosten)
coûts de l'accroissement arbitraire	incremental costs	Kosten, inkrementelle
coûts directs	direct costs	Kosten, direkte
coûts fixes	fixed costs	Fixkosten
coûts indirects	indirect costs	Kosten, indirekte
coûts journaliers de traitement	daily treatment costs	Tagestherapiekosten
coûts marginaux	marginal costs	Grenzkosten
coûts non mesurables	non-measurable costs	Kosten, intangible
coûts variables	variable costs	Variable Kosten
couverture d'assurance étendue	universal coverage	Versicherungsschutz, umfassender
cures de convalescence et de rééducation fonctionnelle	convalescence treatment	Kur
déclaration du patient	patient order	Patientenverfügung
degré d'utilisation	utilization	Nutzungsgrad
délai de carence	waiting period	Karenztage/Karenzzeit
délivrance du médicament	drug dispensation	Arzneimittelabgabe
demande induite par l'offre	supply induced demand	Angebotsinduzierte Nachfrage
dentiste	dentist	Zahnarzt/Zahnärztin
dépassement du budget	budget topping	Budgetüberschreitung

Französisch	Englisch	Deutsch
dépenses de santé	health expenditures	Gesundheitsausgaben
dépenses pour prestations de santé	expenditure on benefits	Leistungsausgaben
dépenses totales des caisses d'assurance-maladie obligatoires	total expenditure under the statutory health insurance system	Gesamtausgaben der gesetzlichen Krankenkassen
dépistage précoce	early diagnosis	Früherkennung
détermination des cotisations	assessment of contributions	Beitragsbemessung
deuxième avis	second opinion	Zweitmeinung
devoir de documentation et de conservation de données médicales	medical documentation and record retention duty	Dokumentations- und Aufbewahrungspflicht
diminution de la valeur des points	point value depreciation	Punktwertabstaffelung
directives	directives	Richtlinien
directives	guidelines	Therapieempfehlung
directives	guidelines	Leitlinien
directives sur la prescription de remèdes et thérapies et d'accessoires médicaux	prescription of remedies and medical devices directives	Heil- und Hilfsmittelrichtlinien
directives sur les forfaits hospitaliers	Daily Hospital Rate Law	Pflegesatzrecht
directives sur les médicaments	pharmaceutical directives	Arzneimittelrichtlinien (AMR)
directives sur les remèdes et thérapies	guideline on remedies	Heilmittelrichtlinien
dossier électronique du patient	electronic patient record	Elektronische Patientenakte (EPA)
droit à réparation	claim for compensation	Ersatzanspruch
droit aux prestations	right of service	Leistungsanspruch
droit d'intervention des patients	patients' voice	Mitspracherecht für Patientenorganisationen
droit de dispenser des médicaments	right to dispense drugs	Dispensierrecht
droit de médecins conventionnés	SHI-accredited physicians' legislation	Vertragsarztrecht
droit de recours	claim for/right of recourse	Regressanspruch

Französisch	Englisch	Deutsch
droits du patient	patients' rights	Patientenrechte
durée d'hospitalisation	length of stay	Verweildauer
durée limite d'hospitalisation	borderline length of stay	Grenzverweildauer
échelle unitaire d'évaluation	doctors' fee scale	Einheitlicher Bewertungsmaßstab (EBM)
économie de la santé	health economics	Gesundheitsökonomie
effet	effect	Effekt
effet placebo	placebo effect	Placebo(effekt)
effet secondaire	side effect	Nebenwirkung
efficacité	efficacy	Effektivität
efficience	efficiency	Effizienz
élections à la sécurité sociale	social security election	Sozialwahl
entrepreneur pharmaceutique	pharmaceutical entrepreneur	Pharmazeutischer Unternehmer
épidémiologie	epidemiology	Epidemiologie
essai clinique/phases d'un essai clinique	clinical study/types-/phases of clinical studies	Klinische Studie/Klinische Studienformen (Studienphasen)
essai en double aveugle	double-blind-study	Doppelblindstudie
essai en simple aveugle	single-blind-study	Einfachblindstudie
état de dépendance	nursing care dependency	Pflegebedürftigkeit
étude de suivi	prospective study	Prospektive Studie
étude des résultats	Outcome Research	Outcome Research
étude d'observation/étude de cohorte	observation study/cohort study	Beobachtungs-/Kohortenstudie
étude rétrospective	retrospective study	Retrospektive Studie
étude sur l'utilisation des médicaments	Drug-Utilization-Review	Drug-Utilization-Review
Euroqol	EuroQol	EuroQol
évaluation	evaluation	Evaluation
évaluation de la technologie médicale	health technology assessment	Health Technology Assessment (HTA)
évaluation de la volonté de payer	willingness-to-pay	Zahlungsbereitschaftsmethode
évaluation du bénéfice	benefit assessment	Nutzenbewertung

Französisch	Englisch	Deutsch
évaluation du capital humain	human capital approach	Humankapitalansatz/Humankapitalmethode
évaluations de l'économie de la santé	health economic evaluations	Gesundheitsökonomische Evaluationen
examen médical de prévention	preventive medical examination	Ärztliche Vorsorgeuntersuchung
exécution substitutive	executive fiat/substitutive execution	Ersatzvornahme
exonération de l'obligation de régler les frais complémentaires	exemption from co-payment	Befreiung von der Zuzahlungspflicht
explosion des coûts	cost explosion	Kostenexplosion
facturation des soins médicaux conventionnés	billing of SHI-accredited physician services	Abrechnung vertragsärztlicher Leistungen
fiche de prescription	prescription form	Arzneiverordnungsblatt
financement hospitalier	hospital financing; hospital funding	Krankenhausfinanzierung
financement hospitalier dualistique	dual hospital financing	Krankenhausfinanzierung, duale
financement hospitalier monistique	monistic hospital finance system	Krankenhausfinanzierung, monistische
financement initial pour les soins integrés	start-up financing for integrated healthcare	Anschubfinanzierung für Integrationsversorgung
forfait hospitalier	daily hospital rate	Pflegesatz
forfait journalier du service	department specific hospital rate	Abteilungspflegesatz
forfait par cas	case-based lump sum	Fallpauschale (FP)
formation continue des médecins	postgraduate medical training	Ärztliche Weiterbildung
formation continue en médecine générale	postgraduate training in general medicine	Weiterbildung Allgemeinmedizin
formation professionelle continue obligatoire	compulsory vocational training	Fortbildungspflicht
formes de rémunération	types of renumeration	Vergütungsformen, ambulante

Französisch	Englisch	Deutsch
formulaire donnant droit au prestations médicales à l'étranger	claims form for countries abroad	Auslandskrankenschein
formulaire donnant droit aux prestations médicales	claims form	Krankenschein
fournisseur de remèdes et thérapies	remedy supplier	Heilmittelerbringer
frais d'ordonnance	prescription fee	Rezeptgebühr
frais de voyage	transportation costs	Fahrtkosten
frais totaux de thérapie	total costs of therapy	Gesamttherapiekosten
franchise	participation	Selbstbehalt
gain direct	direct gain	Direkter Nutzen
gatekeeper	gatekeeper	Gatekeeper
gestion d'erreurs de traitement	management of treatment errors	Behandlungsfehlermanagement
gestion de la qualité	Quality Management	Qualitätsmanagement (QM)
gestion des cas	case management	Case Management/Fallmanagement
gestion des maladies	disease management	Disease Management/Krankheitsmanagement
GHM/Groupes Homogènes de Malades	Diagnosis Related Groups (DRGs)	Diagnosis Related Groups (DRGs)
groupe de médecins spécialistes	group of medical specialists	Fachgruppe
groupe de travail pour l'amélioration de la qualité dans la médecine	Working Committee on the Advancement of Quality Assurance in Medicine	Arbeitsgemeinschaft zur Förderung der Qualitätssicherung in der Medizin (AQS)
groupement de laboratoires	joint laboratory	Laborgemeinschaft
groupement des pharmaciens allemands	Union of German Pharmacists	Deutscher Apothekerverband (DAV)
guérisseur/naturopathe	alternative medical practitioner	Heilpraktiker
handicap	handicap/disability	Behinderung
homéopathie	homeopathy	Homöopathie
honoraires du médecin	physician's fee	Arzthonorar

Französisch	Englisch	Deutsch
honoraires hospitaliers particuliers	procedural rate in hospitals	Sonderentgelt
hôpital	hospital	Krankenhaus
hôpital pour malades aigus	acute-care hospital	Akutkrankenhaus
hospice	hospice	Hospiz
hospitalisation non justifiée	inappropriate in-patient care	Fehlbelegung
incapacité de travail	incapacity for work	Arbeitsunfähigkeit
incapacité de travail	occupational disability	Berufsunfähigkeit
incertitude	insecurity	Unsicherheit
incidence	incidence	Inzidenz
indemnité journalière de maladie	sickness benefit/sick pay	Krankengeld
indicateur de santé	health indicator	Gesundheitsindikator
indication	indication	Indikation
industrie pharmaceutique	pharmaceutical industry	Pharmazeutische Industrie
institut allemand de l'hôpital	German Hospital Institute	Deutsches Krankenhausinstitut (DKI) e.V.
Institut Allemand pour l'Information et la Documentation Médicale	German Institute of Medical Documentation and Information	Deutsches Institut für Medizinische Dokumentation und Information e.V. (DIMDI)
institut central de recherche sur les soins médicaux conventionnés ambulants	Central Research Institute of Ambulatory Health Care in Germany	Zentralinstitut für die kassenärztliche Versorgung (ZI)
institut d'assurance régional	Regional Insurance Institute	Landesversicherungsanstalt (LVA)
institut de recherche des caisses d'assurance locales	Research Institute of the Local Health Care Funds	Wissenschaftliches Institut der AOK (WIdO)
Institut fédéral d'Assurance des Mineurs	Federal Miners' Insurance Association	Bundesknappschaft
Institut Fédéral des Médicaments et Produits Pharmaceutiques	Federal Institute for Drugs and Medical Products	Bundesinstitut für Arzneimittel und Medizinprodukte (BfArM)

Französisch	Englisch	Deutsch
Institut Paul-Ehrlich, Agence Fédérale des Séra et Vaccins	Paul-Ehrlich-Institute, Federal Agency for Sera and Vaccines	Paul-Ehrlich-Institut, Bundesamt für Impfstoffe und Sera (PEI)
institut pour la prescription des médicaments au sein de l'assurance-maladie obligatoire	Institute for the Prescription of Pharmaceuticals in Statutory Health Insurance	Institut für die Arzneimittelverordnung in der gesetzlichen Krankenversicherung
institut pour la qualité et la rentabilité dans le secteur de la santé publique	Institute for Quality and Economic Viability in Health Care	Institut für Qualität und Wirtschaftlichkeit im Gesundheitswesen
institut pour le système de rémunération à l'hôpital	Institute for the Remuneration System in Hospitals	Institut für das Entgeltsystem im Krankenhaus (InEK)
Institut Robert-Koch, institut fédéral pour les maladies infectionales et les maladies intransmissibles	Robert-Koch-Institute, Federal Institute for Infectious Diseases and non-transmittable Diseases	Robert Koch Institut, Bundesinstitut für Infektionskrankheiten und nicht übertragbare Krankheiten (RKI)
intérêts des patients	patients' interests	Interessenvertretung der Patientinnen und Patienten
invalidité permanente	occupational disability	Erwerbsunfähigkeit
jugement des réclamations/procédure d'arbitrage	arbitration procedure	Schiedsverfahren
juridiction sociale	social jurisdiction	Sozialgerichtsbarkeit
la quatrième échelle	fourth hurdle	Vierte Hürde
législation sociale	social legislation	Sozialgesetzgebung
liberté d'établissement	freedom of establishment	Niederlassungsfreiheit
libre choix de la caisse d'assurance-maladie	open enrolement	Kassenwahl, freie
libre choix du médecin	free choice of physician	Freie Arztwahl
libre choix du traitement et droits du patient	freedom of therapy and patients' right	Therapiefreiheit und Patientenanspruch
limitations de l'autorisation d'exercer	restrictions on the approval of a practice	Zulassungsbeschränkungen
limites de prescription de médicaments	average prescription limits	Richtgrößen

Französisch	Englisch	Deutsch
liste de la comparaison des prix	price comparison list	Preisvergleichsliste
liste des accessoires médicaux	therapeutic appliances schedule	Hilfsmittelverzeichnis
liste des médicaments non remboursés	negative list/list of excluded drugs	Negativliste
liste des médicaments remboursés	(drug) positive list	Positivliste
liste des prestations individuelles	list of individual healthcare services	IGeL-Liste
liste des prix des médicaments	pharmacy price schedule	Große Deutsche Spezialitätentaxe
listes de classification	league tables	Ranglisten
livre des médicaments	pharmacopoeia	Arzneibuch
loi fédérale d'aide sociale	German Social Aid Law	Bundessozialhilfegesetz (BSHG)
loi sur l' introduction de forfaits par cas	Introduction of Case-based Lump Sums Act	Fallpauschalengesetz (FPG)
loi sur la modernisation de l 'assurance-maladie obligatoire	Modernisation of the Statutory Health Insurance Act	GKV-Modernisierungsgesetz (GMG)
loi sur la protection des brevets des médicaments	patent protection for pharmaceuticals	Patentschutz für Arzneimittel
loi sur la publicité dans le secteur de la santé	law on advertising in the healthcare system	Heilmittelwerbegesetz (HWG)
loi sur la rénumération de l'hôpital	Hospital Remuneration Act	Krankenhausentgeltgesetz (KHEntG)
loi sur le financement hospitalier	Hospital Finance Act	Krankenhausfinanzierungsgesetz (KHG)
loi sur les médicaments	Drugs Act	Arzneimittelgesetz (AMG)
loi sur les pharmacies	pharmacy system law	Gesetz über das Apothekenwesen
loi sur les produits médicaux	law governing medical products	Medizinproduktegesetz (MPG)
loi sur les psychothérapeutes	Psychotherapist's Act	Psychotherapeutengesetz
loi sur les stupéfiants	narcotics law	Betäubungsmittelgesetz (BtMG)

Französisch	Englisch	Deutsch
loi sur les technologies génétiques	Gene Technology Act	Gentechnikgesetz (GenTG)
loi sur les transplantations	Transplantation Act	Transplantationsgesetz
lois des chambres	chamber law	Kammergesetz
lutte contre le comportement criminel en santé publique	abatement of malpractice in public health care	Bekämpfung von Fehlverhalten im Gesundheitswesen
mandat de soin	service guarantee	Sicherstellungsauftrag
marché des médicaments	pharmaceutical market	Arzneimittelmarkt
matériel de consultation	consultation overhead	Sprechstundenbedarf
médecin	physician	Arzt/Ärztin
médecin agréé disposant de lits dans un service hospitalier	SHI-physician with inpatient authorization	Belegarzt
médecin généraliste	General Practitioner (GP)	Allgemeinarzt
médecin primaire	primary physician	Primärarzt
médecin spécialiste	medical specialist	Facharzt
médecin/dentiste conventionné	panel doctor/sick fund dentist	Vertrags(zahn)arzt
médecine basée sur l'évidence	evidence-based medicine	Evidenzbasierte Medizin (EbM)
médecine holistique	holistic medicine	Ganzheitliche Medizin
médecine préventive	preventive measures	Vorsorge
médecine traditionnelle	conventional medicine	Schulmedizin
médecines alternatives	alternative medicine	Alternativmedizin
Medicaid	Medicaid	Medicaid
médicament	drug/pharmaceutical product	Arzneimittel
médicament délivré sans ordonnance	Over-The-Counter medicine	OTC-Arzneimittel
médicament générique	generic drug	Generikum
médicaments de confort	comfort drugs	Bagatellarzneimittel
médicaments du bien-être	lifestyle drugs	Lifestyle-Medikamente
médicaments orphelins	Orphan Drugs	Orphan Drugs

Französisch	Englisch	Deutsch
médicaments remboursables	reimbursable drugs	Erstattungsfähigkeit (von Arzneimitteln)
médicaments vendus uniquement en pharmacie	pharmacy-only drugs	Apothekenpflicht
médicaments vendus uniquement sur ordonnance	(available on) prescription only	Verschreibungspflichtig
Medicare	Medicare	Medicare
médicin d'urgence	emergency doctor	Notarzt
membre d'une caisse d'assurance-maladie	member of a statutory health insurance	Krankenkassenmitglied
mesures de soin post-opératoire	post-operative treatment measures	Nachsorgemaßnahmen
mesures disciplinaires de l'Association des Médecins/des Dentistes agrées par les caisses	disciplinary procedures of the Association of Statutory Health Insurance Physicians/Dentists	Disziplinarverfahren der Kassenärztlichen Vereinigung
méta-analyse	meta analysis	Metaanalyse
méthode «standard gamble» pour évaluer la valeur utile de différents états de santé	Standard Gamble Method	Standard Gamble-Methode
méthode d'estimation dans le domaine temporel	time trade-off method	Methode der zeitlichen Abwägung
méthode des coûts de friction	friction cost method	Friktionskostenansatz
méthode du «sac à dos»	Piggy-back	Piggy-back
milieux professionnels	circles of experts	Fachkreise
Ministère fédéral de la Santé et Sécurité sociale	Federal Ministry of Health and Social Security	Bundesministerium für Gesundheit und Soziale Sicherung (BMGS)
modèle basé sur le médecin de famille	gatekeeper model	Hausarztmodell
modèle d'achat	purchasing model	Einkaufsmodell
modèle de l'économie de la santé	health economic model	Gesundheitsökonomisches Modell
modèle de Markov	Markov-model	Markov-Modell

Französisch	Englisch	Deutsch
montant fixe de dépenses	fixed amount of expenditures	Ausgabenvolumina
montant total des cotisations sociales	total social insurance amount	Gesamtsozialversicherungsbeitrag
montants de remboursement fixes	reference prices	Festbeträge
montants de remboursement fixes pour accessoires médicaux	reference prices for medical devices	Festbeträge für Hilfsmittel
montants de remboursement fixes pour médicaments	reference prices for drugs	Festbeträge für Arzneimittel
morbidité/multi-morbidité	morbidity/multi-morbidity	Morbidität/Multimorbidität
mortalité	mortality	Mortalität
naturopathie	naturopathy	Naturheilkunde
NAV-Virchow-Bund	NAV-Virchow-Bund	NAV-Virchow-Bund
NICE	NICE	NICE
nombre de cas	number of cases	Fallzahl
nouvelles méthodes d'examen et de traitement	new diagnostic and treatment methods	Neue Untersuchungs- und Behandlungsmethoden
objectifs de l'OMS: stratégie «santé pour tous»	WHO-health targets	WHO-Gesundheitsziele („Health-For-All"-Strategie)
objectifs de santé	health objectives	Gesundheitsziele
obligation de contracter	legal obligation to contract	Kontrahierungszwang
Odds/Odds Ratio	Odds/Odds Ratio	Odds/Odds Ratio
office central des médecins allemands pour l'assurance-qualité dans la médecine	German Central Office for Quality Management in Medicine	Zentralstelle der deutschen Ärzteschaft zur Qualitätssicherung in der Medizin (ÄZQ)
office de surveillance de la santé	Office for Health Reporting	Gesundheitsberichterstattung (GBE)
office d'épurement des lignes directrices	clearing office for guidelines	Clearingstelle für Leitlinien
Office fédéral de la statistique	Federal Statistics Office	Statistisches Bundesamt (StBA)

Französisch	Englisch	Deutsch
office fédéral d'hygiène publique	Federal Department of Public Health	Bundesgesundheitsamt (BGA)
ombudsman	patients' ombudsman	Ombudsleute/Ombudsmann
ordonnance	prescription	Rezept
ordonnance	prescription	Verordnung
ordonnance fédérale sur les prix de journée de l'hôspital	Federal Order on Daily Hospital Rates	Bundespflegesatzverordnung (BPflV)
ordonnance sur les prix des médicaments	drug price regulation	Arzneimittelpreisverordnung (AmPreisV)
ordre des pharmaciens	pharmacy chamber	Apothekerkammer
ordre fédéral des médecins	Federal Order of Physicians	Bundesärzteordnung (BÄO)
Organisation Mondiale de la Santé	World Health Organization	Weltgesundheitsorganisation (WHO)
organisation pour la protection de la santé	health maintenance organization	Health Maintenance Organization (HMO)
organisations centrales des caisses d'assurance-maladie	National Associations of Health Insurance Funds	Spitzenverbände der Krankenkassen
organisations indépendantes de bienfaisance	welfare organizations/voluntary welfare	Wohlfahrtspflege, freie (FW)
organisme payeur	payer	Kostenträger
organismes d'autogestion	self administration body	Selbstverwaltungsorgane
paiement pour services rendus	fee for services	Fee for service
paiements de transfert	transfer payments	Transferzahlungen
paramètres de remplacement	substitutional parameter	Surrogatparameter
participation aux frais médicaux/franchise	co-payment	Selbstbeteiligung
particularités d'un cabinet	practice peculiarities	Praxisbesonderheiten
personnes autorisées à s'assurer volontairement	insurance beneficiary	Versicherungsberechtigte

Französisch	Englisch	Deutsch
personnes non assujetties à l'assurancemaladie obligatoire	freedom of insurance	Versicherungsfreiheit
pertinence budgétaire	pertinence of budget	Budgetrelevanz
Pharmaceutical Benefit Management (PBM)	Pharmaceutical Benefit Management (PBM)	Pharmaceutical Benefit Management (PBM)
Pharmaceutical Care	Pharmaceutical Care	Pharmaceutical Care
pharmacie centrée sur le patient	patient centered pharmacy	Hausapotheke
pharmacie électronique	online pharmacy	Internetapotheke
pharmacie expédiant des médicaments à distance	mail-order pharmacy	Versandapotheke
pharmacie filiale	branch pharmacy	Filialapotheke
pharmacie hospitalière	hospital pharmacy	Krankenhausapotheke
pharmacie/pharmacien	Pharmacy/Pharmacist	Apotheke/Apotheker
pharmaco économie	pharmaco-economics	Pharmakoökonomie
phénomène du risque moral	Moral Hazard Phenomena	Moral Hazard Phänomen
plafond d'assujettissement à l'assurance-maladie obligatoire	income threshold for compulsory insurance	Versicherungspflicht(grenze)
plafond des cotisations	contribution threshold	Beitragsbemessungsgrenze
plan de traitement	pathway of treatment	Behandlungspfad
planification des besoins	requirements planning	Bedarfsplanung
planification hospitalière au niveau national et régional	hospital plan at state level	Krankenhausbedarfsplanung
point	point	Punkt
politique de la santé	health policy	Gesundheitspolitik
polyclinique; service de soins externes	policlinic; outpatient-department	Poliklinik
prestataire de services de santé	provider of services/healthcare provider	Leistungserbringer
prestation personnelle de service	personal provision of service	Leistungserbringung, persönliche

Französisch	Englisch	Deutsch
prestation standard	standard benefit	Regelleistung
prestations d'un tiers	third-party services	Fremdleistung
prestations individuelles	individual healthcare services	Individuelle Gesundheitsleistungen
prestations non directement liées à l'assurance-maladie	extraneous insurance benefits	Versicherungsfremde Leistungen
prestations réglementaires/optionnelles	standard/optional benefits	Grund-/Wahlleistungen
prestations relatives à la santé	healthcare service	Gesundheitsleistung
prévalence	prevalence	Prävalenz
prévention	prevention	Prävention
principe actif	active substance/active ingredient	Wirkstoff
principe d'équivalence	principle of equivalence	Äquivalenzprinzip
principe de la couverture des frais	principle of cost recovery	Kostendeckungsprinzip
principe de mutualité	principle of insurance	Versicherungsprinzip
principe de remboursement des frais	cost reimbursement principle	Kostenerstattungsprinzip
principe de rentabilité/limitation des prescriptions	cost-effectiveness principle	Wirtschaftlichkeitsgebot/Verordnungseinschränkungen
principe de solidarité	principle of solidarity	Solidarprinzip
principe du tiers payant	principle of benefits in kind	Sachleistungsprinzip
prix de base d'une journée d'hospitalisation	general hospital rate	Basispflegesatz
prix de vente à la pharmacie	pharmacy retail price	Apothekenverkaufspreis von Arzneimitteln
produit pharmaceutique manufacturé	pharmaceutically manufactured drug	Fertigarzneimittel
produits médicaux	medical products	Medizinprodukte
produits pharmaceutiques importés	import pharmaceuticals	Importarzneimittel
professions médicales	healthcare professions	Heilberufe
profit marginal	marginal utility	Grenznutzen

Französisch	Englisch	Deutsch
programmes pour la gestion des maladies	Disease Management Programme	Disease Management Programme (DMP)
projets pilotes	pilot project	Modellvorhaben
promotion de la santé	health promotion	Gesundheitsförderung
promotion de la santé au sein de l'entreprise	workplace health promotion	Betriebliche Gesundheitsförderung
prophylaxie	prophylaxis	Prophylaxe
protection des données dans le secteur de la santé	data protection in health care	Datenschutz im Gesundheitswesen
qualification supplémentaire	additional qualification	Zusatzbezeichnung
qualité	quality	Qualität
qualité de vie	quality of life	Lebensqualität
quittance de traitement	receipt of treatment	Behandlungsquittung
quittance des patients	patients' receipt	Patientenquittung
rabais des producteurs	manufacturers rebate	Herstellerrabatt
randomisation	randomization	Randomisierung
rationalisation	rationalisation	Rationalisierung
rationnement	rationing	Rationierung
réadaptation	rehabilitation	Rehabilitation(REHA)
recherche clinique	clinical research	Klinische Forschung
recherche des médicaments	drug research	Arzneimittelforschung
recherche sur les structures, processus et ressources de soins	research on supply	Versorgungsforschung
recherches sur le système de santé publique	healthcare system research	Gesundheitssystemforschung
recommandations de Hannovre	Hannover Recommendations	Hannoveraner Empfehlungen
recours	recourse	Regress
recours collectif	collective regress	Kollektivregress
recours contre le médecin en cas de dépassement du seuil limite des préscriptions	drug recourse	Arzneimittelregress

Französisch	Englisch	Deutsch
redevance sur les ordonnances	prescription charge	Verschreibungsgebühr/Verordnungs(blatt)gebühr
redevances complexes	complex fees	Komplexgebühren
réduction des coûts	cost containment	Kostendämpfung
régistre des médecins	physicians register	Arztregister
régistre fédéral des médecins	Federal Physician Register	Bundesarztregister
règle du bonus-malus	merit-demerit-rule	Bonus-Malus-Regelung
règlement sur la formation continue	regulation on specialist training	Weiterbildungsordnung
règlement sur les pharmacies	pharmacy regulation	Apothekenbetriebsordnung (ApBetrO)
règlement sur les sociétés de commerce en gros des médicaments	regulation for pharmaceutical wholesalers	Betriebsverordnung für Arzneimittelgroßhandelsbetriebe
réglementation pour les catégories sociales défavorisées	hardship clause	Härtefallregelung
réglementation pour les malades chroniques	regulation for chronically ill patients	Chroniker-Regelung
regroupement de cabinets de médicins	practice-sharing/group of consultants' surgeries	Praxisgemeinschaft
relevé trimestriel des soins	case of treatment	Behandlungsfall
reliabilité	reliability	Reliabilität
remboursement	reimbursement	Rückerstattung
remboursement des cotisations	contribution refund	Beitragsrückerstattung
remboursement unitaire	fee-for-service payment	Einzelleistungsvergütung
remèdes et thérapies	remedy	Heilmittel
remise de pharmacie	pharmacy discount	Apothekenabschlag (Rabatt)
rémunération de base/forfait du médecin de famille	general practitioners' fee	Hausärztliche Grundvergütung/Hausarztpauschale
rémunération totale	total remuneration	Gesamtvergütung
répartition des honoraires	ratio for distribution of remuneration	Honorarverteilungsmaßstab (HVM)

Französisch	Englisch	Deutsch
répliques de produits	me-too-drugs	Me-too Präparate
représentant des patients	patients' representative	Patientenbeauftragter
réseau de médecins	practitioners' network	Praxisnetz
réseau de prestataires de services de santé	Provider Network	Provider Network
réseau préférentiel de prestataires de services de santé	Preferred Provider Organisation (PPO)	Preferred Provider Organisation (PPO)
reserves de rentabilité	profitability reserves	Wirtschaftlichkeitsreserven
responsabilité du médecin/de l'hôpital	doctors' liability/hospital liability	Haftung des Arztes/Krankenhauses
responsabilité objective	strict liability	Gefährdungshaftung
ressources	resources	Ressourcen
résultat	outcome	Outcome
revenu assujetti aux cotisations sociales	assessable income	Einnahmen, beitragspflichtige
revenu de base	revenue base/payroll tax base	Grundlohnsumme
risque de morbidité	morbidity risk	Morbiditätsrisiko
santé publique	Public Health	Public Health
santé publique	public health	Gesundheitswissenschaften
satisfaction du patient	patient satisfaction	Patientenzufriedenheit
secteur de la santé	healthcare sector	Gesundheitswesen
sécurité des médicaments	security of pharmaceuticals	Arzneimittelsicherheit
sécurité sociale	social insurance security	Sozialversicherung (SV)
sécurité sociale des artistes	artists' social insurance	Künstlersozialkasse (KSK)
serment d'Hippocrate	Hippocratic Oath	Hippokratischer Eid
service d'information sur les médicaments	information service on drug specialties	Informationsstelle für Arzneispezialitäten GmbH (IfA)
service d'urgence	emergency service	Notdienst/Notfalldienst
service de l'hygiène et de la santé publique	Public Health Department	Gesundheitsamt

Französisch	Englisch	Deutsch
service de santé publique	Public Health Service	Öffentlicher Gesundheitsdienst (ÖGD)
service de secours	rescue service	Rettungsdienst
service médical de l'assurance-maladie obligatoire/service médical des organisations centrales de l'assurance-maladie obligatoire	Medical Review Board of the Statutory Health Insurance Funds	Medizinischer Dienst der Krankenversicherung (MDK)/ Medizinischer Dienst der Spitzenverbände der Krankenkassen (MDS)
sociothérapie	socio-therapy	Soziotherapie
soins à domicile	home care	Häusliche Pflege
soins chirurgicaux sur une journée	out-patient surgical operations	Ambulantes Operieren
soins contrôlés	Managed Care	Managed Care
soins externes/soins ambulants	out-patient treatment	Ambulante Behandlung
soins hospitaliers avant et après hospitalisation	pre- and after-care of inpatients at hospitals	Vor- und nachstationäre Krankenhausbehandlung
soins intégrés	integrated healthcare	Integrationsversorgung/Integrierte Versorgung
soins médicaux (à l'étranger)	medical treatment (abroad)	Krankenbehandlung (im Ausland)
soins médicaux centrés sur le médicin de famille	general practitioner centered health care	Hausarztzentrierte Versorgung
soins médicaux conventionnés	SHI-accredited physician services	Vertragsärztliche Versorgung
soins médicaux et dentaires (ambulants et à l'hôpital	medical and dentist care (ambulatory, secondary)	Versorgung, vertrags(zahn)ärztliche (ambulante, stationäre)
soins par le médecin de famille et soins par le médecin spécialisé	general practitioner care and medical specialist care	Haus- und fachärztliche Versorgung
soins standard	standard care	Regelversorgung
somme forfaitaire per capita	capitation fee	Kopfpauschale
spécialisation additionnelle	main focus	Schwerpunkt

Französisch	Englisch	Deutsch
stabilité du taux de cotisation	contribution rate stability	Beitragssatzstabilität
subsidiarité	subsidiarity	Subsidiarität
substitution de médicaments	substitution of pharmaceuticals	Arzneimittelsubstitution
subvention fixe	fixed grant	Festzuschuss
supplément de paiement	co-payment	Zuzahlung
supplément pour le mandat de soin	additional service guarantee fee	Sicherstellungszuschlag
système de gestion de la qualité	Quality Management System	Qualitätsmanagement-System
système de médecins agréés disposant de lits dans un service hospitalier	system of SHI-physicians with in-patient authorization	Belegarztwesen
système de santé basé sur la gestion des soins médicaux par le médecin primaire	primary care controlled system	Primärarztsystem
système de santé publique	healthcare system	Gesundheitssystem
tarif d'honoraires	fee schedule	Gebührenordnung
tarif d'honoraires des dentistes	dentists fee scale	Gebührenordnung für Zahnärzte (GOZ)
tarif d'honoraires des médecins	physician fee scale	Gebührenordnung für Ärzte (GOÄ)
tarif standard par branche	standard rate	Standardtarif, brancheneinheitlicher
taux d'actualisation	discounting rate	Diskontierungsrate
taux de cotisation	contribution rate	Beitragssatz der gesetzlichen Krankenversicherung (GKV)
taxe pour la consultation	consultation fee	Praxisgebühr
télématique	telematics	Telematik
testament du patient	patients will	Patiententestament
thérapies particulières	particular therapies	Besondere Therapierichtungen

Französisch	Englisch	Deutsch
traitement hospitalier	hospital/in-patient treatment	Krankenhausbehandlung
tribunal du contentieux social	social court	Sozialgericht
types de caisses d'assurance-maladie obligatoires	types of sickness funds	Kassenarten
union fédérale des associations de pharmaciens allemands	Federal Union of German Associations of Pharmacists	Bundesvereinigung Deutscher Apothekerverbände (ABDA)
union fédérale des internistes allemands	Federal Union of German Internal Medicine Practitioners	Berufsverband Deutscher Internisten (BDI)
union fédérale des médecins généralistes allemands	Federal Union of German General Practitioners	Berufsverband der Allgemeinärzte Deutschlands – Deutscher Hausärzteverband e.V. (BDA)
unions fédérales des caisses d'assurance-maladie	Federal Associations of Health Insurance Funds	Bundesverbände der Krankenkassen
usage non conforme à l'autorisation de mise sur le marché	Off-Label-Use	Off-Label-Use
utilité	utility	Nutzwert
valeur actuelle	present value	Gegenwartswert
valeur de points dans le régime d'assurance sociale allemand	point value/monetary conversion factor/points rating	Punktwert
valeur d'un cas	case valuc	Fallwert
validité	validity	Validität
vente par correspondance des médicaments	mail-order selling of pharmaceuticals	Versandhandel mit Arzneimitteln
vérification de l'utilisation des médicaments et des prestations médicales	Utilization-Review	Utilization-Review
vérification de la plausibilité	plausibility testing	Plausibilitätsprüfung

Französisch	Englisch	Deutsch
volume pour les prestations standard, spécific aux groupes de médecins	volumes of standard benefits, physician-specific	Regelleistungsvolumina, arztgruppenbezogene

Englisch-Französisch-Deutsch

Englisch	Französisch	Deutsch
(available on) prescription only	médicaments vendus uniquement sur ordonnance	Verschreibungspflichtig
(drug) positive list	liste des médicaments remboursés	Positivliste
(statutory) pension insurance	assurance retraite	Rentenversicherung
abatement of malpractice in public health care	lutte contre le comportement criminel en santé publique	Bekämpfung von Fehlverhalten im Gesundheitswesen
accident insurance	assurance accidents	Unfallversicherung, gesetzliche
active substance/active ingredient	principe actif	Wirkstoff
acute-care hospital	hôpital pour malades aigus	Akutkrankenhaus
additional insurance	assurance supplémentaire (Mutuelle)	Zusatzversicherung
additional qualification	qualification supplémentaire	Zusatzbezeichnung
additional service guarantee fee	supplément pour le mandat de soin	Sicherstellungszuschlag
administrative costs	coûts administratifs	Verwaltungskosten
Agricultural Sickness Funds	caisses d'assurance-maladie des travailleurs agricoles	Landwirtschaftliche Krankenkassen (LKK)
allopathy	allopathie	Allopathie
alternative medical practitioner	guérisseur/naturopathe	Heilpraktiker
alternative medicine	médecines alternatives	Alternativmedizin
Annual Congress of German Physicians	congrès annuel des médecins allemands	Deutscher Ärztetag
approval; allowance	autorisation d'exercer en tant que médecin conventionné	Zulassung(als Vertragsarzt)

Englisch	Französisch	Deutsch
arbitration procedure	jugement des réclamations/procédure d'arbitrage	Schiedsverfahren
artists' social insurance	sécurité sociale des artistes	Künstlersozialkasse (KSK)
Assembly of Representatives	assemblée des représentants	Vertreterversammlung
assessable income	revenu assujetti aux cotisations sociales	Einnahmen, beitragspflichtige
assessment of contributions	détermination des cotisations	Beitragsbemessung
Association of Drug Importers	association des importateurs des produits pharmaceutiques	Verband der Arzneimittel-Importeure
Association of Employed and Civil Service Physicians	association des médecins employés et fonctionnaires	Marburger Bund (MB)
Association of Pharmacists	associations/groupements des pharmaciens	Apothekerverein/-verband, (ABDA/ADKA)
Association of Private Health Insurance	Association des Assurances-Maladie privées	Verband der privaten Krankenversicherung e.V.
Association of the Diagnostic Industry	association de l'industrie des moyens de diagnostic	Verband der Diagnostikindustrie e.V. (VDGH)
Association of the Scientific Medical Societies in Germany	Association des Sociétés Scientifiques Médicales en Allemagne	Arbeitsgemeinschaft der Wissenschaftlichen Medizinischen Fachgesellschaften (AWMF)
Associations of SHI-accredited Physicians	associations de médecins conventionnés	Vertragsärztliche Vereinigungen
audit and appeal commission	commission de contrôle et de plainte	Prüfungs- und Beschwerdeausschuss
authorization of hospital doctors	autorisation de médecins hospitaliers	Ermächtigung von Krankenhausärzten
authorization of medical facilities	autorisation d'institutions médicales	Ermächtigung ärztlich geleiteter Einrichtungen
average prescription limits	limites de prescription de médicaments	Richtgrößen
beneficiary/recipient	bénéficiaire d'une prestation	Leistungsempfänger

Englisch	Französisch	Deutsch
benefit	bénéfice	Nutzen
benefit assessment	évaluation du bénéfice	Nutzenbewertung
billing of SHI-accredited physician services	facturation des soins médicaux conventionnés	Abrechnung vertragsärztlicher Leistungen
bonus for insured persons	bonus pour les assurés	Versichertenbonus
borderline length of stay	durée limite d'hospitalisation	Grenzverweildauer
branch pharmacy	pharmacie filiale	Filialapotheke
budget	budget	Budget
budget topping	dépassement du budget	Budgetüberschreitung
budgeting	budgétisation	Budgetierung
capitation	capitation	Capitation (CAP)
capitation fee	somme forfaitaire per capita	Kopfpauschale
Care Manager	Care Manager	Care Manager
case management	gestion des cas	Case Management/Fallmanagement
Case Manager	Case Manager	Case Manager
case of treatment	relevé trimestriel des soins	Behandlungsfall
case value	valeur d'un cas	Fallwert
case-based lump sum	forfait par cas	Fallpauschale (FP)
catalogue of benefits	catalogue des prestations	Leistungskatalog
central pharmaceutical number	codification des produits pharmaceutiques par un numéro central unique	Pharmazentralnummer (PZN)
Central Research Institute of Ambulatory Health Care in Germany	institut central de recherche sur les soins médicaux conventionnés ambulants	Zentralinstitut für die kassenärztliche Versorgung (ZI)
chamber law	lois des chambres	Kammergesetz
chamber of physicians	chambre des médecins	Ärztekammer
chambers of compensation in private healthcare	chambres de compensation des assurances privées	Verrechnungsstellen, privatärztliche

Englisch	Französisch	Deutsch
chip card; electronic patient card	carte d'assuré électronique	Versichertenkarte
circles of experts	milieux professionnels	Fachkreise
claim for compensation	droit à réparation	Ersatzanspruch
claim for/right of recourse	droit de recours	Regressanspruch
claims form	formulaire donnant droit aux prestations médicales	Krankenschein
claims form for countries abroad	formulaire donnant droit au prestations médicales à l'étranger	Auslandskrankenschein
clearing office for guidelines	office d'épurement des lignes directrices	Clearingstelle für Leitlinien
clinical research	recherche clinique	Klinische Forschung
clinical study/types-/phases of clinical studies	essai clinique/phases d'un essai clinique	Klinische Studie/Klinische Studienformen (Studienphasen)
collective regress	recours collectif	Kollektivregress
combined budgets	budgets combinés	Kombinierte Budgets
comfort drugs	médicaments de confort	Bagatellarzneimittel
committee for rating doctors' services	comité d'évaluation des prestations des médecins	Bewertungsausschuss
committee on coordination	comité de coordination	Koordinierungsausschuss
company health insurance	caisses d'assurance-maladie des entreprises	Betriebskrankenkassen (BKK)
complex fees	redevances complexes	Komplexgebühren
Compliance	Compliance	Compliance
components of expenditure	composantes des dépenses de pharmaceutiques	Komponenten der Arzneimittelausgaben
compulsory basic health insurance	assurance sociale généralisée	Bürgerversicherung
compulsory vocational training	formation professionelle continue obligatoire	Fortbildungspflicht
concerted action in the public health sector	action concertée en matière de santé publique	Konzertierte Aktion im Gesundheitswesen (KAiG)

Englisch	Französisch	Deutsch
Conference of Health Ministers	conférence des ministres de la santé	Gesundheitsministerkonferenz (GMK)
consultation fee	taxe pour la consultation	Praxisgebühr
consultation overhead	matériel de consultation	Sprechstundenbedarf
contract for the supply of medical devices	contrat sur l'approvisionnement d'accessoires médicaux	Hilfsmittellieferungsvertrag
contract for the supply of remedies	contrat sur l' approvisionnement de remèdes et thérapies	Heilmittelvertrag
contribution rate	taux de cotisation	Beitragssatz der gesetzlichen Krankenversicherung (GKV)
contribution rate stability	stabilité du taux de cotisation	Beitragssatzstabilität
contribution refund	remboursement des cotisations	Beitragsrückerstattung
contribution threshold	plafond des cotisations	Beitragsbemessungsgrenze
convalescence treatment	cures de convalescence et de rééducation fonctionnelle	Kur
conventional medicine	médecine traditionnelle	Schulmedizin
cooperation for transparency and quality in hospitals	coopération pour la transparence et qualité à l'hôpital	Kooperation für Transparenz und Qualität im Krankenhaus (KTQ)
co-payment	participation aux frais médicaux/franchise	Selbstbeteiligung
co-payment	supplément de paiement	Zuzahlung
copayment limit	charge maximale	Belastungsgrenze
Cost (Benefit) Analysis	analyse du coût (et bénéfice)	Kosten-(Nutzen)-Analyse
Cost Analysis	analyse du coût	Kosten-Analyse
Cost Benefit Analysis	analyse coût-bénéfice	Kosten-Nutzen-Analyse
cost containment	réduction des coûts	Kostendämpfung
Cost Effectiveness Analysis	analyse coût-efficacité	Kosten-Effektivitäts-Analyse
cost explosion	explosion des coûts	Kostenexplosion

Englisch	Französisch	Deutsch
Cost Minimisation Analysis	analyse de minimisation du coût	Kosten-Minimierungs-Analyse
cost of illness study	analyse du coût des maladies	Krankheitskosten- Analyse
cost reimbursement principle	principe de remboursement des frais	Kostenerstattungsprinzip
Cost Utility Analysis	analyse coût-utilité	Kosten-Nutzwert-Analyse
cost-effectiveness	coût-efficacité	Kosten-Effektivität
cost-effectiveness principle	principe de rentabilité/limitation des prescriptions	Wirtschaftlichkeitsgebot/Verordnungseinschränkungen
costs	coûts	Kosten
Council of Experts for the Assessment of Developments in Health Care	conseil d'experts pour l'évaluation des développements dans le domaine de la santé publique	Sachverständigenrat zur Begutachtung der Entwicklung im Gesundheitswesen
Council of Federal Health	conseil fédéral d'hygiène publique	Bundesgesundheitsrat
Council of the National Association of Social Health Insurance-accredited physicians	conseil de direction de l'Association Nationale des Médecins agréés par les Caisses	KBV-Vorstand
craft-guild health insurance	caisse d'assurance maladie des corps de métiers	Innungskrankenkasse (IKK)
daily hospital rate	forfait hospitalier	Pflegesatz
Daily Hospital Rate Law	directives sur les forfaits hospitaliers	Pflegesatzrecht
daily treatment costs	coûts journaliers de traitement	Tagestherapiekosten
data processing service center for pharmacies	centres de facturation des pharmacies	Apothekenrechenzentren
data protection in health care	protection des données dans le secteur de la santé	Datenschutz im Gesundheitswesen
decision analysis	analyse décisionnelle	Entscheidungsanalyse
decision tree	arbre de décision	Entscheidungsbaum
dentist	dentiste	Zahnarzt/Zahnärztin

Englisch	Französisch	Deutsch
dentists fee scale	tarif d'honoraires des dentistes	Gebührenordnung für Zahnärzte (GOZ)
department specific hospital rate	forfait journalier du service	Abteilungspflegesatz
dependants co-insurance	assurance des membres de la famille	Familienversicherung
Diagnosis Related Groups (DRGs)	GHM/Groupes Homogènes de Malades	Diagnosis Related Groups (DRGs)
direct benefit	bénéfice direct	Nutzen, direkter
direct costs	coûts directs	Kosten, direkte
direct gain	gain direct	Direkter Nutzen
directives	directives	Richtlinien
disciplinary procedures of the Association of Statutory Health Insurance Physicians/Dentists	mesures disciplinaires de l'Association des Médecins/des Dentistes agrées par les caisses	Disziplinarverfahren der Kassenärztlichen Vereinigung
discounting	actualisation	Diskontierung
discounting rate	taux d'actualisation	Diskontierungsrate
disease management	gestion des maladies	Disease Management/Krankheitsmanagement
Disease Management Programme	programmes pour la gestion des maladies	Disease Management Programme (DMP)
doctors' liability/hospital liability	responsabilité du médecin/de l'hôpital	Haftung des Arztes/Krankenhauses
doctors' fee scale	échelle unitaire d'évaluation	Einheitlicher Bewertungsmaßstab (EBM)
double-blind-study	essai en double aveugle	Doppelblindstudie
Drug Commission of German Pharmacists	Commission des Médicaments de Pharmaciens Allemands	Arzneimittelkommission der Deutschen Apotheker (AMK)
Drug Commission of the German Medical Association	commission des médicaments des médecins allemands	Arzneimittelkommission der Deutschen Ärzteschaft (AkdÄ)
drug consumption	consommation de médicaments	Arzneimittelkonsum
drug dispensation	délivrance du médicament	Arzneimittelabgabe

Englisch	Französisch	Deutsch
drug price regulation	ordonnance sur les prix des médicaments	Arzneimittelpreisverordnung (AmPreisV)
drug recourse	recours contre le médecin en cas de dépassement du seuil limite des préscriptions	Arzneimittelregress
drug research	recherche des médicaments	Arzneimittelforschung
drug/pharmaceutical product	médicament	Arzneimittel
Drugs Act	loi sur les médicaments	Arzneimittelgesetz (AMG)
drugs and remedy budget	budget pour les médicaments et remèdes	Arznei- und Heilmittelbudget
Drug-Utilization-Review	étude sur l'utilisation des médicaments	Drug-Utilization-Review
dual hospital financing	financement hospitalier dualistique	Krankenhausfinanzierung, duale
early diagnosis	dépistage précoce	Früherkennung
effect	effet	Effekt
efficacy	efficacité	Effektivität
efficiency	efficience	Effizienz
electronic health insurance card	carte d'assurance maladie éléctronique	Gesundheitskarte, elektronische
electronic medical identification card	carte d'identification électronique du médecin	Elektronischer Arztausweis
electronic patient record	dossier électronique du patient	Elektronische Patientenakte (EPA)
emergency doctor	médicin d'urgence	Notarzt
emergency service	service d'urgence	Notdienst/Notfalldienst
employee's contribution	cotisation sociale des salariés	Arbeitnehmeranteil
employer's contribution	cotisation patronale	Arbeitgeberanteil
epidemiology	épidémiologie	Epidemiologie
ethics committee	comité d'éthique	Ethik-Kommission
European Agency for the Evaluation of Medicinal Products	Agence Européenne pour l'Évaluation des Médicaments	Europäische Agentur für die Beurteilung von Arzneimitteln (EMEA)

Englisch	Französisch	Deutsch
EuroQol	Euroqol	EuroQol
evaluation	évaluation	Evaluation
evaluation number for SHI-accredited services	chiffres d'évaluation des prestations des médecins conventionnés	Bewertungszahl für vertragsärztliche Leistungen
evidence-based medicine	médecine basée sur l'évidence	Evidenzbasierte Medizin (EbM)
excessive price clause	clause sur les prix excessifs	Überforderungsklausel
executive fiat/substitutive execution	exécution substitutive	Ersatzvornahme
exemption from co-payment	exonération de l'obligation de régler les frais complémentaires	Befreiung von der Zuzahlungspflicht
expenditure on benefits	dépenses pour prestations de santé	Leistungsausgaben
extraneous insurance benefits	prestations non directement liées à l'assurance-maladie	Versicherungsfremde Leistungen
Federal Agency for the Social Insurance of Salaried Employees	agence fédérale de l'assurance sociale des employés salariés	Bundesversicherungsanstalt für Angestellte (BfA)
Federal Association of non-prescription Medicines Manufacturers	association fédérale des fabricants de produits pharmaceutiques vendus sans ordonnance	Bundesfachverband der Arzneimittelhersteller (BAH)
Federal Associations of Health Insurance Funds	unions fédérales des caisses d'assurance-maladie	Bundesverbände der Krankenkassen
Federal Centre for Health Education	centre fédéral d'éducation pour la santé	Bundeszentrale für Gesundheitliche Aufklärung (BZgA)
Federal Chamber of Pharmacists	chambre fédéral des pharmaciens	Bundesapothekerkammer (BAK)
Federal Committee of Physicians and Health Insurance Funds	commission fédérale des médecins et des caisses d'assurance-maladie	Bundesausschuss der Ärzte und Krankenkassen (BAÄK)
Federal Department of Public Health	office fédéral d'hygiène publique	Bundesgesundheitsamt (BGA)

Englisch	Französisch	Deutsch
federal hospital committee	commission fédérale de l'hôpital	Ausschuss Krankenhaus
Federal Institute for Drugs and Medical Products	Institut Fédéral des Médicaments et Produits Pharmaceutiques	Bundesinstitut für Arzneimittel und Medizinprodukte (BfArM)
Federal Joint Commission	commission conjointe fédérale	Gemeinsamer Bundesausschuss (G-BA)
Federal Master Agreement	contrat-cadre fédéral	Bundesmantelvertrag (BMV)
Federal Miners' Insurance Association	Institut fédéral d'Assurance des Mineurs	Bundesknappschaft
Federal Ministry of Health and Social Security	Ministère fédéral de la Santé et Sécurité sociale	Bundesministerium für Gesundheit und Soziale Sicherung (BMGS)
Federal Order of Physicians	ordre fédéral des médecins	Bundesärzteordnung (BÄO)
Federal Order on Daily Hospital Rates	ordonnance fédérale sur les prix de journée de l'hôspital	Bundespflegesatzverordnung (BPflV)
Federal Physician Register	régistre fédéral des médecins	Bundesarztregister
Federal Statistics Office	Office fédéral de la statistique	Statistisches Bundesamt (StBA)
Federal Union of German Associations of Pharmacists	union fédérale des associations de pharmaciens allemands	Bundesvereinigung Deutscher Apothekerverbände (ABDA)
Federal Union of German General Practitioners	union fédérale des médecins généralistes allemands	Berufsverband der Allgemeinärzte Deutschlands – Deutscher Hausärzteverband e.V. (BDA)
Federal Union of German Internal Medicine Practitioners	union fédérale des internistes allemands	Berufsverband Deutscher Internisten (BDI)
fee for services	paiement pour services rendus	Fee for service
fee schedule	tarif d'honoraires	Gebührenordnung
fee-for-service payment	remboursement unitaire	Einzelleistungsvergütung

Englisch	Französisch	Deutsch
financial adjustment within the sickness fund system for retirees	ajustement financier au sein de l'assurance-maladie des retraités	Finanzausgleich in der Krankenversicherung der Rentner
fixed amount of expenditures	montant fixe de dépenses	Ausgabenvolumina
fixed costs	coûts fixes	Fixkosten
fixed grant	subvention fixe	Festzuschuss
fourth hurdle	la quatrième échelle	Vierte Hürde
free choice of physician	libre choix du médecin	Freie Arztwahl
freedom of establishment	liberté d'établissement	Niederlassungsfreiheit
freedom of insurance	personnes non assujetties à l'assurancemaladie obligatoire	Versicherungsfreiheit
freedom of therapy and patients' right	libre choix du traitement et droits du patient	Therapiefreiheit und Patientenanspruch
friction cost method	méthode des coûts de friction	Friktionskostenansatz
gatekeeper	gatekeeper	Gatekeeper
gatekeeper model	modèle basé sur le médecin de famille	Hausarztmodell
Gene Technology Act	loi sur les technologies génétiques	Gentechnikgesetz (GenTG)
general agreement/framework agreement	convention collective	Gesamtvertrag
general hospital rate	prix de base d'une journée d'hospitalisation	Basispflegesatz
General Practitioner (GP)	médecin généraliste	Allgemeinarzt
general practitioner care and medical specialist care	soins par le médecin de famille et soins par le médecin spécialisé	Haus- und fachärztliche Versorgung
general practitioner centered health care	soins médicaux centrés sur le médicin de famille	Hausarztzentrierte Versorgung
general practitioners' fee	rémunération de base/forfait du médecin de famille	Hausärztliche Grundvergütung/Hausarztpauschale

Englisch	Französisch	Deutsch
generic drug	médicament générique	Generikum
German Association for Insured Persons and Patients	association allemande pour les assurés et les patients	Deutsche Gesellschaft für Versicherte und Patienten e.V. (DGVP)
German Association of Manufacturers of Generic Drugs	association allemande des producteurs de médicaments génériques	Deutscher Generikaverband e.V.
German Association of Pharmaceutical Wholesalers	association allemande des grossistes pharmaceutiques	Bundesverband des pharmazeutischen Großhandels (PHAGRO)
German Association of Research-based Pharmaceutical Companies	Association des Fabricants de Produits Pharmaceutiques Engagés dans la Recherche et le Développement	Verband Forschender Arzneimittelhersteller(VFA)
German Association of the Established Physicians	Association Allemande des Médecins exerçant en Cabinet	Verband der niedergelassenen Ärzte Deutschlands NAV – Virchowbund e.V.
German Central Office for Quality Management in Medicine	office central des médecins allemands pour l'assurance-qualité dans la médecine	Zentralstelle der deutschen Ärzteschaft zur Qualitätssicherung in der Medizin (ÄZQ)
German Hospital Federation	association allemande des hôpitaux	Deutsche Krankenhausgesellschaft e.V. (DKG)
German Hospital Institute	institut allemand de l'hôpital	Deutsches Krankenhausinstitut (DKI) e.V.
German Institute of Medical Documentation and Information	Institut Allemand pour l'Information et la Documentation Médicale	Deutsches Institut für Medizinische Dokumentation und Information e.V. (DIMDI)
German Pharmaceutical Industry Association	Association de l'Industrie Pharmaceutique en Allemagne	Bundesverband der Pharmazeutischen Industrie (BPI)
German Social Aid Law	loi fédérale d'aide sociale	Bundessozialhilfegesetz (BSHG)
global budget	budget global	Globalbudget
Good Clinical Practice (GCP)	Bonne Pratique Clinique	Good Clinical Practice (GCP)
Good Manufacturing Practice (GMP)	Bonne Pratique de Fabrication	Good Manufacturing Practice (GMP)

Englisch	Französisch	Deutsch
group contracts	contrats sur les structures de soin et de rémunération	Strukturverträge
group of medical specialists	groupe de médecins spécialistes	Fachgruppe
group practice	cabinet médical de groupe	Gemeinschaftspraxis
guideline on remedies	directives sur les remèdes et thérapies	Heilmittelrichtlinien
guidelines	directives	Therapieempfehlung
guidelines	directives	Leitlinien
handicap/disability	handicap	Behinderung
Hannover Recommendations	recommandations de Hannovre	Hannoveraner Empfehlungen
hardship clause	clause sociale	Sozialklausel
hardship clause	réglementation pour les catégories sociales défavorisées	Härtefallregelung
Hartmann-Union	association des médecins allemands fondée par le Dr. Hartmann	Hartmannbund, Verband der Ärzte Deutschlands e.V.
health check-up	bilan de santé	Check-up-Untersuchung
health economic evaluations	évaluations de l'économie de la santé	Gesundheitsökonomische Evaluationen
health economic model	modèle de l'économie de la santé	Gesundheitsökonomisches Modell
health economics	économie de la santé	Gesundheitsökonomie
health expenditures	dépenses de santé	Gesundheitsausgaben
health indicator	indicateur de santé	Gesundheitsindikator
health insurance abroad	assurance-maladie à l'ètranger	Auslandskrankenschutz
health insurance card	carte d'assurance maladie	Krankenversichertenkarte (KV-Karte)
health insurance for pensioners	assurance-maladie des retraités	Krankenversicherung der Rentner (KVdR)
health maintenance organization	organisation pour la protection de la santé	Health Maintenance Organization (HMO)
health objectives	objectifs de santé	Gesundheitsziele
health policy	politique de la santé	Gesundheitspolitik

Englisch	Französisch	Deutsch
health promotion	promotion de la santé	Gesundheitsförderung
health technology assessment	évaluation de la technologie médicale	Health Technology Assessment (HTA)
healthcare insurant	assuré d'une caisse d'assurance-maladie	Krankenkassenversicherter
healthcare professions	professions médicales	Heilberufe
healthcare sector	secteur de la santé	Gesundheitswesen
healthcare service	prestations relatives à la santé	Gesundheitsleistung
healthcare system	système de santé publique	Gesundheitssystem
healthcare system research	recherches sur le système de santé publique	Gesundheitssystemforschung
Hippocratic Oath	serment d'Hippocrate	Hippokratischer Eid
holistic medicine	médecine holistique	Ganzheitliche Medizin
home care	soins à domicile	Häusliche Pflege
homeopathy	homéopathie	Homöopathie
hospice	hospice	Hospiz
hospital	hôpital	Krankenhaus
Hospital Drug Commission	commission des médicaments au sein de l'hôpital	Arzneimittelkommission im Krankenhaus
Hospital Finance Act	loi sur le financement hospitalier	Krankenhausfinanzierungsgesetz (KHG)
hospital financing; hospital funding	financement hospitalier	Krankenhausfinanzierung
hospital pharmacy	pharmacie hospitalière	Krankenhausapotheke
hospital plan at state level	planification hospitalière au niveau national et régional	Krankenhausbedarfsplanung
Hospital Remuneration Act	loi sur la rénumération de l'hôpital	Krankenhausentgeltgesetz (KHEntG)
hospital/in-patient treatment	traitement hospitalier	Krankenhausbehandlung
hospital-supply contract	contrat sur les soins hospitaliers	Krankenhausversorgungsvertrag
human capital approach	évaluation du capital humain	Humankapitalansatz/Humankapitalmethode

Englisch	Französisch	Deutsch
import pharmaceuticals	produits pharmaceutiques importés	Importarzneimittel
inappropriate in-patient care	hospitalisation non justifiée	Fehlbelegung
incapacity for work	incapacité de travail	Arbeitsunfähigkeit
incidence	incidence	Inzidenz
income threshold for compulsory insurance	plafond d'assujettissement à l'assurance-maladie obligatoire	Versicherungspflicht(grenze)
incremental costs	coûts de l'accroissement arbitraire	Kosten, inkrementelle
Independent Practice Association (IPA)	association des médecins indépendants	Independent Practice Association (IPA)
indication	indication	Indikation
indirect benefit	bénéfice indirect	Nutzen, indirekter
indirect costs	coûts indirects	Kosten, indirekte
individual healthcare services	prestations individuelles	Individuelle Gesundheitsleistungen
information service on drug specialties	service d'information sur les médicaments	Informationsstelle für Arzneispezialitäten GmbH (IfA)
insecurity	incertitude	Unsicherheit
Institute for Quality and Economic Viability in Health Care	institut pour la qualité et la rentabilité dans le secteur de la santé publique	Institut für Qualität und Wirtschaftlichkeit im Gesundheitswesen
Institute for the Prescription of Pharmaceuticals in Statutory Health Insurance	institut pour la prescription des médicaments au sein de l'assurance-maladie obligatoire	Institut für die Arzneimittelverordnung in der gesetzlichen Krankenversicherung
Institute for the Remuneration System in Hospitals	institut pour le système de rémunération à l'hôpital	Institut für das Entgeltsystem im Krankenhaus (InEK)
insurance beneficiary	personnes autorisées à s'assurer volontairement	Versicherungsberechtigte
insurance case	cas ouvrant droit aux prestations	Versicherungsfall
insured person	assuré	Versicherter

Englisch	Französisch	Deutsch
integrated healthcare	soins intégrés	Integrationsversorgung/Integrierte Versorgung
internal financial compensation between health insurance funds	compensation de règlement entre caisses	Fremdkassenausgleich
International Classification of Diseases	Classification Internationale des Maladies	ICD
Introduction of Case-based Lump Sums Act	loi sur l' introduction de forfaits par cas	Fallpauschalengesetz (FPG)
investment costs	coûts d'investissement	Investitionskosten
joint laboratory	groupement de laboratoires	Laborgemeinschaft
joint self administration	autogestion commune	Gemeinsame Selbstverwaltung
Kohll/Decker verdict	arrêt Kohll/Decker	Kohll/Decker-Urteil
law governing medical products	loi sur les produits médicaux	Medizinproduktegesetz (MPG)
law on advertising in the healthcare system	loi sur la publicité dans le secteur de la santé	Heilmittelwerbegesetz (HWG)
league tables	listes de classification	Ranglisten
legal obligation to contract	obligation de contracter	Kontrahierungszwang
length of stay	durée d'hospitalisation	Verweildauer
license to medical practice	autorisation d'exercer	Approbation
lifestyle drugs	médicaments du bien-être	Lifestyle-Medikamente
list of individual healthcare services	liste des prestations individuelles	IGeL-Liste
local health care funds	caisses locales d'assurance maladie	Allgemeine Ortskrankenkassen (AOK)
long-term care insurance	assurance couvrant les frais de soins de longue durée	Pflegeversicherung
mail-order pharmacy	pharmacie expédiant des médicaments à distance	Versandapotheke
mail-order selling of pharmaceuticals	vente par correspondance des médicaments	Versandhandel mit Arzneimitteln

Englisch	Französisch	Deutsch
main focus	spécialisation additionnelle	Schwerpunkt
Managed Care	soins contrôlés	Managed Care
management of treatment errors	gestion d'erreurs de traitement	Behandlungsfehlermanagement
manufacturers rebate	rabais des producteurs	Herstellerrabatt
marginal costs	coûts marginaux	Grenzkosten
marginal costs analysis	analyse des coûts marginaux	Grenzkostenanalyse
marginal utility	profit marginal	Grenznutzen
market authorisation for drugs	autorisation de mise sur le marché d'un médicament	Arzneimittelzulassung
Markov-model	modèle de Markov	Markov-Modell
Medicaid	Medicaid	Medicaid
medical and dentist care (ambulatory, secondary)	soins médicaux et dentaires (ambulants et à l'hôpital	Versorgung, vertrags(zahn)ärztliche (ambulante, stationäre)
medical care center	centre de soins médicaux	Medizinisches Versorgungszentrum
medical devices	accessoires médicaux	Hilfsmittel
medical documentation and record retention duty	devoir de documentation et de conservation de données médicales	Dokumentations- und Aufbewahrungspflicht
medical products	produits médicaux	Medizinprodukte
Medical Review Board of the Statutory Health Insurance Funds	service médical de l'assurance-maladie obligatoire/service médical des organisations centrales de l'assurance-maladie obligatoire	Medizinischer Dienst der Krankenversicherung (MDK)/ Medizinischer Dienst der Spitzenverbände der Krankenkassen (MDS)
medical specialist	médecin spécialiste	Facharzt
medical treatment (abroad)	soins médicaux (à l'étranger)	Krankenbehandlung (im Ausland)
Medicare	Medicare	Medicare
member of a statutory health insurance	membre d'une caisse d'assurance-maladie	Krankenkassenmitglied
merit-demerit-rule	règle du bonus-malus	Bonus-Malus-Regelung
meta analysis	méta-analyse	Metaanalyse

Englisch	Französisch	Deutsch
me-too-drugs	répliques de produits	Me-too Präparate
Modernisation of the Statutory Health Insurance Act	loi sur la modernisation de l 'assurance-maladie obligatoire	GKV-Modernisierungsgesetz (GMG)
monistic hospital finance system	financement hospitalier monistique	Krankenhausfinanzierung, monistische
Monopoly Commission	commission des monopoles	Monopolkommission
Moral Hazard Phenomena	phénomène du risque moral	Moral Hazard Phänomen
morbidity risk	risque de morbidité	Morbiditätsrisiko
morbidity/multi-morbidity	morbidité/multi-morbidité	Morbidität/Multimorbidität
mortality	mortalité	Mortalität
narcotics law	loi sur les stupéfiants	Betäubungsmittelgesetz (BtMG)
National Association of Social Health Insurance-accredited Physicians/German National Association of Social Health Insurance-accredited Dentists	Association Nationale des Médecins (Dentistes) agréés par les Caisses	Kassen(zahn)ärztliche Bundesvereinigung (KBV/KZBV)
National Associations of Health Insurance Funds	organisations centrales des caisses d'assurance-maladie	Spitzenverbände der Krankenkassen
naturopathy	naturopathie	Naturheilkunde
NAV-Virchow-Bund	NAV-Virchow-Bund	NAV-Virchow-Bund
negative list/list of excluded drugs	liste des médicaments non remboursés	Negativliste
networked practices	cabinets médicaux en réseau	Vernetzte Praxen
new diagnostic and treatment methods	nouvelles méthodes d'examen et de traitement	Neue Untersuchungs- und Behandlungsmethoden
NICE	NICE	NICE
non-measurable benefit	bénéfice non mesurable	Nutzen, intangible
non-measurable costs	coûts non mesurables	Kosten, intangible
number of cases	nombre de cas	Fallzahl

Englisch	Französisch	Deutsch
nursing care dependency	état de dépendance	Pflegebedürftigkeit
observation study/cohort study	étude d'observation/étude de cohorte	Beobachtungs-/Kohortenstudie
occupational disability	incapacité de travail	Berufsunfähigkeit
occupational disability	invalidité permanente	Erwerbsunfähigkeit
Odds/Odds Ratio	Odds/Odds Ratio	Odds/Odds Ratio
Office for Health Reporting	office de surveillance de la santé	Gesundheitsberichterstattung (GBE)
Off-Label-Use	usage non conforme à l'autorisation de mise sur le marché	Off-Label-Use
online pharmacy	pharmacie électronique	Internetapotheke
open enrolement	libre choix de la caisse d'assurance-maladie	Kassenwahl, freie
opportunity cost	coûts d'opportunité	Opportunitätskosten (Alternativkosten)
Orphan Drugs	médicaments orphelins	Orphan Drugs
outcome	résultat	Outcome
Outcome Research	étude des résultats	Outcome Research
out-patient surgical operations	soins chirurgicaux sur une journée	Ambulantes Operieren
out-patient treatment	soins externes/soins ambulants	Ambulante Behandlung
Over-The-Counter medicine	médicament délivré sans ordonnance	OTC-Arzneimittel
panel doctor/sick fund dentist	médecin/dentiste conventionné	Vertrags(zahn)arzt
partial authorisation of hospitals for outpatient treatment	autorisation partielle des hôpitaux pour les soins ambulants	Krankenhausteilöffnung
participation	franchise	Selbstbehalt
particular therapies	thérapies particulières	Besondere Therapierichtungen
patent protection for pharmaceuticals	loi sur la protection des brevets des médicaments	Patentschutz für Arzneimittel
pathway of treatment	plan de traitement	Behandlungspfad

Englisch	Französisch	Deutsch
Patient Association	association de patients	Patientenverband
patient centered pharmacy	pharmacie centrée sur le patient	Hausapotheke
patient order	déclaration du patient	Patientenverfügung
patient satisfaction	satisfaction du patient	Patientenzufriedenheit
patients' ombudsman	ombudsman	Ombudsleute/Ombudsmann
patients will	testament du patient	Patiententestament
patients' autonomy	autonomie du patient	Patientenautonomie
patients' rights	droits du patient	Patientenrechte
patients' charter	charte du patient	Patientencharta
patients' interests	intérêts des patients	Interessenvertretung der Patientinnen und Patienten
patients' receipt	quittance des patients	Patientenquittung
patients' representative	représentant des patients	Patientenbeauftragter
patients' voice	droit d'intervention des patients	Mitspracherecht für Patientenorganisationen
Paul-Ehrlich-Institute, Federal Agency for Sera and Vaccines	Institut Paul-Ehrlich, Agence Fédérale des Séra et Vaccins	Paul-Ehrlich-Institut, Bundesamt für Impfstoffe und Sera (PEI)
payer	organisme payeur	Kostenträger
personal provision of service	prestation personnelle de service	Leistungserbringung, persönliche
pertinence of budget	pertinence budgétaire	Budgetrelevanz
Pharmaceutical Benefit Management (PBM)	Pharmaceutical Benefit Management (PBM)	Pharmaceutical Benefit Management (PBM)
Pharmaceutical Care	Pharmaceutical Care	Pharmaceutical Care
pharmaceutical directives	directives sur les médicaments	Arzneimittelrichtlinien (AMR)
pharmaceutical entrepreneur	entrepreneur pharmaceutique	Pharmazeutischer Unternehmer
pharmaceutical industry	industrie pharmaceutique	Pharmazeutische Industrie
pharmaceutical market	marché des médicaments	Arzneimittelmarkt
pharmaceutically manufactured drug	produit pharmaceutique manufacturé	Fertigarzneimittel

Englisch	Französisch	Deutsch
pharmaco-economics	pharmaco économie	Pharmakoökonomie
pharmacopoeia	livre des médicaments	Arzneibuch
pharmacy chamber	ordre des pharmaciens	Apothekerkammer
pharmacy discount	remise de pharmacie	Apothekenabschlag (Rabatt)
pharmacy price schedule	liste des prix des médicaments	Große Deutsche Spezialitätentaxe
pharmacy regulation	règlement sur les pharmacies	Apothekenbetriebsordnung (ApBetrO)
pharmacy retail price	prix de vente à la pharmacie	Apothekenverkaufspreis von Arzneimitteln
pharmacy system law	loi sur les pharmacies	Gesetz über das Apothekenwesen
Pharmacy/Pharmacist	pharmacie/pharmacien	Apotheke/Apotheker
pharmacy-only drugs	médicaments vendus uniquement en pharmacie	Apothekenpflicht
physician	médecin	Arzt/Ärztin
physician fee scale	tarif d'honoraires des médecins	Gebührenordnung für Ärzte (GOÄ)
physician's fee	honoraires du médecin	Arzthonorar
physicians register	régistre des médecins	Arztregister
physicians' cooperative	coopérative de médicins	Ärztegenossenschaften
Piggy-back	méthode du «sac à dos»	Piggy-back
pilot project	projets pilotes	Modellvorhaben
placebo effect	effet placebo	Placebo(effekt)
plausibility testing	vérification de la plausibilité	Plausibilitätsprüfung
point	point	Punkt
point value depreciation	diminution de la valeur des points	Punktwertabstaffelung
point value/monetary conversion factor/points rating	valeur de points dans le régime d'assurance sociale allemand	Punktwert
policlinic; outpatient-department	polyclinique; service de soins externes	Poliklinik
postgraduate medical training	formation continue des médecins	Ärztliche Weiterbildung

Englisch	Französisch	Deutsch
postgraduate training in general medicine	formation continue en médecine générale	Weiterbildung Allgemeinmedizin
post-operative treatment measures	mesures de soin postopératoire	Nachsorgemaßnahmen
practice budget	budget d'un cabinet	Praxisbudgets
practice clinic/doctor's surgery and beds	cabinet faisant office de clinique	Praxisklinik
practice peculiarities	particularités d'un cabinet	Praxisbesonderheiten
practice-sharing/group of consultants' surgeries	regroupement de cabinets de médicins	Praxisgemeinschaft
practitioners' network	réseau de médecins	Praxisnetz
pre- and after-care of inpatients at hospitals	soins hospitaliers avant et après hospitalisation	Vor- und nachstationäre Krankenhausbehandlung
Preferred Provider Organisation (PPO)	réseau préférentiel de prestataires de services de santé	Preferred Provider Organisation (PPO)
prescribing pattern	comportement de prescription	Verordnungsverhalten
prescription	ordonnance	Rezept
prescription	ordonnance	Verordnung
prescription charge	redevance sur les ordonnances	Verschreibungsgebühr/Verordnungs(blatt)gebühr
prescription fee	frais d'ordonnance	Rezeptgebühr
prescription form	fiche de prescription	Arzneiverordnungsblatt
prescription of remedies and medical devices directives	directives sur la prescription de remèdes et thérapies et d'accessoires médicaux	Heil- und Hilfsmittelrichtlinien
present value	valeur actuelle	Gegenwartswert
prevalence	prévalence	Prävalenz
prevention	prévention	Prävention
preventive measures	médecine préventive	Vorsorge
preventive medical examination	examen médical de prévention	Ärztliche Vorsorgeuntersuchung
price comparison list	liste de la comparaison des prix	Preisvergleichsliste

Englisch	Französisch	Deutsch
primary care controlled system	système de santé basé sur la gestion des soins médicaux par le médecin primaire	Primärarztsystem
primary fund	caisse primaire	Primärkasse
primary physician	médecin primaire	Primärarzt
principle of benefits in kind	principe du tiers payant	Sachleistungsprinzip
principle of cost recovery	principe de la couverture des frais	Kostendeckungsprinzip
principle of equivalence	principe d'équivalence	Äquivalenzprinzip
principle of insurance	principe de mutualité	Versicherungsprinzip
principle of solidarity	principe de solidarité	Solidarprinzip
private health insurance	assurance maladie privée	Krankenversicherung, private (PKV)
procedural rate in hospitals	honoraires hospitaliers particuliers	Sonderentgelt
professional code of conduct for physicians	code professionnel des médecins	Ärztliche (Muster-) Berufsordnung
profitability reserves	reserves de rentabilité	Wirtschaftlichkeitsreserven
prophylaxis	prophylaxie	Prophylaxe
prospective study	étude de suivi	Prospektive Studie
Provider Network	réseau de prestataires de services de santé	Provider Network
provider of services/healthcare provider	prestataire de services de santé	Leistungserbringer
Psychotherapist's Act	loi sur les psychothérapeutes	Psychotherapeutengesetz
public health	santé publique	Gesundheitswissenschaften
Public Health	santé publique	Public Health
Public Health Department	service de l'hygiène et de la santé publique	Gesundheitsamt
Public Health Service	service de santé publique	Öffentlicher Gesundheitsdienst (ÖGD)
purchasing model	modèle d'achat	Einkaufsmodell
quality	qualité	Qualität

Englisch	Französisch	Deutsch
quality adjusted life year	années de vie ajustées par estimation de la qualité de vie	Qualitätskorrigiertes Lebensjahr (QALY)
quality assurance	assurance qualité	Qualitätssicherung
quality circle/loop	cercle de qualité	Qualitätszirkel
quality control	assurance qualité	Qualitätskontrolle
Quality Management	gestion de la qualité	Qualitätsmanagement (QM)
Quality Management System	système de gestion de la qualité	Qualitätsmanagement-System
quality of life	qualité de vie	Lebensqualität
randomization	randomisation	Randomisierung
ratio for distribution of remuneration	répartition des honoraires	Honorarverteilungsmaßstab (HVM)
rationalisation	rationalisation	Rationalisierung
rationing	rationnement	Rationierung
receipt of treatment	quittance de traitement	Behandlungsquittung
recourse	recours	Regress
reference prices	montants de remboursement fixes	Festbeträge
reference prices for drugs	montants de remboursement fixes pour médicaments	Festbeträge für Arzneimittel
reference prices for medical devices	montants de remboursement fixes pour accessoires médicaux	Festbeträge für Hilfsmittel
Regional Association of Social Health Insurance-accredited Physicians/Regional Association of Social Health Insurance-accredited Dentists	associations régionales des médecins (dentistes) agréés par les caisses	Kassen(zahn)ärztliche Vereinigung (KV/KZV)
Regional Associations of Statutory Health Insurances	associations régionales des caisses-maladies obligatoires	Landesverbände der Krankenkassen
Regional Committee	comité régional	Länderausschuss
regional dental chamber/association	chambres régionales des dentistes	Zahnärztekammer

Englisch	Französisch	Deutsch
Regional Hospital Association	association régionale d'hôpitaux	Landeskrankenhausgesellschaft
Regional Insurance Institute	institut d'assurance régional	Landesversicherungsanstalt (LVA)
regulation for chronically ill patients	réglementation pour les malades chroniques	Chroniker-Regelung
regulation for pharmaceutical wholesalers	règlement sur les sociétés de commerce en gros des médicaments	Betriebsverordnung für Arzneimittelgroßhandelsbetriebe
regulation on specialist training	règlement sur la formation continue	Weiterbildungsordnung
rehabilitation	réadaptation	Rehabilitation(REHA)
Reich Insurance Code	code d'assurance sociale du Reich (de 1911)	Reichsversicherungsordnung (RVO)
reimbursable drugs	médicaments remboursables	Erstattungsfähigkeit (von Arzneimitteln)
reimbursement	remboursement	Rückerstattung
reliability	reliabilité	Reliabilität
remedy	remèdes et thérapies	Heilmittel
remedy supplier	fournisseur de remèdes et thérapies	Heilmittelerbringer
requirements planning	planification des besoins	Bedarfsplanung
rescue service	service de secours	Rettungsdienst
Research Institute of the Local Health Care Funds	institut de recherche des caisses d'assurance locales	Wissenschaftliches Institut der AOK (WIdO)
research on supply	recherche sur les structures, processus et ressources de soins	Versorgungsforschung
resources	ressources	Ressourcen
restrictions on the approval of a practice	limitations de l'autorisation d'exercer	Zulassungsbeschränkungen
retrospective study	étude rétrospective	Retrospektive Studie
revenue base/payroll tax base	revenu de base	Grundlohnsumme
right of service	droit aux prestations	Leistungsanspruch
right to dispense drugs	droit de dispenser des médicaments	Dispensierrecht

Englisch	Französisch	Deutsch
risk structure compensation scheme	compensation de la structure du risque	Risikostrukturausgleich (RSA)
risk-benefit-analysis	analyse risque bénéfice	Risiko-Nutzen-Analyse
Risk-Sharing-Contract	contrat de division des risques	Risk-Sharing-Contract
Robert-Koch-Institute, Federal Institute for Infectious Diseases and non-transmittable Diseases	Institut Robert-Koch, institut fédéral pour les maladies infectionales et les maladies intransmissibles	Robert Koch Institut, Bundesinstitut für Infektionskrankheiten und nicht übertragbare Krankheiten (RKI)
Seamen's Health Insurance	caisse d'assurance maladie des employés maritimes	See-Krankenkasse
second opinion	deuxième avis	Zweitmeinung
sectoral budgets	budgets par secteur	Sektorale Budgets
security of pharmaceuticals	sécurité des médicaments	Arzneimittelsicherheit
self administration body	organismes d'autogestion	Selbstverwaltungsorgane
self-administration	autogestion	Selbstverwaltung
self-help	auto-assistance/groupes d'entraide	Selbsthilfe
self-medication	auto-médication	Selbstmedikation
sensitivity analysis	analyse de sensibilité	Sensitivitätsanalyse
service guarantee	mandat de soin	Sicherstellungsauftrag
SHI-accredited physician services	soins médicaux conventionnés	Vertragsärztliche Versorgung
SHI-accredited physicians' legislation	droit de médecins conventionnés	Vertragsarztrecht
SHI-physician with inpatient authorization	médecin agréé disposant de lits dans un service hospitalier	Belegarzt
SHI-physician/dentist accreditation	Autorisation des médecins/des dentistes en fonction des besoins	Bedarfszulassung Ärzte, Zahnärzte
sickness benefit/sick pay	indemnité journalière de maladie	Krankengeld
side effect	effet secondaire	Nebenwirkung
single-blind-study	essai en simple aveugle	Einfachblindstudie

Englisch	Französisch	Deutsch
social court	tribunal du contentieux social	Sozialgericht
social insurance for occupational accidents	assurance sociale pour les accidents du travail	Berufsgenossenschaft (BG)
social insurance security	sécurité sociale	Sozialversicherung (SV)
social insurance security agreements	conventions de sécurité sociale	Sozialversicherungsabkommen
social jurisdiction	juridiction sociale	Sozialgerichtsbarkeit
social legislation	législation sociale	Sozialgesetzgebung
Social Security Code	Code Social	Sozialgesetzbuch (SGB)
social security election	élections à la sécurité sociale	Sozialwahl
socio-therapy	sociothérapie	Soziotherapie
specialized practices	cabinets spécialisés	Schwerpunktpraxen
standard benefit	prestation standard	Regelleistung
standard care	soins standard	Regelversorgung
Standard Gamble Method	méthode «standard gamble» pour évaluer la valeur utile de différents états de santé	Standard Gamble-Methode
standard marketing authorization	autorisation standard de mise sur le marché	Standardzulassung
standard rate	tarif standard par branche	Standardtarif, brancheneinheitlicher
standard/optional benefits	prestations réglementaires/optionnelles	Grund-/Wahlleistungen
start-up financing for integrated healthcare	financement initial pour les soins integrés	Anschubfinanzierung für Integrationsversorgung
statutory health insurance	assurance-maladie obligatoire	Krankenversicherung, gesetzliche (GKV)
statutory health insurances	caisses d'assurance-maladie obligatoires	Krankenkassen, gesetzliche
strict liability	responsabilité objective	Gefährdungshaftung
students' health insurance	assurance-maladie des étudiants	Studenten-Krankenversicherung
subsidiarity	subsidiarité	Subsidiarität

Englisch	Französisch	Deutsch
substitution of pharmaceuticals	substitution de médicaments	Arzneimittelsubstitution
substitutional health insurance	caisse libre agrée d'assurance maladie	Ersatzkassen
substitutional parameter	paramètres de remplacement	Surrogatparameter
supply induced demand	demande induite par l'offre	Angebotsinduzierte Nachfrage
system of SHI-physicians with in-patient authorization	système de médecins agréés disposant de lits dans un service hospitalier	Belegarztwesen
telematics	télématique	Telematik
therapeutic appliances schedule	liste des accessoires médicaux	Hilfsmittelverzeichnis
third-party services	prestations d'un tiers	Fremdleistung
time trade-off method	méthode d'estimation dans le domaine temporel	Methode der zeitlichen Abwägung
total costs of therapy	frais totaux de thérapie	Gesamttherapiekosten
total expenditure under the statutory health insurance system	dépenses totales des caisses d'assurance-maladie obligatoires	Gesamtausgaben der gesetzlichen Krankenkassen
total remuneration	rémunération totale	Gesamtvergütung
total social insurance amount	montant total des cotisations sociales	Gesamtsozialversicherungsbeitrag
transfer payments	paiements de transfert	Transferzahlungen
transparency commission	commission de la transparence	Transparenzkommission
Transplantation Act	loi sur les transplantations	Transplantationsgesetz
transportation costs	frais de voyage	Fahrtkosten
types of renumeration	formes de rémunération	Vergütungsformen, ambulante
types of sickness funds	types de caisses d'assurance-maladie obligatoires	Kassenarten
Union of German Pharmacists	groupement des pharmaciens allemands	Deutscher Apothekerverband (DAV)

Englisch	Französisch	Deutsch
universal coverage	couverture d'assurance étendue	Versicherungsschutz, umfassender
utility	utilité	Nutzwert
utilization	degré d'utilisation	Nutzungsgrad
utilization review/cost effectiveness control/efficiency audit	contrôle de la gestion financière	Wirtschaftlichkeitsprüfung
Utilization-Review	vérification de l'utilisation des médicaments et des prestations médicales	Utilization-Review
validity	validité	Validität
variable costs	coûts variables	Variable Kosten
volumes of standard benefits, physician-specific	volume pour les prestations standard, spécific aux groupes de médecins	Regelleistungsvolumina, arztgruppenbezogene
waiting period	délai de carence	Karenztage/Karenzzeit
welfare benefits	aide sociale	Sozialhilfe
welfare organizations/voluntary welfare	organisations indépendantes de bienfaisance	Wohlfahrtspflege, freie (FW)
WHO-health targets	objectifs de l'OMS: stratégie «santé pour tous»	WHO-Gesundheitsziele („Health-For-All"-Strategie)
willingness-to-pay	évaluation de la volonté de payer	Zahlungsbereitschaftsmethode
Working Committee on the Advancement of Quality Assurance in Medicine	groupe de travail pour l'amélioration de la qualité dans la médecine	Arbeitsgemeinschaft zur Förderung der Qualitätssicherung in der Medizin (AQS)
workplace health promotion	promotion de la santé au sein de l'entreprise	Betriebliche Gesundheitsförderung
World Health Organization	Organisation Mondiale de la Santé	Weltgesundheitsorganisation (WHO)

Quellennachweis der Abbildungen

Apotheke/Apotheker	Modifiziert nach www.abda.de, 2003
Äquivalenzprinzip	Modifiziert nach www.arbeitsgemeinschaft-private-krankenversicherung.info
Arzneimittel	Fricke & Pirk GmbH
Beitragssatzstabilität	Modifiziert nach www.vdak-aev.de
Diagnosis Related Groups (DRGs)	Modifiziert nach Das Krankenhaus, Redationsbeilage AR-DRGs, 8/2000, II
Disease Management/Krankheitsmanagement	Beide Abbildungen: Fricke & Pirk GmbH
Entscheidungsbaum	Fricke & Pirk GmbH
Diskontierung	Fricke & Pirk GmbH nach TU Dresden Institut für Energietechnik in http://metp02.mw.tu-dresden.de
Festbeträge	Modifiziert nach www.vfa.de, Statistics 2001
Gesundheitsausgaben	Modifiziert nach www.vfa.de, Statistics 2003
Gesundheitsökonomische Evaluation	Fricke & Pirk GmbH
Klinische Forschung	Fricke & Pirk GmbH modifiziert nach Lonsert M, Preuß K-J, Kucher E (Hrsg) (1995) Handbuch Pharma-Management, Band 1, Wiesbaden

Kosten	Fricke & Pirk GmbH modifiziert nach Oberender P, Büchner K, Dinkel R (1988) Kosten und Nutzen der medikamentösen Angina-pectoris-Prophylaxe, Übersicht 1, Bern/Stuttgart
Kosten-(Nutzen)-Analyse	Fricke & Pirk modifiziert nach Szucs T D (2003) Gesundheitsökonomische Aspekte der chronischen Herzinsuffizienz. Teil 1: Krankheitslast und ökonomische Bewertung, in Schweizerische Ärztezeitung 84 (46):2431–2441
Krankenversicherung, gesetzliche	Modifiziert nach www.vdgh.de, Stand 22.03.2004
Markov-Modell	Fricke & Pirk GmbH modifiziert nach Ravens-Sieberer U et al (Hrsg) (2000) Lebensqualitätsforschung und Gesundheitsökonomie in der Medizin, Landsberg
Markov-Modell (Übergangswege)	Fricke & Pirk GmbH modifiziert nach Wasem J, Siebert U (1999) Gesundheitsökonomische Parameter einer Evidence-based medicine. ZaeFQ 93:427–436
Methode der zeitlichen Abwägung	Fricke & Pirk GmbH modifiziert nach Schöffski O, Graf v. Schulenburg M (Hrsg) (2002) Gesundheitsökonomische Evaluationen, Studienausgabe, Berlin/Heidelberg
Me-too Präparate	Fricke & Pirk GmbH nach Daten des Wirtschaftlichen Institutes der Ortskrankenkassen (WidO)
Odds/Odds Ratio	Modifiziert nach ILMES, www.lrz-muenchen.de
Pflegeversicherung	Modifiziert nach Die Pflegeversicherung, www.medizin.li
Praxisnetz	Modifiziert nach Amelung VE, Schumacher H (1999) Managed Care, Wiesbaden

Qualität	Fricke & Pirk GmbH nach www.medizin-info.de
Qualitätsmanagement (QM)	Modifiziert nach www.q-m-a.de
Qualitätsmanagement-System	Fricke & Pirk GmbH nach www.medizin-info.de
Qualitätssicherung	Fricke & Pirk GmbH nach www.medizin-info.de
Randomisierung	Modifiziert nach Jakobs B (2000) Einführung in die Versuchsplanung, www.phil.uni-sb.de
Standard Gamble-Methode	Fricke & Pirk GmbH modifiziert nach Schöffski O, Graf v. Schulenburg M (Hrsg) (2002), Gesundheitsökonomische Evaluationen, Studienausgabe, Berlin/Heidelberg
Therapieempfehlung	Modifiziert nach www.akdae.de
WHO-Gesundheitsziele („Health-For-All"-Strategie)	Modifiziert nach www.who.org

Autoren

Jan Carels

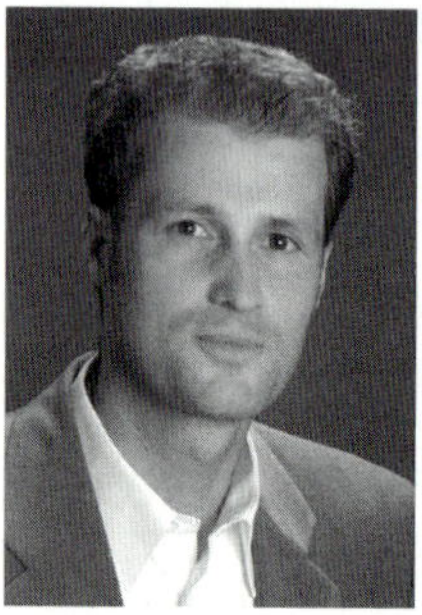

Geb. 1968 in Kiel. Studium der Volkswirtschaftslehre an der Christian-Albrechts-Universität in Kiel sowie der Kellogg Graduate School of Management der Northwestern University in Evanston, USA. Mehrjährige Tätigkeit als Consultant und Leiter von zahlreichen Projekten im deutschen, schweizerischen und amerikanischen Gesundheitswesen (u. a. für den AOK Bundesverband und verschiedene Ortskrankenkassen, dem Center for Health Care Policy Research der American Medical Association in Chicago und der Prognos AG in Basel) sowie als Referent für strategische Grundsatzfragen des Gesundheitswesens beim Verband Forschender Arzneimittelhersteller (VFA). Seit 2001 als Director Healthcare Markets der Sanofi-Synthelabo GmbH verantwortlich für die gesamten Interaktionen des Unternehmens mit dem deutschen Gesundheitswesen.

Dr. Olaf Pirk

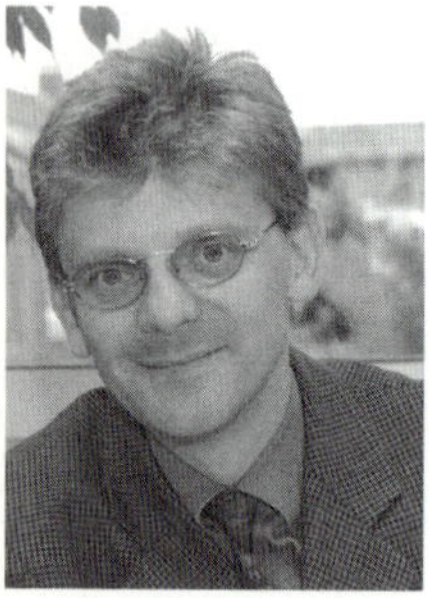

Geb. 1962, ist verheiratet und hat drei Kinder. Nach seinem Medizinstudium war er zunächst in der Grundlagenforschung tätig, bevor er in die pharmazeutische Industrie wechselte. Nach Stationen in den Bereichen Klinische Forschung, Arzneimittelsicherheit, Medizinisch-Wissenschaftliche Informationsvermittlung und Arzneimittelmarketing baute er gemeinsam mit Dr. Frank-Ulrich Fricke in der deutschen Tochter eines der größten internationalen Pharmaunternehmen den Bereich für Gesundheitsökonomie, Preisbildung und neue Versorgungsformen auf. Im Jahr 2000 war Dr. Pirk maßgeblich an der Gründung des Unternehmens Fricke & Pirk GmbH beteiligt. Hier ist Dr. Pirk unter anderem zuständig für gesundheitsökonomische Analysen von Pharmaka und medizintechnischen Produkten, Fragen zur Relevanz gesundheitspolitischer Entscheidungen, Preisbildung und Erstattung sowie strategische Unternehmensplanung.